全国中医药行业高等教育"十四五"创新教材

中西医结合肿瘤康复治疗学

（供中医学类、中西医结合类专业使用）

主　编　陈仕林　郭海英

U0338798

全国百佳图书出版单位
中国中医药出版社
·北京·

图书在版编目（CIP）数据

中西医结合肿瘤康复治疗学 / 陈仕林，郭海英主编 .—北京：

中国中医药出版社，2021.11 （2022.1重印）

全国中医药行业高等教育"十四五"创新教材

ISBN 978-7-5132-7051-9

Ⅰ.①中… Ⅱ.①陈… ②郭… Ⅲ.①肿瘤—中西医

结合疗法—中医学院—教材 Ⅳ.① R730.59

中国版本图书馆 CIP 数据核字（2021）第 131123 号

中国中医药出版社出版

北京经济技术开发区科创十三街 31 号院二区 8 号楼

邮政编码 100176

传真 010－64405721

河北品睿印刷有限公司印刷

各地新华书店经销

开本 787×1092 1/16 印张 17.5 字数 393 千字

2021 年 11 月第 1 版 2022 年 1 月第 2 次印刷

书号 ISBN 978－7－5132－7051－9

定价 72.00 元

网址 www.cptcm.com

服 务 热 线 010－64405510

购 书 热 线 010－89535836

维 权 打 假 010－64405753

微信服务号 zgzyycbs

微商城网址 https://kdt.im/LIdUGr

官 方 微 博 http://e.weibo.com/cptcm

淘宝天猫网址 http://zgzyycbs.tmall.com

如有印装质量问题请与本社出版部联系（010－64405510）

全国中医药行业高等教育"十四五"创新教材

《中西医结合肿瘤康复治疗学》编委会

主　　审　冯继锋（江苏省肿瘤医院）

　　　　　朱孝成（徐州医科大学附属医院）

主　　编　陈仕林（江苏省肿瘤医院）

　　　　　郭海英（南京中医药大学）

副 主 编　谈景旺（解放军总医院第一临床医学中心）

　　　　　何　侠（江苏省肿瘤医院）

　　　　　廖永德（华中科技大学附属协和医院）

　　　　　蔡建伟（南京中医药大学）

　　　　　朱　震（南京中医药大学）

　　　　　周俊波（南京市中西医结合医院）

编　　委　（以姓氏笔画为序）

　　　　　马　克（云南省第一人民医院新昆华医院）

　　　　　马建群（哈尔滨医科大学附属肿瘤医院）

　　　　　王　睿（南京市中西医结合医院）

　　　　　冯振卿（南京医科大学）

　　　　　朱　杰（江苏卫生健康职业学院）

　　　　　孙振双（河南省人民医院）

　　　　　李　云（河南省信阳市第四人民医院）

　　　　　李亚洲（南京市中西医结合医院）

　　　　　李凤雷（南京中医药大学）

　　　　　杨冬卫（南京市中西医结合医院）

　　　　　杨柳江（广西中医药大学第三附属医院）

　　　　　吴　强（江苏省肿瘤医院）

　　　　　邹　青（江苏省肿瘤医院）

　　　　　张丽君（河南中医药大学第一附属医院）

　　　　　张静渊（江苏省肿瘤医院）

　　　　　陈天鸣（南京大学医学院附属鼓楼医院）

　　　　　陈壮忠（广州中医药大学第一附属医院）

　　　　　周国仁（江苏省肿瘤医院）

孟爱凤（江苏省肿瘤医院）
秦建伟（江苏省肿瘤医院）
耿元卿（南京中医药大学）
柴惠平（安徽医科大学第四附属医院）
高真真（浙江中医药大学附属第一医院）
斯　韬（广西中医药大学第三附属医院）
鲁继斌（中国医科大学附属盛京医院）
雷光焰（陕西省肿瘤医院）
路　华（南京医科大学第一附属医院）
学术秘书　陈天鸣（南京大学医学院附属鼓楼医院）

编写说明

2019 年 1 月国家癌症中心发布的最新全国肿瘤统计数据显示，平均每天超过 1 万人、每分钟 7.5 个人被确诊为肿瘤。近 10 年来，我国的恶性肿瘤发病率每年保持约 3.9% 的增幅，死亡率每年保持 2.5% 的增幅。但是随着社会的进步、科学的发展，以及中西医结合优势的日益凸显，我国肿瘤患者的 5 年生存率及治愈率也得到了稳步提升。

近年来，随着中西医结合理念的不断深入，以及中西医结合肿瘤治疗及康复等相关学科的快速发展，肿瘤的中西医结合治疗及康复优势愈发凸显，患者认可度与满意度也越来越高。但如何整合中西医的不同理论体系进行规范化与个体化的辨证和辨病治疗及康复仍是需要不断探讨和解决的问题。目前，可供广大医务工作者学习参考的相关教材屈指可数。本教材是对中西医结合肿瘤治疗康复领域的探索，也是全国中医药行业高等教育"十四五"创新教材。本教材由江苏省肿瘤医院牵头编写，来自北京、江苏、上海、广东、浙江、广西等地的业内专家担任主审、主编、副主编和编委等。

本教材共七章，第一章绪论，就中西医对肿瘤的认识进行阐释，并对肿瘤治疗的研究历程、现状及中西医融合发展的展望进行介绍；第二章肿瘤的诊断，分别介绍了中西医诊断的方法；第三章、第四章分别对西医康复与治疗技术、中医康复与治疗技术进行介绍；第五章、第六章、第七章分别对常见肿瘤、肿瘤常见症状及肿瘤治疗常见副作用的治疗与康复技术进行重点讲解。

本教材除适用于高等中医药院校本科生、研究生外，还适合中医、中西医结合从业人员以及相关专科医务人员等，尤其对于从事中医、中西医结合肿瘤临床与基础研究者有一定的指导作用。本教材对提高临床应变能力，拓展中西医结合医、教、研创新思路，促进肿瘤中西医结合诊疗及康复水平的提升具有一定的作用。同时，我们也希望本教材的出版有助于推动学科的交叉融合，深化产、学、研、用的协同创新，进一步发挥中西医结合治疗肿瘤的特色和优势。

本教材是中西医结合肿瘤治疗康复领域的创新教材，编写体例和教学内容处于探索阶段，不足之处尚需在教学及临床实践中逐步调整。欢迎各院校、各医院师生们在使用过程中多提宝贵意见，以便再版时进一步完善。

《中西医结合肿瘤康复治疗学》编委会

2021 年 9 月

目　录

第一章　绪论 ……………………… 1
　第一节　西医对肿瘤的认识 ……… 1
　　一、基本概念 …………………… 1
　　二、肿瘤细胞的病理生理学及分子
　　　　生物学特征 ………………… 2
　第二节　中医对肿瘤的认识 ……… 6
　　一、中医学病名 ………………… 6
　　二、肿瘤的中医病因病机 ……… 6
　第三节　肿瘤治疗的研究历程 …… 8
　第四节　中西医结合治疗肿瘤的
　　　　　现状 …………………… 10
　第五节　中西医融合发展的展望 … 11

第二章　肿瘤的诊断 …………… 13
　第一节　西医诊断 ……………… 13
　　一、临床表现 ………………… 13
　　二、检查方法 ………………… 16
　第二节　中医诊断 ……………… 25
　　一、八纲辨证 ………………… 26
　　二、脏腑辨证 ………………… 28
　　三、气血津液辨证 …………… 30

第三章　西医康复与治疗技术 … 34
　第一节　内镜介入 ……………… 34
　　一、概述 ……………………… 34
　　二、方法 ……………………… 35
　第二节　肿瘤栓塞治疗术 ……… 38
　　一、概述 ……………………… 38

　　二、方法 ……………………… 39
　第三节　消融治疗 ……………… 41
　　一、概述 ……………………… 41
　　二、方法 ……………………… 42
　第四节　精准放疗 ……………… 45
　　一、概述 ……………………… 45
　　二、方法 ……………………… 46
　第五节　加速康复外科治疗技术 … 47
　　一、概述 ……………………… 47
　　二、方法 ……………………… 47
　第六节　靶向免疫治疗 ………… 52
　　一、概述 ……………………… 52
　　二、方法 ……………………… 52
　第七节　三氧疗法 ……………… 56
　　一、概述 ……………………… 56
　　二、方法 ……………………… 56
　第八节　运动康复 ……………… 61
　　一、概述 ……………………… 61
　　二、方法 ……………………… 61
　第九节　社会、心理康复 ……… 65
　　一、社会康复 ………………… 65
　　二、心理康复 ………………… 67
　第十节　作业康复 ……………… 69
　　一、概述 ……………………… 69
　　二、分类 ……………………… 70
　　三、方法 ……………………… 71

第四章　中医康复与治疗技术 … 75

第一节　针灸疗法 ……………75
　一、概述 ……………………75
　二、应用 ……………………75
　三、注意事项 ………………77
第二节　推拿疗法 ……………77
　一、概述 ……………………77
　二、应用 ……………………79
　三、注意事项 ………………80
第三节　中药疗法 ……………81
　一、概述 ……………………81
　二、运用原则 ………………82
　三、应用 ……………………83
　四、常用中药 ………………85
第四节　情志疗法 ……………86
　一、概述 ……………………87
　二、运用原则 ………………87
　三、应用 ……………………88
第五节　饮食疗法 ……………90
　一、概述 ……………………90
　二、运用原则 ………………90
第六节　传统体育疗法 ………92
　一、概述 ……………………92
　二、运用原则 ………………93
　三、应用 ……………………94
　四、注意事项 ………………95
第七节　音乐疗法 ……………95
　一、概述 ……………………95
　二、应用 ……………………96
　三、注意事项 ………………97

第五章　常见肿瘤的治疗与康复
　　　　技术 …………………99
第一节　胶质瘤 ………………99
　一、概况 ……………………99
　二、诊断 ……………………99
　三、治疗 ……………………102
　四、康复 ……………………105

第二节　鼻咽癌 ………………107
　一、概况 ……………………107
　二、诊断 ……………………107
　三、治疗 ……………………109
　四、康复 ……………………111
第三节　舌癌 …………………113
　一、概况 ……………………113
　二、诊断 ……………………114
　三、治疗 ……………………115
　四、康复 ……………………116
第四节　甲状腺癌 ……………118
　一、概况 ……………………118
　二、诊断 ……………………119
　三、治疗 ……………………121
　四、康复 ……………………126
第五节　乳腺癌 ………………127
　一、概况 ……………………127
　二、诊断 ……………………127
　三、治疗 ……………………130
　四、康复 ……………………134
第六节　肺癌 …………………134
　一、概况 ……………………134
　二、诊断 ……………………135
　三、治疗 ……………………135
　四、康复 ……………………137
第七节　食管癌 ………………139
　一、概况 ……………………139
　二、诊断 ……………………140
　三、治疗 ……………………141
　四、康复 ……………………144
第八节　胃癌 …………………146
　一、概况 ……………………146
　二、诊断 ……………………147
　三、治疗 ……………………148
　四、康复 ……………………150
第九节　肠癌 …………………151

一、概况 ┈┈┈┈┈┈ 151
二、诊断 ┈┈┈┈┈┈ 152
三、治疗 ┈┈┈┈┈┈ 153
四、康复 ┈┈┈┈┈┈ 156
第十节 肝癌 ┈┈┈┈┈┈ 157
一、概况 ┈┈┈┈┈┈ 157
二、诊断 ┈┈┈┈┈┈ 157
三、治疗 ┈┈┈┈┈┈ 158
四、康复 ┈┈┈┈┈┈ 160
第十一节 膀胱癌 ┈┈┈┈┈┈ 162
一、概况 ┈┈┈┈┈┈ 162
二、诊断 ┈┈┈┈┈┈ 163
三、治疗 ┈┈┈┈┈┈ 164
四、康复 ┈┈┈┈┈┈ 165
第十二节 前列腺癌 ┈┈┈┈┈┈ 167
一、概况 ┈┈┈┈┈┈ 167
二、诊断 ┈┈┈┈┈┈ 167
三、治疗 ┈┈┈┈┈┈ 168
四、康复 ┈┈┈┈┈┈ 170
第十三节 宫颈癌 ┈┈┈┈┈┈ 171
一、概况 ┈┈┈┈┈┈ 171
二、诊断 ┈┈┈┈┈┈ 171
三、治疗 ┈┈┈┈┈┈ 174
四、康复 ┈┈┈┈┈┈ 176
第十四节 淋巴瘤 ┈┈┈┈┈┈ 177
一、概况 ┈┈┈┈┈┈ 177
二、诊断 ┈┈┈┈┈┈ 177
三、治疗 ┈┈┈┈┈┈ 180
四、康复 ┈┈┈┈┈┈ 186
第十五节 骨肿瘤 ┈┈┈┈┈┈ 189
一、概况 ┈┈┈┈┈┈ 189
二、诊断 ┈┈┈┈┈┈ 189
三、治疗 ┈┈┈┈┈┈ 191
四、康复 ┈┈┈┈┈┈ 193
第六章 常见症状和体征的治疗
  与康复技术 ┈┈┈┈┈┈ 195

第一节 癌性疼痛 ┈┈┈┈┈┈ 195
一、概述 ┈┈┈┈┈┈ 195
二、诊断 ┈┈┈┈┈┈ 195
三、治疗 ┈┈┈┈┈┈ 197
四、康复 ┈┈┈┈┈┈ 200
第二节 癌性发热 ┈┈┈┈┈┈ 202
一、概述 ┈┈┈┈┈┈ 202
二、诊断 ┈┈┈┈┈┈ 202
三、治疗 ┈┈┈┈┈┈ 203
四、康复 ┈┈┈┈┈┈ 205
第三节 凝血功能障碍 ┈┈┈┈┈┈ 206
一、概述 ┈┈┈┈┈┈ 206
二、诊断 ┈┈┈┈┈┈ 207
三、治疗 ┈┈┈┈┈┈ 208
四、康复 ┈┈┈┈┈┈ 210
第四节 积液 ┈┈┈┈┈┈ 212
一、恶性胸腔积液 ┈┈┈┈┈┈ 212
二、恶性心包积液 ┈┈┈┈┈┈ 215
三、恶性腹腔积液 ┈┈┈┈┈┈ 217
第五节 神经功能障碍 ┈┈┈┈┈┈ 220
一、概述 ┈┈┈┈┈┈ 220
二、诊断 ┈┈┈┈┈┈ 220
三、治疗 ┈┈┈┈┈┈ 222
四、康复 ┈┈┈┈┈┈ 223
第六节 恶病质 ┈┈┈┈┈┈ 224
一、概述 ┈┈┈┈┈┈ 224
二、诊断 ┈┈┈┈┈┈ 225
三、治疗 ┈┈┈┈┈┈ 226
四、康复 ┈┈┈┈┈┈ 228
第七章 常见副作用的治疗与
  康复技术 ┈┈┈┈┈┈ 231
第一节 放化疗、靶向、免疫
  治疗 ┈┈┈┈┈┈ 231
一、概述 ┈┈┈┈┈┈ 231
二、诊断 ┈┈┈┈┈┈ 231
三、治疗 ┈┈┈┈┈┈ 232

四、康复 …………………… 234
第二节　截肢术 …………… 235
一、概述 …………………… 235
二、诊断 …………………… 235
三、治疗 …………………… 236
四、康复 …………………… 241
第三节　造口术 …………… 244
一、概述 …………………… 244
二、诊断 …………………… 244
三、治疗 …………………… 247
四、康复 …………………… 251

第四节　压疮 ……………… 254
一、概述 …………………… 254
二、诊断 …………………… 255
三、治疗 …………………… 257
四、康复 …………………… 261
第五节　静脉炎 …………… 262
一、概述 …………………… 262
二、诊断 …………………… 263
三、治疗 …………………… 263
四、康复 …………………… 265

主要参考文献 ……………… 267

第一章 绪论 ▷▷▷▷

第一节 西医对肿瘤的认识

人类发现肿瘤已有三千多年的历史，随着十九世纪显微镜的发明和应用，对于肿瘤的研究才逐步建立起沿用至今的研究框架。随着自然科学的发展、基础理论的研究与新技术的应用，肿瘤研究取得了不少突破性的进展。尽管恶性肿瘤仍然是人类最主要的致死原因之一，但是随着诊疗技术的进步已使 1/3 的肿瘤患者有了根治的希望。

一、基本概念

（一）肿瘤

肿瘤（tumor）是机体中正常细胞在不同的始动与促进因子长期作用下，产生的克隆性异常增生与异常分化所形成的新生物。

（二）异型性

肿瘤组织在细胞形态和组织结构上，都与其来源的正常组织有不同程度的差异，这种差异称为异型性（atypia）。异型性的大小可用肿瘤组织分化成熟的程度来表示。分化（differentiation）在胚胎学中指原始幼稚细胞在胚胎发育过程中，向不同方向演化趋于成熟的程度。病理学将此术语引用过来，指肿瘤细胞与其发生部位成熟细胞的相似程度。肿瘤细胞异型性小，表示它和正常来源组织相似，分化程度高，则恶性程度低。反之，肿瘤细胞异型性大，和正常来源组织相似性小，肿瘤细胞分化程度低，往往其恶性程度高。异型性是判断良、恶性肿瘤的重要组织学依据。恶性肿瘤的细胞具明显的异型性，表现如下。

1. 肿瘤细胞的多形性

肿瘤细胞的多形性表现为肿瘤细胞大小不一、形态不规则，甚至出现胞体特大的瘤巨细胞。少数分化低的肿瘤细胞较相应组织的正常细胞小，呈圆形，且大小较一致。

2. 细胞核的多形性

细胞核大小不一，形态不规则，甚至出现多核、巨核、畸形核瘤细胞。肿瘤细胞核明显增大，因而使核 / 浆比例增大，从正常的 $1:4 \sim 1:6$ 增至 $1:1.5 \sim 1:2$，甚至 $1:1$。

核染色质呈粗大颗粒状，分布不匀，常靠近核膜分布，使核膜增厚。核仁肥大，数目增多。核分裂象多见，并可出现病理性核分裂象，即多极性、不对称性、顿挫型核分裂象。

3. 胞质的改变

恶性肿瘤细胞的胞质一般由于分化低而减少，但有时也可以增多。由于胞质内核蛋白体增多，故多呈嗜碱性染色。有些肿瘤细胞内尚可出现黏液、糖原、脂质、色素等肿瘤分泌与代谢产物，并可作为肿瘤鉴别诊断的依据。

（三）良性肿瘤与恶性肿瘤的鉴别

良性肿瘤与恶性肿瘤的鉴别见表 1-1。

表 1-1　良性和恶性肿瘤的鉴别要点

项目	良性肿瘤	恶性肿瘤
分化程度	分化好，与起源组织和细胞形态相似	分化不好，与起源组织和细胞的形态差别大
核分裂象	无或少，无病理性核分裂象	多见，可见病理性核分裂象
生长方式	常呈膨胀性或外生性生长，前者常有包膜	常呈浸润性或外生性生长，前者包膜不明显，与周围组织界限不清楚，通常不能推动，后者常伴有浸润性生长
继发改变	少见	常发生出血、坏死、溃疡
转移、复发	不转移，很少复发	常有转移，经常复发
对机体的影响	较小，主要为局部压迫或阻塞作用，仅发生于重要器官时引起严重后果	较大，除压迫、阻塞外，还可破坏临近组织和器官，引起坏死、出血，合并感染

二、肿瘤细胞的病理生理学及分子生物学特征

（一）肿瘤生长的病理生理学特征

局部浸润和远处转移是恶性肿瘤最主要的特点，并且是恶性肿瘤致人死亡的主要原因。典型的恶性肿瘤发生发展过程，包括从细胞的恶性转化到肿瘤细胞克隆性增生，再到肿瘤细胞局部浸润，最后发展为远处转移。在此过程中，恶性转化细胞的内在特点（如肿瘤的生长分数）和宿主对肿瘤细胞及其产物的反应（如肿瘤血管形成）共同影响肿瘤的生长和演进。

1. 肿瘤生长的动力学

肿瘤的生长速度与以下三个因素有关。①倍增时间：肿瘤细胞的周期分为 G0、G1、S、G2 和 M 期，多数恶性肿瘤细胞的倍增时间并不比正常细胞更快，而是与正常细胞相似或比正常细胞更慢。②生长分数：指肿瘤细胞群体中处于增殖阶段（S 期 +G2 期）的细胞的比例。恶性转化初期，生长分数较高，但是随着肿瘤的持续增长，多数肿瘤细胞处于 G0 期，即使是生长迅速的肿瘤生长分数也只有 20%。③肿瘤细胞的生长与

丢失：营养供应不足、坏死脱落、机体抗肿瘤反应等因素会使肿瘤细胞丢失，肿瘤细胞的生成与丢失共同影响着肿瘤能否进行性生长及其生长速度。

2. 肿瘤的生长方式

肿瘤可以呈膨胀性生长、外生性生长和浸润性生长。

（1）膨胀性生长　是大多数良性肿瘤的生长方式，肿瘤生长缓慢，不侵袭周围组织，往往呈结节状，有完整的包膜，与周围组织分界明显，对周围器官、组织的影响主要为挤压或阻塞。因为其与周围组织分界清楚，手术容易摘除，摘除后不易复发。

（2）浸润性生长　为大多数恶性肿瘤的生长方式，由于肿瘤生长迅速，侵入周围组织间隙、淋巴管、血管，浸润并破坏周围组织，肿瘤往往没有包膜或包膜不完整，与周围组织分界不明显。手术切除这种肿瘤时，为防止复发，切除范围应该比肉眼所见范围大，因为这些部位也可能有肿瘤细胞的浸润。

（3）外生性生长　发生在体表、体腔表面或管道器官（如消化道、泌尿生殖道）表面的肿瘤，常向表面生长，形成凸起的乳头状、息肉状或者菜花状肿物，良性、恶性肿瘤都可呈外生性生长。但恶性肿瘤在外生性生长的同时，其基底部也呈浸润性生长，且外生性生长的恶性肿瘤由于生长迅速、血供不足，容易发生坏死脱落而形成底部高低不平、边缘隆起的恶性溃疡。

3. 肿瘤的扩散

具有浸润性生长的恶性肿瘤，不仅可以在原发部位生长、蔓延，也可以通过各种途径扩散到身体其他部位，发生转移，主要途径有如下几种。

（1）直接蔓延（direct spread）　肿瘤细胞沿组织间隙、淋巴管、血管或神经束浸润，破坏邻近正常组织、器官，并继续生长，称为蔓延。例如，晚期子宫颈癌可蔓延至直肠和膀胱，晚期胰头癌蔓延至肝脏，晚期乳腺癌可以穿过胸肌和胸腔甚至达肺。

（2）转移（metastasis）　肿瘤细胞从原发部位侵入淋巴管、血管、体腔，迁移到他处而继续生长，形成与原发肿瘤同样类型的肿瘤，这个过程称为转移。良性肿瘤不转移，只有恶性肿瘤才转移，常见的转移途径有淋巴道转移、血道转移、种植性转移。①淋巴道转移：上皮组织的恶性肿瘤多经淋巴道转移，如乳腺癌转移到腋窝淋巴结、肺癌转移肺门淋巴结，最常见的是左锁骨上淋巴结转移，原发部位为肠道。②血道转移：各种恶性肿瘤均可发生，尤多见于肉瘤、肾癌、肝癌、甲状腺滤泡性癌及绒毛膜癌，肿瘤一般经肿瘤组织新生微血管侵入血，亦可经淋巴管进入胸导管或经淋巴经静脉通路入血管，待侵入血管后形成瘤栓，阻塞靶器官的血管造成内皮细胞的损伤或侵入组织形成转移瘤，常见的途径如经体循环静脉转移到右心，再到肺，或经门静脉转移到肝，以及经肺静脉转移到左心，再到主动脉，后转移至脑、骨、肾、肾上腺，或经椎静脉转移到脊椎、脑等。③种植性转移：常见于腹腔器官的恶性肿瘤，肿瘤侵入体腔器官表面时癌细胞脱落，随体腔内液体种植在体腔内各器官的表面，形成转移瘤，如胃癌种植到卵巢表面形成卵巢的 Krukenberg 瘤等。

4. 恶性肿瘤的浸润和转移机制

转移的发生并不是随机的，而是具有明显的器官倾向性。血行转移的位置和器官分布，在某些肿瘤具有特殊的亲和性，如肺癌易转移到肾上腺和脑，甲状腺癌、肾癌和前列腺癌易转移到骨，乳腺癌常转移到肝、肺、骨。产生这种现象的原因尚不清楚，可能是这些器官的血管内皮上有能与进入循环的肿瘤细胞表面的黏附分子特异性结合的配体，或由于这些器官能够释放吸引肿瘤细胞的化学物质。无论是局部直接蔓延还是远处转移，都与肿瘤细胞的浸润有关。浸润是肿瘤播散的主要方式，是恶性肿瘤细胞转移的基础和前奏。目前，比较公认的影响因素有如下几个方面：不断增殖的肿瘤细胞向邻近组织扩张；恶性肿瘤细胞具有极强的运动能力，能够向周围运动导致浸润；恶性肿瘤细胞具有很强的黏着力，能附着在其他组织上，并继续生长繁殖；在肿瘤的发生与进展过程中，恶性肿瘤细胞可不断诱导新生血管，新生血管的形成又为转移的恶性肿瘤细胞提供了赖以生长的营养来源。另外，肿瘤细胞接触抑制的丧失、酶的变化以及代谢产物等也参与恶性肿瘤浸润与转移过程，但其确切机制尚不清楚，需做更深入的研究。

（二）肿瘤细胞的分子生物学特征

1. 癌基因、抑癌基因

癌基因是指具有潜在转化细胞能力的基因。癌基因在正常细胞中以非激活的形式存在，称为原癌基因。原癌基因可被多种因素激活。原癌基因编码的蛋白质大都是对正常细胞生长十分重要的细胞生长因子和生长因子受体，如血小板生长因子（PGF）、纤维母细胞生长因子（FGF）、表皮细胞生长因子（EGF）、重要的信号转导蛋白（如酪氨酸激酶）、核调节蛋白（如转录激活蛋白）和细胞周期调节蛋白（如周期素、周期素依赖激酶）等。原癌基因的激活有两种方式：发生结构改变（突变）产生具有异常功能的癌蛋白；基因表达调节的改变（过渡表达）产生过量的结构正常的生长促进蛋白。肿瘤抑制基因的产物能抑制细胞的生长，其功能的丧失可能促进细胞的肿瘤性转化。肿瘤抑制基因的失活多是通过等位基因的两次突变或缺失的方式实现。常见的肿瘤抑制基因有Rb 基因、p53 基因、神经纤维瘤病 –1 基因（NF–1）、结肠腺瘤性息肉基因（DCC）和Wilms 瘤基因（WT–I）等。

2. 凋亡调节基因、DNA 修复调节基因

调节细胞进入程序性细胞死亡的基因及其产物对肿瘤的发生起重要作用，如 bcl–2 可以抑制凋亡，bax 蛋白可以促进凋亡，DNA 错配修复基因的缺失使 DNA 损害不能及时被修复，积累起来造成原癌基因和肿瘤抑制基因的突变形成肿瘤，如遗传性非息肉性结肠癌综合征。

3. 端粒

端粒随着细胞的复制而缩短，没有端粒酶的修复，体细胞只能复制 50 次。肿瘤细胞端粒存在不会缩短的机制，几乎可以无限制地复制。相关研究表明，绝大多数的恶性肿瘤细胞都含有一定程度的端粒酶活性。

4. 多步骤癌变的分子机制

恶性肿瘤的形成是一个长期的、多因素分阶段的复杂过程，要使细胞完全恶性转化，需要多个基因的转变，包括数个肿瘤基因的突变和两个或多个肿瘤抑制基因的失活，以及凋亡调节和 DNA 修复基因的改变。

5. 肿瘤细胞的代谢特点

同正常细胞相比，肿瘤细胞的核酸合成代谢明显增强，分解代谢减弱，有利于细胞的分裂和增殖。其糖代谢在有氧或无氧条件下，均以糖酵解过程占优势，该特性可能与线粒体功能障碍有关。肿瘤的蛋白质合成、分解与代谢均增强，合成代谢又超过分解代谢，并可夺取正常组织的营养，这是造成恶病质的重要原因之一。肿瘤还可合成肿瘤蛋白，作为肿瘤特异抗原和相关抗原，引起机体免疫反应。有的肿瘤蛋白与胚胎组织有共同抗原性，称为肿瘤胚胎性抗原，如肝细胞癌能合成胎儿肝细胞所产生的甲种胎儿蛋白（AFP），大肠癌可产生癌胚抗原（CEA）。近年来，前列腺特异性抗原（prostate specific antigen，PSA）的检测有助于诊断前列腺癌，癌抗原 125（cancer antigen，CA125）阳性提示卵巢癌，上述这些抗原有助于临床上诊断相应的肿瘤和判断疗效。肿瘤的酶代谢活性多数无改变，少数情况表现为酶活性增高，如前列腺癌患者酸性磷酸酶（ACP）增高，肝癌、骨肉瘤患者碱性磷酸酶（AKP）活性增高。临床血清学检查可作为辅助诊断。代谢组学技术在实体肿瘤标志物筛选方面成为近年的研究热点，如前列腺癌患者的肌氨酸、尿嘧啶增高，肾细胞癌患者马尿酸、1-磷酸果糖、α-生育酚代谢异常；非霍奇金淋巴瘤患者体内次黄嘌呤显著降低。这些差异代谢产物有可能为恶性肿瘤的早期诊断、确切分型以及预后评估、个体化靶向治疗提供依据。

6. 血管形成和抗肿瘤血管生成

肿瘤血管生成是一个动态的连续过程，但从病理角度可分为六个相对独立的步骤。①肿瘤的各种成分释放多种血管生成因子。②血管内皮细胞在血管生成因子作用下出现形态学改变，包括各种细胞器数目和大小增加、伪足出现。③血管内皮细胞和肿瘤细胞释放蛋白溶酶以降解毛细血管基底膜和周围的细胞外基质，继而引起细胞外基质重塑。④血管内皮细胞从毛细血管后微静脉迁徙出来形成血管新芽。⑤血管内皮细胞增殖。⑥肿瘤微血管分化和成型。原发和转移性肿瘤在生长、扩散过程中都依赖血管生成。有证据表明，肿瘤生长和扩散转移与血管生成密切相关。①在肿瘤直径小于 2mm 时，肿瘤生长缓慢，原发肿瘤仅局部浸润，尚不能发生转移，处于"潜伏期"。只有当肿瘤继续生长直径大于 2mm 时，微血管才逐渐形成，肿瘤实体随之迅速增大，进而发生转移。②肿瘤实体内微血管数量与肿瘤转移潜能成正相关。③某些血管生成素与生长因子如 γ'EGF、EGF、FGF，通过促进血管生长大大增加了肿瘤转移概率。④某些血管生成抑制剂能抑制肿瘤在体内生长与转移，但在体外培养时不能抑制肿瘤细胞生长。基于以上事实，研究血管生成抑制剂以期阻断肿瘤转移已成为抗肿瘤研究的热点。肿瘤组织的微血管密度几乎是所有实体瘤独立的预后因素。

7. 肿瘤干细胞

肿瘤干细胞（cancer stem cells，CSCs）是存在于肿瘤组织中的一小部分具有干细胞性质的细胞群体，具有自我更新能力并能产生异质性肿瘤细胞的细胞。肿瘤干细胞是肿瘤形成及其不断生长、复发转移的根源。随着急性髓样白血病干细胞（acute myeloid leukemia stem cells）、乳腺癌干细胞（breast cancer stem cells）、脑胶质瘤干细胞

（glioblastoma cancer stem cells）以及胃癌、结直肠癌等肿瘤干细胞的相继发现，该假说引起了研究人员的广泛关注。肿瘤干细胞在很多方面类似于正常组织中的成体干细胞。例如，①具有自我更新和分化潜能。②对组织的形成起决定性作用。③表达多种抗药性蛋白，对许多化疗药物具有抗性。④具有相同的信号传导通路。⑤表面分子标志非常相似。在肿瘤组织中所起的作用也与成体干细胞在正常组织中起的作用相似。只是肿瘤干细胞的分裂活动是不受控制的，它可以无限制扩增自身细胞以及子代细胞的数量。所以，肿瘤呈现不可控制的生长和转移趋势，在新的环境下形成与原发肿瘤类型完全相同的肿瘤组织。

第二节　中医对肿瘤的认识

一、中医学病名

中医药治疗肿瘤由来已久，其病名最早有"肿""瘤""岩"等。殷商时期甲骨文中已有"瘤"的记载。《说文解字》解释为"瘤，肿也，从病，留声"。《圣济总录》曰"瘤之为义，留滞不去也"。《灵枢》将肿瘤分为筋瘤、昔瘤、肠瘤、骨瘤、肉瘤，认为瘤因"营卫不通""寒气客于肠外与卫气相搏"而成。其后历代医籍中都有关于肿瘤的记载。隋代巢元方《诸病源候论》中记载了多种肿瘤及症状，如"积聚""食噎""反胃""瘿瘤""缓疽"，宋元时期将肿瘤称为"岩"。乳岩病名首见于宋代的《妇人大全良方》，记载了乳癌病的初起、晚期症状和病因。宋代的《疮疡经验全书》明确指出肿瘤早期诊断与治疗的重要性，"早治得生，若不治，内溃肉烂见五脏而死"。宋代的《卫济宝书》首次提及"癌"，将其列为痈疽五发之一，并提出中药外治法。陈实功的《外科正宗》对乳腺肿瘤有细致描述，"坚硬木痛，近乳头垒垒遍生疙瘩，时痛时痒，诊之脉弦而数，肿皮惨黑不泽"，认为治疗肿瘤需内外并重。清代医家强调肿瘤的预防和早期发现、早期治疗的重要性，《医宗金鉴》提出若能早期发现，施治得法，肿瘤可以治愈或"带疾而终天"，与西医学"带瘤生存"观点是一致的。《外科大成》中提及"失荣""舌疳""乳岩""肾岩翻花"为疡科"四绝症"，认识到恶性肿瘤的不良预后。

中医学关于肿瘤的病名包括"噎膈""肺积""失荣""乳岩""肾岩""茧唇""舌菌""伏梁""积聚""骨疽""肠覃"等。

二、肿瘤的中医病因病机

（一）肿瘤的中医病因

中医学认为，肿瘤是一种全身性疾病，是全身疾病的局部表现，其致病因素较为复杂，根据历代医学家对肿瘤病因病机的认识，并结合临床具体情况，肿瘤病因可概括为内、外两方面因素。

1. 外因

首先是六淫致病。六淫是风、寒、暑、湿、燥、火六种外感病邪的统称，为四时不正之气。《灵枢·九针论》曰："时者，四时八风之客于经络之中，为瘤病者也。"《灵枢·刺节真邪》曰："虚邪之入于身也深，寒与热相搏，久留而内著……邪气居其间而不反，发于筋瘤……肠溜……昔瘤，以手按之坚。有所结，深中骨，气因于骨，骨与气并，日以益大，则为骨瘤…肉瘤。"隋代巢元方的《诸病源候论》所述外因更为具体，如"脑湿，谓头上忽生肉如角，谓之脑湿，言脑湿气蕴蒸，冲击所生也""黑痣者，风邪搏于血气，变化生也""肿之生也，皆由风邪寒热毒气，客于经络，使血涩不通，壅结皆成肿也""恶核……此风邪夹毒所成""恶肉……由春冬被恶风所伤，风入肌肉，结瘀血积而生也"。唐宋以后的医家，在探索肿瘤外来刺激因素方面多遵上说。外因还包括饮食因素，某些饮食习惯会导致肿瘤的发生，如热饮、热食、嗜酒，或过食肥甘厚腻、不洁之物，易生肿瘤。清代何梦瑶的《医碥》谓"好热饮人，多患膈证""酒客多噎膈，好热酒者尤多"。宋代严用和的《济生方》曰："过餐五味，鱼腥乳酪，强食生冷果菜，停蓄胃脘……久则积结为癥瘕。"明代叶文龄的《医学统旨》曰："酒米面炙煿，黏滑难化之物，滞于中宫，损伤脾胃，日久不治，渐成痞满吞酸，甚则噎膈反胃。"说明长期饮食不节，损伤脾胃，郁热伤津，痰气交阻，脉络不通，引发肿瘤。

2. 内因

首先是精神因素。《黄帝内经》谓："内伤于忧怒……而积聚成矣。"明代王肯堂的《医学津梁》论述噎膈曰："由忧郁不开，思虑太过，忿怒不申，惊恐变故，以致气血并结于上焦，而噎膈之症成矣。"明代陈实功论乳癌时言："乳岩乃忧郁伤肝，思虑伤脾，积想在心，所愿不得志者，致经络痞涩，聚积成核，初如豆大，渐若棋子……不疼不痒，渐渐而大，始生疼痛，痛则无解。"清代吴谦的《医宗金鉴》谓失荣证由"忧思恚怒，气郁血逆与火凝结而成"。陈实功所言"失荣者……其心或因六欲不遂，损伤中气，郁火相凝，隧痰失道，停结而成"，说明肿瘤与精神情绪因素有明显关系。其次是脏腑亏虚。《黄帝内经》曰："精气夺则虚。"虚证是以正气不足为矛盾主要方面的一种病理变化，包括机体的机能衰退、抗病能力下降、内脏功能损害、营养物质匮乏等内容。临床主要有气虚、血虚、阴虚、阳虚之分。肿瘤的发生多因"脏腑虚损，正气不足"，毒邪入侵致病。《黄帝内经》关于"邪之所凑，其气必虚"的论断，是对各种疾病病因病机学的一个总概括，对肿瘤的认识也具有指导意义。机体的正气在防止各种疾病的发生、发展过程中占据主导地位，清代余景和的《外科医案汇编》云："正虚则为岩。"正气亏损的原因一是由机体本身的正气不足，无力抗邪；二是邪气对机体的侵害，耗伤了正气。肿瘤早期，虽然患者虚候未著，但已有致虚之机；病至中晚期，则气血皆虚，渐显脏腑亏虚之象。正气亏损，无以卫外，更易招致外邪的侵袭，正邪搏结，则发为本病。如《诸病源候论》云："积聚者，由阴阳不和，脏腑虚弱，受于风邪，搏于脏腑之气所为也。"在论述黑痣时曰："黑痣者，风邪搏于血气，变化生也，夫人血气充盛，则皮肤润悦，不生疵瘕，若虚损，则黑痣变生。"

（二）肿瘤的中医病机

1. 正气亏虚，痰瘀毒邪蕴结

机体在正气亏虚的情况下，遭受外邪的侵袭，出现脏腑功能失调，气血津液代谢障碍，产生气虚血瘀、痰凝毒聚、邪毒蕴结的病理变化，痰、瘀、毒三者相互搏结，阻塞经络，壅塞脏腑，阻滞气血，聚为肿块，发为肿瘤，因此正气亏虚、痰瘀毒邪蕴结是肿瘤的基本病机。

2. 气滞血瘀

由于气与血在生理上关系十分密切，故当其中一者发生病变时，往往另一者也出现病变。气病常可及血，血病多伤及气，如气滞或气虚者，常致血瘀；而血瘀者，多兼气滞或阻碍气行。当各种因素致使气血运行受到影响时，则可导致机体发生各种病变。《素问·调经论》曰："血气不和，百病乃变化而生。"造成气滞的因素多样，如外邪、情志、饮食、脏腑功能失常等。瘀血形成，留于体内，日久不散，形成瘤块，即为肿瘤。

3. 痰凝湿聚

痰湿是人体脏腑功能失调、气血津液运行障碍所形成的病理性产物，为有形之实邪。六淫和生物、化学、物理等毒邪入侵，导致脏腑功能失调，气血津液运行障碍，形成痰饮和湿邪，停滞于脏腑、组织、经络之中，阻滞气机和气血的运行，并与毒邪相互搏结形成癥块，发为肿瘤。

4. 热毒内蕴

热之所生，既可由外邪如风热、暑热入侵人体所致，亦可由脏腑功能失常、阴阳气血失调所生，如肝火亢盛、肺经郁热等。此外，过食辛热厚味或不良嗜好，亦可致火热内生，如嗜酒、长期吸烟，烟酒之燥热内蕴于体内，遂成肿瘤。

5. 气血亏虚

肿瘤患者晚期多见气血亏虚，一方面患者本身存在虚损；另一方面由于各种治疗损伤正气，加之肿瘤消耗，造成患者气血两亏。

第三节　肿瘤治疗的研究历程

肿瘤伴随着人类的出现，东西方人民在与肿瘤做斗争的过程，依托自己的文化背景和思维方法形成各自风格的医学体系，分别对肿瘤的整体认识、对肿瘤形成的物质结构及分子机制有了初步深入的认识。中医与西医学在思维方法上的不同正是相互补充、相互促进的契机，共同为人类健康做出卓越的贡献。早在 3500 年前，商代甲骨文中出现了"瘤"这个字，即留聚不去之意。中医学提出"天人合一"的阴阳五行学说，认为人体是一个有机的整体，其形体组织及五官九窍都可纳入以五脏为中心的藏象系统，通过经络的联系把人体所有的脏腑、器官、孔窍及皮肉筋骨等连接成一个统一的整体，同时认为"人与天地（自然界）相应"，人与社会息息相关，不可分割。人体是一个以五脏为中心，通过经络气血联系内外上下的有机整体，在生理或病理情况下，机体内在脏腑气血阴阳的变化可以通过经络反映到人的体表，并以各种不同的临床症状体现出来，称之为"有诸内，必形诸外"。中医学对疾病的认识主要通过望、闻、问、切，将收集到的各种资料进行综合分析，以推测机体的阴阳变化（内在的病变），辨别疾病的寒热虚实，从而做出证候判断。这种整体、宏观、"以表知里"、相互联系、动态变化、综合、系统的分析认识疾病的方法，即整体观、系统观与辩证观的高度统一，是中医学思维的基本特点。它强调人要敬畏大自然，要与大自然和谐相处，只有人体内外达到了动态的阴阳平衡，才能获得身心俱康的生命最高境界。这种整体论以阴阳五行为其基本理论，用阴阳说明其对立统一，用五行说明其相辅相成与相反相成的关系。因此，中医学的特点强调的是不直接对抗病邪，而是修补和激发自身的防御体系和自愈系统，从而与自然界的病邪达到相安无事的共存状态。临床上，中医的疗效常以"精""气"和"神"从整体上进行评估。相对于西医学，其优点是重视整体观，缺点是客观性差，难以量化。

相对中医学，西医是建立在现代自然科学发展基础上的一门人体科学。西医学运用分析还原的方法，认为任何生物学问题是必须在物理化学的层次加以阐明才算是得到根本解释的，也就是必须还原为物理化学问题。而根据这种观点，整体由局部组成，高级运动由低级运动组成，可一直追溯到细胞水平、分子水平。因此，自然就会重局部而轻整体，重分析而轻综合，重微细结构而轻相互关联。强调疾病定性、定位准确，局部与整体、结构与功能、内涵与外延一致，尽可能使反映疾病的有关指标定量化。西医着重治疾病，力求从微观角度认识和治疗疾病，针对共性，用药量基本一样。临床上西医疗效常以局部症状的缓解和检查指标数据的改善来进行评估。疗效评估中的优点是量化和客观，但并非任何东西均可以量化，尤其是从整体上量化较难。

西医学衣钵于西方国家，随着文艺复兴的到来，西方国家自然科学的兴起，人们对人体的认识从整体到器官、组织、细胞及蛋白质、基因分子不断地深入研究。15世纪40年代至19世纪50年代，人体解剖学及生物学得到较大的发展，已经开始有人试图用不同方法尝试治疗肿瘤，促使肿瘤学进入器官水平时代。到了19世纪50年代至20世纪30年代期间，随着显微镜的发明及分子病理学的深入发展，人们可观察到微生物，并发现肿瘤的发生发展与免疫系统的功能及病毒感染密切相关。1937年，Furth首次提到了肿瘤干细胞（CSC），直到20世纪90年代中期才分离出这些具有自我更新能力的细胞，即决定肿瘤发展的重要细胞。20世纪40年代后，医学家认为肿瘤的发生是一种隐性事件，是由环境和多个基因共同影响而形成的复杂性疾病。细胞内原癌基因和抑癌基因维持机体正常生命活动，负责协同调控细胞的发育、生长和分化，具有高度的保守性。原癌基因能够促进细胞的增殖，而抑癌基因则抑制细胞的增殖，防止其因过度表达而癌变。

鉴于肿瘤的复杂性，西医学业已证明，肿瘤在本质上是基因病。各种环境和遗传的致癌因素，以协同或序贯的方式引起DNA损害，继而引起表达水平的异常，使靶细胞发生转化。被转化的细胞先多呈克隆性的增生，经过一个漫长的多阶段的演进过程，其中一个克隆相对无限制地扩增，通过附加突变，选择性地形成具有不同特点的亚克隆

（异质化），从而获得浸润和转移的能力（恶性转化），形成恶性肿瘤。组学理论的出现，正是把与某一属性相关的同一类下一级影响因子总称为组学，肿瘤基因组学指的是与肿瘤形成发展相关的各种基因属性的总和，肿瘤蛋白组学指的是与肿瘤形成发展相关的各种蛋白质分子属性的总和，如基因组学、转录组学、蛋白组学、代谢组学、相互作用组学、生理组学、表型组学等。

千百年来，人们对肿瘤宏观上及微观上的认识不断深入，认为肿瘤是人体与自然、环境、社会等长期进行物质与能量交换的结果，人体各大系统相互作用整体形成的结果，依据还原论的方法，不断希望从器官、细胞、分子、量子等不同的层次的物质水平对肿瘤的形成演变规律进行还原，找出病因，希望据此治疗肿瘤。

第四节　中西医结合治疗肿瘤的现状

我国对肿瘤的治疗实行中西医并重的方针，主张中医、西医、中西医结合长期并存。这种治疗方针是建立在中西医学各具特色、中西医结合优势互补基础上的，对于我国的卫生事业，具有极其重要的战略意义、深远的历史意义和惠及全国人民健康的现实意义，由此形成了我国特色鲜明的医疗卫生体系和格局，使我国人民同时受到两种医学体系的照顾，满足了不同疾病、不同角度、不同层次的医疗卫生需求，增加了群众对医疗卫生方法和手段的选择范围，更好地满足了人民群众的医疗卫生需求。同时，也使中医、西医和中西医结合医学各自取得较大发展，尤其在中西医结合方面，兼收中、西医学之长，辨病辨证、扬长避短、渗透融合，在许多情况下，取得了较单一方法更好的疗效，显示出巨大的发展潜力及优势，并在各专业领域的国际国内学术讲坛上产生了较大影响。因此，引发我们对西医学体系和中医学体系的思考，唤起我们建立新医学体系的迫切愿望和要求，尤其是对于中、西医学各自优势与不足的重新审视以及对中、西医学深层结合理论融合的探索，结合几十年的发展过程，更加促使我们从新的视角对医学和人体生命科学进行深入研究，创立具有中国特色的新医学体系，这也是历代国家领导人和医学科学家的共识和梦想，更是中国对世界医学科学发展应当做出的贡献。中、西医学相互学习、互相渗透、有机融合，形成兼具中、西医学特色和优势的新医学体系，是医学科学发展的必然趋势，重要的问题在于如何找到创立新医学体系的思路与方法

中西医结合治疗恶性肿瘤的实践证明，中医药具有对化疗、放疗显著的增效减毒作用，对肿瘤患者具有良好的免疫调节作用，对肿瘤切除后的具有抗复发、抗转移作用，对肿瘤症状的缓解具有良好作用。此外，还有一定的抑制肿瘤细胞生长的作用等。随着现代科学抗肿瘤治疗的进展，中西医结合治疗受到了越来越多的关注和重视。中西医结合抗癌的临床应用十分普遍，可改善患者症状，改善生活质量，延长生存期，在一定程度上稳定和缩小肿瘤病灶。大量的临床研究证明，肿瘤切除术、放疗、化疗等抗癌治疗后长期存活的患者均与接受中医药治疗密切相关。近年来，中西医结合抗癌的临床应用又有新的进展，如辨证与辨病治疗相结合，对癌肿的局部治疗与宿主的整体治疗相结合，对症与对证治疗相结合等。从目前中西医结合的观点看，辨证论治的中药复方煎剂

常以整体治疗为主，而膏药、敷贴等则常以局部治疗为着眼点。从中医学治疗肿瘤方面看，抗癌中药的筛选虽然取得不少成绩，但仍存在着不少问题。事实上，在中西医结合的临床实践中，已逐渐形成以"辨病与辨证相结合""整体辨证与微观辨证相结合"为主的新临床思维。临床诊治疾病时，既充分利用现代科学各种先进的技术和方法，发挥西医对疾病定性、定位诊断上的长处，同时又按照中医学的理论和方法对疾病进行全面分析，结合符合"证"现代研究成果的一些微观指标，做出相应的辨证诊断；将局部的病理变化和人体疾病过程中的整体反应和动态变化相结合，同时在治疗中采用中西药相结合。不仅克服了中医对疾病微观认识的不足，也弥补了西医过分强调疾病定性、定位，轻视疾病过程中的机体整体反应及动态变化的弊端。从而使临床医生可运用两种医学的知识与方法，借助中西医结合实践的新经验和中医研究的新成果，提高临床诊疗水平。

许多中西医结合的重要成果，均是"辨病与辨证相结合"的深入发展，也是"辨病与辨证相结合"认识上的飞跃和突破，将中医"辨证论治"的临床实践提高到一个新的水平。中西医结合整体调节治疗肿瘤，首先是探索抗癌的中药，从传统的成方、成药到民间验方，几乎都曾经过临床探索。目前，临床广泛使用的抗癌植物药绝大多数来自国外，因此从中药中提取抗癌有效成分，合成、半合成或加以结构改造，是十分必要的。但中药抗癌制剂的应用是按现代化疗药物的使用规律，实际上已不是传统的中医治疗方式。如何在防治肿瘤中发挥中医固有的特长，是值得探讨的课题。目前，有两种模式部分体现了中医特色。①辨病加辨证的治疗模式：即在辨证论治基础上，方剂中加入一些抗癌的中草药，采用这种治疗模式者颇多，临床报道有一定效果。②中西医综合治疗：即在应用手术、放疗、化疗的同时或前后应用中药，采用这类模式亦较多，据相关报道，可提高治疗效果，减轻治疗毒副作，改善生活质量和提高生存率。肿瘤患者的整体调治十分重要，因针对癌肿的局部治疗有其局限性，而肿瘤治疗的关键是治疗后的复发和转移，整体调治有可能解决复发和转移问题。目前西药中也有一些试图整体调节的药物，如免疫制剂、激素制剂和营养药品，但其优点比较局限。肿瘤的局部治疗目前仍以手术、放射、介入栓塞化疗、超声介入等为主，这些方法也可结合中医中药，按照中医整体调治的思路来应用局部方法是有优势的。而对肿瘤局部治疗所用的中医学理论，也应该改变过去常用的祛瘀活血、清热解毒等理论。

第五节　中西医融合发展的展望

中西医结合的呼声与实践已经走过半个多世纪，但主要的成就还是停留在运用西医知识解释中医基础理论的合理性或提高中西医临床实践的效果，或仅是西医诊断中医治疗，或是中药西化。显然，这还不是真正意义上的中西医结合。只有从系统的角度出发，才可能通过合作、整合、融洽等不同层次或水平上的中西医结合，最后发展成中西合璧的新医学系统，实现真正意义上的中西医融合。在这一阶段，将既重视运用西医提高中医，又同样重视中医理论、临床诊治手段及经验对西医的启发与发展。

中西医结合是老一辈医务工作者的伟大理想，并为之奋斗了几十年。中医和西医两种不同理论的结合，思维方式及技术方法差异很大，如何使之能真正地融合事关医学发展方向，其关键在于能否找到结合点。多年来，通过中西医结合实践和研究，中医和西医对疾病认识的差距正在逐步缩小和接近。例如，中医治疗时参考西医的诊断和化验单，西医治疗时会考虑中医是否有更好的办法，在临床医师诊治工作中已司空见惯。尤其是临床以中医的"证"为突破口，进行了多学科、多途径、多层次的大量研究工作。例如，临床更加重视资料的科学性，不再局限于个案报道，许多前瞻性的临床研究已经开展，以及"辨病与辨证相结合"的治疗实践。

近几十年来的研究，人们逐渐认识到，传统生物医学模式中，对疾病认识的片面性及局限性，造成了医务工作者在防治疾病的过程中只注意疾病的生物因素方面，而忽视了许多重要的心理因素与社会因素的中介作用，一定程度上不利于防治疾病和提高人们的健康。生物、心理、社会三因素相互作用，相互影响，高度统一。生物医学模式逐步转化成系统论指导下的生物－心理－社会医学模式的过程，人们意识到不但要重视生物因素在疾病中的作用，而且开始重视不良的心理、行为以及社会因素对人类健康的影响与作用，从而能更全面、更有效地提高疾病的诊治水平，保障身心健康。生物－心理－社会医学模式就自然进入了人们的研究领域，包括在诊断上的病证结合、在治疗时的综合协调、在理论上的相互为用等。病证结合就是运用西医诊断方法确定病名，同时进行中医辨证，做出分型和分期，这样能够从两种不同的医学角度审视疾病，既重视病因和局部病理改变，又通盘考虑疾病过程中的整体反应及动态变化，并以此指导治疗。综合协调是指在治疗的不同环节根据中西医各自的理论特点优选各自的疗法，不是简单的中药加西药，而是有机配合、互相补充，这样往往能获得更好的疗效。理论上相互为用是根据不同需要，侧重以中医理论指导治疗，或侧重以西医理论指导治疗，或按中西医结合后形成的新理论指导治疗。

第二章　肿瘤的诊断 ▷▷▷

第一节　西医诊断

一、临床表现

机体因各种致瘤因素的作用导致自身器官或组织细胞在基因水平上失去对其生长的正常调控，从而导致组织细胞异常地增生与分化所形成的新生物，也就是肿瘤的形成。肿瘤的生长不受正常机体的生理调节，而是破坏正常组织与器官，在恶性肿瘤尤其明显。顾名思义，恶性肿瘤的恶性程度高，生长速度快，呈浸润性生长，易发生出血、坏死、溃疡等，并常有远处转移，容易造成人体消瘦、无力、贫血、食欲不振、发热以及严重的脏器功能受损等，最终造成患者死亡。恶性肿瘤的早发现、早诊断是肿瘤康复的关键因素。肿瘤的临床表现因其所在器官、部位以及发展程度的不同而不同，但在肿瘤早期常常无明显症状，或无特征性症状，而在患者出现典型症状或特征性症状时，肿瘤常已经进展至晚期。一般将恶性肿瘤的临床表现分为局部表现和全身表现两个方面。

（一）局部症状

1. 肿块

肿块是恶性肿瘤细胞增殖所形成的块状结构，肿块早期较小不易触及，当肿块进展至一定大小后，可用手在体表或深部触摸到。甲状腺、乳腺、淋巴结等浅表组织器官来源的恶性肿瘤可在皮下较浅部位触摸到。恶性肿瘤转移到淋巴结，可导致淋巴结肿大，位于浅表的肿大淋巴结也易触摸到，例如鼻咽癌或甲状腺癌转移至颈部的肿大淋巴结、乳腺癌转移至腋窝的肿大淋巴结、肺癌或胃癌转移至锁骨上的肿大淋巴结、恶性黑色素瘤转移至腹股沟或腋窝的肿大淋巴结。至于在身体较深部位的肝癌、胃癌、胰腺癌、肠癌等，则要用力按压才可触到。肺部等胸腔器官无法直接触摸到，但在 X 线片或 CT 上可以看到相应的肿块结构，或在锁骨上等部位触摸到转移的淋巴结肿块等。恶性肿瘤其肿块一般生长迅速，表面不平滑，与周围组织分界不清，不易推动，其质地软硬与其组织结构有关，一般恶性肿瘤肿块质地以较硬多见。

2. 疼痛

肿瘤呈膨胀性生长可压迫神经出现疼痛；肿瘤包膜张力一般较高，肿瘤破溃、感染等使末梢神经或神经干受刺激或压迫，可出现局部疼痛；肿瘤浸润神经组织、肿瘤自发性的破裂或穿孔、肿瘤病灶的扭转以及空腔脏器的梗阻也会出现疼痛。疼痛症状提示肿瘤患者多已进入中、晚期。疼痛症状一开始多为隐痛或钝痛，夜间明显，以后逐渐加重，变得难以忍受，昼夜不停，尤以夜间明显，一般止痛药效果差，严重影响生活质量。如肺癌患者会出现胸痛症状、肝癌患者右上腹部持续的隐痛不适、胃癌患者上腹部的疼痛、胰头癌患者腹部或背部的疼痛等。

3. 出血

恶性肿瘤内部血供情况及血管结构与正常组织不同，肿瘤组织的血管破裂会发生出血的情况；恶性肿瘤侵犯周边血管也会产生出血情况。常见的如鼻咽癌患者的涕中带血，肺癌患者可咯血或痰中带血，乳腺癌患者乳头的血性溢液，胃癌、食管癌患者会有呕血，结直肠癌患者出现的血便，泌尿系肿瘤患者可出现血尿，子宫内膜癌或子宫颈癌患者可有阴道流血或血性分泌物，肝癌破裂可引起腹腔内出血。

4. 溃疡

皮肤或黏膜局部受恶性肿瘤组织的影响，可因供血不足出现组织坏死或因继发感染而形成溃烂，从而在皮肤或空腔脏器的黏膜面形成溃疡。例如口腔黏膜癌患者口腔可出现病史较长、创面深大的溃疡，乳腺癌可在乳房表面形成火山口样或菜花样溃疡及分泌血性分泌物，胃癌、结肠癌形成的溃疡可通过消化道钡餐检查或内窥镜检查进行发现。

5. 压迫症状

随着肿瘤组织的生长，肿瘤肿块会逐渐增大，增大的肿块会压迫周边组织，引起相应的压迫症状。常见的压迫症状有以压迫肿瘤周边神经组织带来相应的神经症状，例如颅内肿瘤压迫视神经引起视力障碍、压迫面神经引起面瘫等；以及周边脏器引起的相应器官功能异常症状，如甲状腺肿瘤、纵隔肿瘤压迫气道，腹膜后肿瘤压迫血管或神经，盆腔肿瘤压迫膀胱或结直肠。

6. 梗阻症状

肿瘤组织迅速生长可造成空腔脏器的梗阻，梗阻部位的不同、器官的功能不同，会产生不同的梗阻症状。例如松果体肿瘤压迫中脑导水管和室间孔，导致脑脊液循环障碍，导致脑积水和颅内高压症状；肺部肿瘤可使呼吸道梗阻，可发生呼吸困难、肺不张；食管癌梗阻食管会发生进食困难；胆道系统的癌、胰头癌或壶腹癌等，可以阻塞胆总管而发生黄疸；膀胱癌阻塞尿道，出现排尿困难。总之，因肿瘤导致的梗阻部位不同而出现不同的症状。

7. 功能障碍

肿瘤浸润破坏其所在的器官组织可引起相应器官的结构发生变化，从而引起的相应器官功能出现程度不等的功能障碍。例如，视网膜母细胞瘤引起视力障碍、骨肉瘤侵犯骨骼导致病理性骨折、肝癌引起血浆白蛋白减少而致腹水等。肿瘤转移也可以出现相应的症状，如肺癌胸膜转移引起的癌性胸水。

（二）全身症状

1. 非特异性症状

早期恶性肿瘤多无明显全身症状，随着肿瘤的进展，可逐渐出现一些全身性症状。恶性肿瘤患者常见的非特异性全身症状有体重减轻、食欲不振、发热、贫血、乏力等，机体免疫力低下、易感染等，后期出现恶病质。恶病质常是恶性肿瘤晚期全身衰竭的表现，不同部位肿瘤，恶病质出现的早晚不一样，一般消化道肿瘤者可较早发生。

恶病质是特指晚期恶性肿瘤患者出现的极度消瘦、精神萎靡、体力虚衰等表现。原因主要有以下三个方面：恶性肿瘤本身是一种慢性消耗性疾病，由于肿瘤细胞异常而迅速地增殖，致使肿瘤患者对营养的需要比正常人要高，从而影响身体其他器官的功能；肿瘤本身产生的毒性物质引起患者胃肠道功能紊乱，而出现恶心、呕吐、发热、食欲下降、体重减轻等，也影响机体功能；肿瘤压迫或侵犯到邻近重要脏器，从而影响个体某组织器官的生理功能。

2. 特异性症状

某些部位的肿瘤可呈现相应的功能亢进或低下，继发全身性改变，如肾上腺嗜铬细胞瘤引起高血压、甲状旁腺腺瘤引起骨质改变等。

此外，一些原来不产生激素的组织所发生的肿瘤，特别是恶性肿瘤，具有产生和分泌异位激素或其他生理性物质的功能，在某些肿瘤患者中表现出内分泌紊乱的症状或体征，表现为皮肤、肌肉、骨关节、胃肠道等方面的异常。这些症状与体征统称为肿瘤伴随综合征（paraneoplastie syndrome），也叫副肿瘤综合征。凡有肿瘤伴随综合征的肿瘤，称为功能性肿瘤（functioningTumor），例如表现为肺性骨关节病、Cushing 综合征、Lambert–Eaton 综合征、异位 ADH 分泌综合征等。

恶性肿瘤的早期征兆难以发现，但又十分重要。

（1）八大警号　持续性声音嘶哑、干咳及吞咽困难；月经期不正常、大出血、月经期外出血；鼻、耳、膀胱或肠道不明原因的出血；不愈的伤口、不消的肿胀；原因不明的体重减轻；可触及硬结或硬变，例如乳房、皮肤及舌部发现的硬结；疣（赘瘤）或黑痣而有明显变化；持续性消化不正常。

（2）十大症状　身体任何部位的异常肿块，如乳腺、颈部或腹部的肿块，尤其是逐渐增大的肿块；身体任何部位，如舌头、颊黏膜、皮肤等处没有外伤而发生的溃疡，特别是经久不愈者；中年以上的妇女出现不规则阴道流血或分泌物，俗称白带增多；进食时胸骨后闷胀、灼痛、异物感或进行性加重的吞咽不顺；久治不愈的干咳或痰中带血；长期消化不良、消瘦、未查出明确原因者；大便习惯改变，或有血便；鼻塞、单侧头痛或伴有复视；黑痣突然增大或有破溃、出血，原有的毛发脱落；无痛性尿血，尤其是中老年人的无痛性血尿。

二、检查方法

（一）无创检查

1. 实验室检查

（1）常规检查　常规三项检查包括血、尿、粪常规检查。部分恶性肿瘤因失血、造血等因素可导致血红蛋白显著降低；白血病患者血相中部分血细胞检测结果显著异常，常见的有白细胞部分成分升高十倍至上百倍；泌尿系统肿瘤可出现无痛性肉眼血尿；多发性骨髓瘤尿中可出现 Bence Jones 蛋白（一种特殊的免疫球蛋白，加热至 40℃ ～ 60℃时有沉淀发生，温度升至 100℃时，沉淀消失，再冷时重现沉淀）；便血或大便潜血实验阳性考虑消化道肿瘤。这些检查属于临床常规检查，操作简单易行、费用低廉，其结果异常多非特异性变化，常需要进一步检查，但为临床提供了有价值的诊断线索。

（2）肿瘤标志物检测　肿瘤标志物是肿瘤细胞在发生过程中产生的一种或几种正常细胞所没有的或含量很低的"特异性"物质，或者是宿主细胞对肿瘤细胞入侵反应所产生的正常细胞成分，但在量或质上与正常细胞或良性疾病相比有显著差异。肿瘤标志物是筛查肿瘤的一种方便简易的方法，由于大多数肿瘤标志物同时存在于健康人、良性疾病患者和恶性肿瘤患者的循环血液中，而且浓度水平有较大的重叠，其特异性不足。体检筛查多选取一些特异性高的项目进行监测，如甲胎蛋白、癌胚抗原、前列腺特异抗原等项目。由于大多数肿瘤标志物的特异性和灵敏度尚不够高，难以准确区别恶性肿瘤和良性疾病。标志物浓度轻度升高，可能属于正常范围内的变异，也可见于非恶性疾病。因此，不能单纯依靠某一肿瘤标志物的测定来诊断肿瘤，某些肿瘤标志物的联合检测，可提高肿瘤诊断的特异性。用于临床诊断的肿瘤标志物有多种，一般可分为癌胚抗原类、酶类、激素类、糖蛋白类、癌基因类和细胞表面肿瘤抗原类等 6 大类。其中前 4 类为体液肿瘤标志物，后两类为细胞肿瘤标志物。

2. 影像学检查

（1）超声检查　超声波是频率大于 20000 赫兹的机械波，其于 20 世纪中叶开始应用于临床，超声成像具有安全、无创、便携、易用、实时成像并可重复检查等优势，早在 20 世纪末，超声检查占各类医学影像检查方式的比例已超过 1/4，且这一比例还在持续上升。超声检查是依据超声波的物理特性和人体器官组织声学特性，将二者相互作用后产生的声学信息接收、放大、处理，形成图形、曲线或其他数据，从而对人体组织器官的物理特性、形态结构与功能状态及病变做出诊断的非创伤性检查方法。超声成像方法及模式主要有二维灰阶成像、彩色多普勒血流成像、三维超声成像、超声弹性成像以及声学造影等。超声检查的优势显著，超声波发射、接收均通过一个超声探头完成，操作简单、方便，并可进行床旁检查，无电离损伤，且为实时、动态成像，可广泛应用于各类人群，包括孕妇（对胚胎无伤害）、婴幼儿，且可以短期反复多次检查；通过探头活动可得到各个方向的断面图像，可以对任意目标组织器官、任意角度重复进行超声探查。超声检查一般对软组织及液性成分效果较好，如腹盆腔内的肝脏、脾脏、胰腺、子宫、前列腺等实性脏器以及心血管系统、胆囊、膀胱等含有液体的结构；浅表软组织结构如涎腺、甲状腺、乳腺、肌肉肌腱、神经等结构，超声图像清晰，切面逼真，具有较好的目标区域断层图像信息。因含气体的脏器以及骨骼结构等的声特性阻抗相差较大，超声成像对这些结构的探查存在一定的局限性。此外，对腹腔深部脏器的分辨率低于 X 线计算机成像技术（CT）或核磁共振（MRI），对于较大的病变常无法显示全貌。另外超声检查具有实时性，诊断准确率对操作者主观判断能力、技术水平及熟练程度依赖性较大，一定程度上限制了其诊断效能。超声成像可以很好地展现肿瘤病灶的位置、数目、大小、形态、边缘、内部回声情况，与周围组织的毗邻关系等信息。彩色多普勒超声可以对肿瘤的血供进行大致的评价，并利用多普勒效应探测病灶或器官的血流参数，如血流的速度、搏动指数、阻力指数等。利用三维技术对肿瘤或胎儿结构进行三维重建，获得组织器官的任何超声切面图像进行立体评估，消除了绝大部分超声检查的死角，从而为临床提供更多的信息。利用弹性技术可以对肿瘤或组织的硬度信息进行评估，常用的有应力成像五分法、弹性应变率比值法或剪切波速度法等，体现目标组织的硬度信息，一般恶性肿瘤的硬度较大。声学造影是引入声学造影剂，利用造影剂与机体组织间较大的声阻抗差值，增加图像对比信息，利用超声造影估测肿瘤的血流灌注及时相变化等多种信息。超声检查可以很好地检出深部和浅表脏器的肿瘤，在国内各级别医院中均作为常规检查使用，也常用于体检普查工作。超声检查是消化系统、泌尿系统、生殖系统、心血管系统及浅表各种组织器官（如涎腺、乳腺、眼部、淋巴结等）肿瘤筛查的首选检查方法；在胸膜疾病、周围性肺癌、胃肠道肿瘤、肌肉骨骼肿瘤等也有应用。不同组织器官的肿瘤基本上都是以肿块的形态出现，具有一定的大小、形态、边界及内部结构、回声特征等，并且通过多种超声技术手段，还可以探查肿瘤的血供，如血供的血流参数、弹性超声检查肿瘤的硬度信息等。一般恶性肿瘤普遍的声像信息特征主要有肿块不规则，边界不清，部分有恶性晕环，有蟹足状或毛刺样改变，向周围浸润生长，内部以不均质低回声多见，可以有钙化（以沙砾样钙化多见），后方回声多衰减，多数恶性肿瘤有滋养血管，不同器官来源其血流阻力指数可不同，恶性肿瘤质地以较硬、偏硬多见。

（2）X 线检查　　包括透视、X 线摄影、钼靶摄影、造影检查及数字减影血管造影等。自 1895 年德国物理学家伦琴发现 X 线以来，在医学上应用了一百多年，现在仍不能完全被取代。X 线其实是一种电磁波，波长很短，主要特性包括穿透性、荧光效应、感光效应和电离效应。X 线检查就是利用射线的穿透性，被穿透的人体组织器官的密度和厚度存在差异，从而导致穿透后剩余的 X 线存在差别，经 X 线片、荧屏或显示屏显像，获得具有黑白对比、层次差异的 X 线影像。经过多年的发展，X 线摄影技术主要有以下几种。①透视：转动患者体位进行多方向观察，了解器官的动态变化，操作方便，费用低，可立即得出结论，但患者受射线照射时间长、剂量较多，并且缺乏客观记录，不便于复查对比，同时图像清晰度较差。②X 线摄影：即 X 线平片，传统 X 线成像是模拟成像，目前多用数字 X 线成像（digialradiography，DR），是将 X 线摄影或透视装置同电子计算机相结合，将模拟信息转换为数字信息，从而得到数字化图像的成像技术，其对比度及清晰度较好，可永久记录，患者所受射线照射的剂量也较透视少，为目前最常用的影像检查方法。③钼靶摄影：属于软 X 线摄影，用于检查软组织，特别是乳腺，对乳腺癌的诊断价值较大。④造影检查：将高密度或低密度的物质引入器官内或其周围间隙使之产生对比而显影，较常用的有上消化道钡餐、钡灌肠、子宫输卵管造影、血管造影、静脉尿路造影等。⑤数字减影血管造影（digital subtraction angiography，DSA）：利用计算机处理数字影像信息，消除骨骼和软组织影像，使血管显影清晰的成像技术，目前已得到普遍应用，例如在肝肿瘤的检查与栓塞治疗中作用巨大。X 线图像由自黑到白不同灰度的影像组成，属于灰阶成像，通过密度及其变化来反映人体组织结构的解剖和病理状态。人体组织结构由不同元素组成，根据单位体积内各元素量总和的大小而有不同的密度。物质的密度高、比重大，吸收的 X 线量多，穿透后的 X 线量少，故在图像上呈白影；物质的密度低、比重小，吸收的 X 线量少，在图像上呈黑影。图像上，所示影像密度的高、低主要与组织结构类型有关，与其厚度亦有一定关系。组织和器官发生病变时，X 线图像上可显示原有的密度发生改变，根据其黑、白变化形式，称之为密度减低或密度增高。X 线图像反映 X 线束穿透某部位时，其穿透路径上各个结构影像的叠加结果，叠加可使些组织结构或病灶的投影因累积增益而得到很好的显示，也可使一些组织或病灶被遮盖而较难或不能显示。因此，某些疾病的早期或病变很小，则可以没有异常 X 线表现，以致不能做出正确的诊断。尽管现代影像诊断技术如超声、CT 和 MRI 等不断发展，但并不能完全取代 X 线检查。X 线检查常规应用在胃肠道肿瘤、骨骼系统肿瘤、肺部肿瘤的检查中，乳腺肿瘤的钼靶检查也是对乳腺癌的首选方法，但对于中枢神经系统、肝胆胰和生殖系统等疾病的诊断，X 线检查的价值有限。

（3）计算机体层成像（computed tomography，CT）　本技术由英国工程师 Hounsfield 发明，结合 X 线束扫描和计算机技术，实现了数字化成像，是影像学发展史上的重大突破。其成像基本原理是利用 X 线束环绕扫描人体某一层面后，由探测器接收该层面各个方向上 X 线的衰减值，经数转换器转变为数字信号，传输给计算机处理得出该层面矩阵上各个一定厚度立方体（体素）的平均 X 线吸收系数值（CT 值），再经数 / 模转换器转换后显示为不同灰阶的黑白点（像素），并按相应矩阵排列重建出该层面的灰阶图像。CT 图像一般也是由自黑到白不同灰度的像素组成，属于灰度成像，并且也是通过密度及其变化来反映人体组织结构的解剖和病理状态。CT 图像是真正意义上的断层图像，显示的是人体某个断层的组织密度分布图，与断层解剖学相似度高。CT 图像具有图像清晰、较高的密度分辨力及空间分辨力，无周围解剖结构重叠的干扰，能辨别出普通 X 线无法分辨的密度差异较小的组织，特别是增强扫描，可增加病变组织与周围正常组织的密度差异，多排螺旋 CT 扫描可重建出三维立体结构图，这些都提高了病变或肿瘤的检出率和诊断的准确率。但 CT 检查所受到的 X 线照射剂量大，对人体有一定的生物学作用，要做好非检查部位的防护措施，对孕妇尤其是早期妊娠及婴幼儿应慎用。CT 增强扫描时需要注射含碘对比剂，对有碘过敏史、肾功能及心肺功能不全的患者应慎用。CT 检查技术主要应用于如下几个方面。①中枢神经系统：CT 对颅内肿瘤、颅脑外伤、缺血性脑梗死、脑出血、椎管内肿瘤以及椎间盘突出等疾病的诊断有较大价值。②头颈部疾病：CT 可用于眼及眼眶肿瘤、内耳及乳突病变、鼻腔与鼻窦肿瘤、鼻咽肿瘤、喉部肿瘤及甲状腺、涎腺肿瘤的定位和诊断。③胸部疾病：CT 可用于观察肺、纵隔、胸膜及胸壁、心脏及大动脉疾病等。对显示肺癌的内部结构，以及观察肺门、纵隔淋巴结情况以及纵隔肿瘤的准确定位方面有明显优势，特别是薄层高分辨力扫描可清晰显示肺间质结构及提高早期肺癌诊断的准确率。④腹部及盆腔：CT 检查可用于肝脏、胆道、胰腺、脾脏、肾脏、肾上腺、胃肠道、腹腔、腹膜后以及盆腔器官疾病的诊断，尤其是肿瘤、炎症及外伤等。对于确定病变位置、范围以及与邻近组织结构的关系，淋巴结有无肿大、胃肠道病变向腔外侵犯情况等具有重要价值。但胃肠道腔内病变的 CT 诊断应密切结合上消化道钡餐或钡灌肠检查，避免误诊、漏诊。⑤骨骼肌肉系统：CT 检查在显示骨骼微细结构、肿瘤的内部变化和侵犯范围以及肌肉软组织病变等方面较普通 X 线摄片有较大优势，对特殊部位、特殊类型骨折的诊断，CT 也有明显优势。但对于肌肉软组织和关节软骨损伤的显示不如 MRI。

（4）核磁共振成像技术　磁共振成像（magnetic resonance imaging，MRI）是利用人体内质子在强磁场中产生的核磁共振现象，借助电子计算机和图像重建技术发展起来的一种新型医学成像技术。由美国学者劳特布尔（Mansfield）成功应用于人体成像，成为医学发展史上的里程碑。MRI 与 X 线、CT 成像截然不同，不需要用到对人体有电离效应的 X 线，而是利用人体氢质子的原子核在磁场中受到射频脉冲的激励发生磁共振（magnetic resonance，MR）现象，产生 MR 信号，经信号采集及计算机处理获得图像的成像技术。人体各器官组织的氢质子含量不同，正常组织与病变组织内氢质子含量也不同，导致 MR 信号强度的差别。自然状态下人体内的氢质子杂乱无章地沿着自身的轴不断自旋，当处于外加的静磁场中时，自旋的氢核将沿着外加磁场方向不停地作陀螺样旋转（进动），此时再外加一个与其进动频率一致的射频（radiofrequency）脉冲时，氢质子就会产生共振，它吸收能量从低能级跃迁到高能级；当停止射频脉冲时，氢质子又会从高能状态降到低能状态，相位也恢复到激发前的状态，这个过程称弛豫，所用时间称弛豫时间，包括纵向弛豫时间和横向弛豫时间。将氢质子吸收的能量以电磁波的形式释放出来，将这种电磁波接收并利用计算机处理后即可形成 MR 图像。脉冲序列是指射频脉冲的组合方式，脉冲的高度和宽度、每次脉冲的时间间隔及组成方式决定了 MR 信号强度、图像的加权、质量以及显示病变的敏感性。常规磁共振检查最基本最常用的脉冲序列是自旋回波（SE）序列，SE 系列采用 90°和 180°脉冲组合，得到标准 T1W、T2W 图像，T1W 对解剖结构显示比较清楚，而病变组织在 T2W 对比更明显。脂肪抑制系列，采用特殊的脉冲序列可将图像上由脂肪形成的高信号抑制下去，使其信号强度降低，而非脂肪成分的高信号保持不变，从而消除脂肪组织对病灶的遮挡。水抑制序列，采用特殊脉冲序列将组织中的自由水的信号减弱，而结合水的信号被显示出来，从而更加突出异常区域的显示。MRI 图像也属于灰度图像，MRI 图像上的亮暗差别则代表着 MR 信号强度的不同。MR 属于多参数成像，一般而言组织信号强，其图像呈白影，称为高信号；组织信号弱，则其图像呈黑影，即低信号；中等信号强度组织呈灰影。由各种组织反映出的不同的信号强度变化，构成组织器官之间、正常组织和病理组织之间图像明暗的对比。MRI 参数多，同一种组织在不同序列、不同加权像的信号差别大，为临床提供了更多的图像信息。肿瘤组织来源不同、性质不同、发生位置不同，其 MR 显像也各不相同。一般情况下，肿瘤组织 T1W 多呈低或稍低信号（灰），也可为等信号；T2W 多呈高信号或稍高信号（白灰），也可为低信号或等信号（灰）；压水像一般呈高或稍高信号。恶性肿瘤可伴有坏死、囊变及出血，表现为混杂信号。磁共振成像可以用于病灶的定位和定性，无电离辐射、无损伤，功能成像可提供组织代谢和功能方面的信息，有良好的软组织分辨力，拥有多参数成像、任意方向成像等优点，目前已在临床广泛应用。特别对脑、脊髓解剖结构显示良好，对病变的显示比其他影像学检查更有优势。磁共振的分子成像是影像学诊断未来的发展方向，可以直接检测体内疾病的起因、发生、发展，可以实现肿瘤的早期诊断；也可以检测肿瘤的血管生成，对肿瘤治疗疗效进行评估，在疾病的各个方面均起到重要的作用。但 MR 对不含或少含氢质子的组织如骨骼、钙化灶等结构显示不佳；检查时间长，易产生伪影；禁忌证多，危重患者、幽闭症患者或带有心脏起搏器、金属瓣膜、金属假牙、义肢、残存弹片、避孕环等含有金属物质的患者应避免磁共振检查；另外 MR 设备昂贵，检查费用较高。

（5）核素显像　发射型计算机断层显像（emission computed tomography，ECT）这是 20 世纪 80 年代才发展的新的核医学影像技术。核素是指具有特定的质子数、中子数、质量数及核能态的一类原子；同位素是质子数相同、中子数不同的核素；同质异能素是指核内质子数、中子数相同，但处在不同核能态的一类核素。放射性核素自发地释放出一种或一种以上的射线并转变为另一种核素的过程称为核衰变，衰变可以产生 a、β 及 γ 射线，a、β 射线多用于治疗，γ 射线可用于显像。利用注入人体内的放射性药物经组织代谢后在不同组织器官及病灶内形成不同的药物分布，依靠放射性核素辐射出的射线（一般是 γ 射线），通过电子计算机辅助进行图像重建，从而诊断人体有无病变以及对病变进行定位、定性诊断，这种成像称为辐射成像。一般分为单光子发射型计算机断层扫描仪（single photon emission computed tomography，SPECT）、正电子发射型计算机断层扫描仪（Positron Emission Computed Tomography，PECT）。临床中应用较多的肿瘤显像采用不同的标记物引入体内，非特异性亲肿瘤显像标记物多选取 67Ga、201TI、99mTc-MIBI，特异性肿瘤显像主要有放射免疫显像（RⅡ）、基因显像、受体显像等。放射免疫显像（RⅡ）是将放射性核素标记的单克隆抗体注入人体，与肿瘤抗原结合，利用单光子发射型计算机断层扫描仪（SPECT）扫描，显示肿瘤的位置和大小及抗原表达、分布的方法。临床常用在甲状腺肿瘤、肾上腺肿瘤、肝肾肿瘤尤其是骨肿瘤的检查工作中。RⅡ除显示病灶进行疾病诊断外，目前更重要的是用于显示肿瘤细胞抗原靶点的表达与分布情况，筛选患者进行肿瘤的个体化靶向治疗。RⅡ应用较多的是 B 细胞难治性淋巴瘤、直肠癌、卵巢癌、肝癌、恶性黑色素瘤、胃癌和肺癌等。核医学显像不仅可以显示脏器或病变的解剖结构，同时提供其血流、功能、代谢，甚至是分子水平的化学信息。ECT 对疾病的早期诊断、确定治疗方案、检测疗效、判断预后等都有很大的实用价值，但因设备价格昂贵、肿瘤的定位不够精确及分辨力不够高、具有放射性核素辐射等缺点，国内普及度尚不高。目前，核医学仪器已与 CT、MRI 等共同组成医学图像成像技术，是功能影像学与形态影像学的优化组合，有利于病变的精确定位和准确定性，并使现代医学的影像诊断技术提高到一个新的阶段，已经成熟应用的是 PET-CT 组合，其在肿瘤诊断中的应用具有明显优势，能够进行肿瘤的良恶性鉴别，如头颈部肿瘤显像常表现为结节状或团块状高代谢病灶；能够进行肿瘤的临床分期，尤其适合用于淋巴瘤的分期，PET-CT 易于检出小于 1.0cm 的小淋巴结转移灶；疗效评价；监测肿瘤复发及转移；寻找原发灶。

(二) 有创检查

1. 介入诊断

肿瘤介入诊断是以现代医学影像设备为导向，利用介入方法对肿瘤进行诊断。通过经皮穿刺或生理性腔道进行肿瘤及肿瘤相关病变的诊断，属于有创诊断方法。在医学影像设备的导向下将介入器械准确送达肿瘤部位进行诊断，因而其定位准确；对某些肿瘤急症可迅速消除危险症状从而挽救患者的生命，或为其他治疗方法创造条件和机会；在影像导向下的精确定位、无创或微创的介入技术，因而并发症较少。

现今临床常用的引导影像方法有超声、X 线、CT 及 MRI 等，常用的以超声和 CT 为主。介入诊断的方法有经皮穿刺活检、经导管血管造影诊断等，可起到诊断与治疗脏器内小肿瘤的作用。

2. 内镜及腔镜诊断

内镜又称内窥镜，泛指经各种管道进入人体，以观察人体内部状况的医疗仪器，具有微创的优势。腔镜属于内镜的一种，一般为硬镜，广泛应用的有腹腔镜、胸腔镜检查和腔镜手术。临床上应用的电子内镜是在纤维内镜的基础上，在其目镜前端装置了微型图像传感器，同时又配备了电视信息处理中心、电视监视器、录像设备等。临床使用的内镜可分为以下几种。①消化系统内镜：包括胃镜、十二指肠镜、胆道镜、结肠镜、小肠镜和胶囊内镜等。②呼吸系统内镜：包括鼻内镜、喉镜、支气管镜、胸腔镜和纵隔镜等。③泌尿生殖系统内镜：包括宫腔镜、阴道镜、膀胱镜和输尿管镜等。④其他内镜：包括腹腔镜、关节镜、脑室镜、乳腺导管镜和血管镜等。

内镜检查的临床应用广泛，凡内镜能到达的腔道皆可应用内镜进行诊断或协助诊断，涉及多个器官系统。腹腔镜一般需要制造人工气腹，可以直视腹部脏器，对腹部肿瘤的定位、定性及分期有重要价值，并且可以直视下进行穿刺活检、切取活检、超声定位等。细胞吸取细胞检查（EUG- FNA）是在内镜超声的引导下，对食管、胃、十二指肠、大肠、胰腺、肺或纵隔等部位肿瘤及其周围病变行细针穿刺，抽取细胞用于病理学检查，确定病变性质的一种方法，具有较高的诊断准确性和安全性。胃镜，用来检查食管和胃及十二指肠的肿瘤；结肠镜，用来检查结肠和直肠的肿瘤；喉镜和支气管镜，用来检查上呼吸道和下呼吸道的肿瘤；腹腔镜，用来检查肝、脾和腹膜及盆腔的肿瘤，如卵巢癌等可疑的肿瘤；膀胱镜，可进行泌尿系统肿瘤的评估。

内镜、腔镜的检查对病变的部位范围、形态，诊断直观，一目了然，可直观地对肿瘤进行取材活检、刷片，进行细胞学和组织学检查，其准确率达 90% 以上；可以摄录像后仔细分析，亦可以随访对比观察；在内镜下造影，如胰胆管、输尿管造影，可更清晰诊断胆囊、肝脏、胰腺和泌尿系统的肿瘤；内镜血卟啉衍生物激光检测，因肿瘤有吸收血卟啉衍生物的生物功能，所以镜内经导入激光照射产生荧光，可帮助发现胃癌、膀胱癌、支气管癌等；超声内镜可借助内镜用特制的超声探头直接探测管腔肿瘤侵犯的深度，亦可通过管腔探测邻近器官，如胰腺、前列腺等肿瘤。

　　但内镜检查对患者来说有一定的痛苦，如操作人员技术不熟练或经验不足，可影响诊 断的准确率，有一定的禁忌证，如极端衰竭的患者、高龄患者、重度肺气肿等，离腔道较远的实质器官，内镜不能直观，很难加以诊断等。

3. 病理诊断

　　肿瘤病理诊断是将肉眼判断为病变位置的组织取材后，以福尔马林溶液固定，石蜡包埋制作成组织切片，经不同方法染色后用光学显微镜观察的过程，最常用的染色方法是苏木素 – 伊红（hematoxylin and eosin，HE）染色，这种传统方法是病理诊断最基本最常用的方法，通常送检的病理样本分为活检标本及手术标本。在日常临床工作中，患者门诊后需活检明确病变性质，即通过内窥镜钳取少量肿瘤组织，或用穿刺针吸取肿瘤成分，或局部切取少量瘤组织等送病理科进行常规病理学检查，该方法是迄今诊断肿瘤病理类型最可靠的方法。需要注意的是，由于随机抽样误差及肿瘤异质性的存在，不能简单地将活检 / 穿刺结果等同于实际病变的完整信息（手术标本病理结果）。某些情况下，活检 / 冰冻初诊出现可疑结果时还需要借助免疫组织化学检查来进行辅助判断，能够对肿瘤的最终病理诊断起着不可或缺的补充作用。另外，细胞学检查在发现早期肿瘤方面具有独特的作用，而且费用低廉，因而特别适合大规模人群的广泛筛查。

　　病理结论是对本次申请的组织样本进行评估的结果，从病变性质来看，可分为良性、交界性、恶性；从起源来看，恶性肿瘤还可分为癌、肉瘤、淋巴瘤、生殖细胞肿瘤等。良性肿瘤往往表现为生长缓慢、局限性且无侵犯、多数有完整包膜、分化成熟、不发生转移等特征；而恶性肿瘤则与之相反，通常都是迅速生长、易侵犯周围及发生远处转移、无包膜、肿瘤细胞呈现不同分化程度等，其中诊断恶性肿瘤最核心的证据是镜下见到血管、淋巴管、和 / 或淋巴结发生转移。一旦某个肿瘤被确定为恶性，就需要分级和分期。分级（Grade）是病理学对肿瘤细胞分化程度的评估，一般分成三级，Ⅰ级代表高分化，Ⅱ级代表中分化，Ⅲ级代表低分化；分级越高代表肿瘤分化程度越低，与正常组织对比差异越显著，预示着恶性程度越高，反之亦然。分期（Stage）则是临床、影像医师根据肿瘤的大小和播散范围来判断该肿瘤目前处于什么阶段，临床最常用的是国际抗癌联盟（UICC）与美国癌症联合委员会（AJCC）共同制定的 TNM 分期，T 代表肿瘤大小，依次用 T1 ～ T4 表示，Tis 代表原位癌；N 指区域淋巴结受累情况，无受累时为 N0，然后依次按 N1 ～ N3 表示受累范围的升级；M 指远处转移，通常指代其他脏器的受累情况，以 M0 和 M1 表示。

　　肿瘤治疗方案的选择通常需要参考病理报告，而实际工作中由于不同医疗单位客观差异的存在，病理报告中可能对相似病变采用不同的术语，例如胃肠镜活检病理报告中可见到轻、中、重度异型增生，也可以看到高、低级别上皮内瘤，两者在一定程度上存在交集，可以简单近似地理解为，轻、中度异型增生相当于低级别上皮内瘤；而重度异型增生及原位癌相当于高级别上皮内瘤。而某些病理术语在命名初期时可能并未充分认识病变性质，不能简单地从字面意思去理解，最常见的有"肉瘤""黑色素瘤""精原细胞瘤""骨髓瘤""淋巴瘤""原始神经外胚层瘤"等以"瘤"而非"癌"结尾的恶性肿瘤，而"类癌"也不等同于"癌"，"霍奇金病"也不是系统性疾病而是肿瘤……。因此，这就提醒临床或影像学医师对病理结果存在疑惑时，一定要及时和病理诊断医师充分沟通，以免做出错误决策。最后，需要强调的是病理学结论虽然是所有检查结果中最直接、最客观的，但并不能完全取代其他的检查结果，想要做出准确、全面的诊断，一定要注意将影像、临床、病理和必要的分子检测等检查相结合，进行综合分析，千万不能唯病理结论是诊断"金标准"，肿瘤患者的预后才是真正的"金标准"。

（三）免疫与遗传学检查

1. 免疫组织化学检测

近二十年来，临床病理诊断中最重要的进展是将传统的光镜形态学与免疫组织化学（immunohistochemicalstain，IHC）染色相结合，来辅助判断肿瘤的起源、性质、内在特点、受体表达及被激活通路、关键激酶和基因异常表达等，为精准治疗提供了客观依据。IHC作为基因检测的补充或替代，现广泛应用于疾病的病理诊断、预测预后及指导靶向用药等。其最重要的优势是可常规用于存档的石蜡样本，并可以在普通光学显微镜下将其着色模式与常规病理切片形态进行对比分析，大大减少了病理误诊的概率；并且可以避免分子检测时遇到的肿瘤细胞含量不足及非肿瘤组织干扰的问题；最后IHC检测相对来说价格低廉，对操作平台要求不高，在疾病诊治中占据重要的地位。

IHC的基本原理是抗原－抗体结合形成免疫复合物的反应，即针对不同种类细胞表面、细胞质、细胞核内各种功能迥异的蛋白质目标结构域（抗原表位区域）设计抗体，进行特异性结合，最后用特殊的显色剂或荧光染色剂将目标蛋白质显示为普通显微镜下可观察的结果。在病理诊断中，经常会遇到光镜下形态相近的肿瘤，此时就必须要借助免疫组化标记来辅助鉴别，如果上皮源性标记（AE1/AE3，EMA，CK7，CK20，CK5/6……）阳性，就更支持癌的诊断；如果间叶源性标记（Vim，S100，CD34，CD99，Desmin……）阳性，就更支持肉瘤的诊断；如果淋巴造血细胞标记（LCA，CD20，CD3，CD30，MPO，Lysozyme……）阳性，就更支持淋巴造血系统肿瘤的诊断。在某些病例中，尤其是活检组织肿瘤含量较少的病例中，单纯依靠形态学做出诊断较为困难，此时Ki-67着色百分比联合p53蛋白是否呈突变性表达，可以有效地帮助判断肿瘤的良恶性。最后，临床用药靶点的筛选也需要IHC验证，例如HER2表达为3+的乳腺癌/胃癌，可作为"赫赛汀"的用药指针，2+的病例则需要加做荧光原位杂交（FISH）进一步验证HER2基因的扩增状态；ALK（VENTANA）阳性的肺腺癌为克唑替尼、色瑞替尼、阿莱替尼、劳拉替尼的适用证；CD20弥漫阳性的淋巴瘤为美罗华的适用证。

当然，IHC除了上述的优点外，还存在一定的局限性，其最常见且最易产生困扰的缺点就是易出现非特异性背景着色，及组织薄片切面边缘的"腔缘效应"；还有一些抗体由于稀释度不够、制备工艺流程存在缺陷、需要特殊的修复条件等因素均会导致瘤体和间质均呈现无差异着色，使结果无法判断。而避免这种情况的最佳方案就是建立统一的标准化流程（SOP）和质控标准，每次实验中都添加必要的阴性和阳性对照片等。然而，这些保障措施在一些基层单位是很难实现的，故简单易行的办法就是送切片或石蜡样本至上级医疗单位会诊或重复实验。

2. 基因检测

随着肿瘤"精准诊断、精准治疗"时代的来临，分子遗传学检测作为必不可少的诊断工具，目前已广泛应用于临床，该方法以检测核酸或蛋白为核心，应用在肿瘤的预测、诊断、靶向治疗、疗效评价等，并可提供各种肿瘤特征性遗传学改变来提示预后和转归。目前技术较为成熟并得到广泛运用的为聚合酶链式反应（PCR）、荧光免疫原位杂交技术（FISH）、核型分析、流式细胞检测等；尚在逐步成熟阶段的主要有可覆盖全基因组大部分显性基因的二代测序技术（NGS）等，这些新技术的检测结果为肿瘤的精准诊治提供了坚实的循证医学基础。

早期出现的各种分子检测技术多采用新鲜组织作为样本（临床操作流程中很不方便），目前大多数已改为采用经中性福尔马林固定的石蜡包埋组织（FFPE）进行检测，仅少数项目仍需采用新鲜组织、外周血中的循环肿瘤细胞（Circling tumor cells，CTCs），或外周循环游离核酸分子（cfDNA）。肿瘤的分子检测主要分为诊断性、遗传性和治疗性三种类型。诊断性检测通常应用在病理诊断中，往往是经传统形态学初筛考虑为某些特殊的肉瘤或淋巴瘤的亚型，这些特殊亚型往往伴有特征性的基因片段易位性融合，产生病理性转录本，翻译生成致病性关键蛋白质，影响了细胞周期、能量代谢、关键调控通路等而导致肿瘤的发生，通过检测发现这种特征性融合基因即可作为确诊依据；遗传性检测则常运用于有家族遗传史的肿瘤患者中，如家族性乳腺癌/卵巢癌的 BRCA 基因的突变、多发性神经内分泌肿瘤综合征（MEN1，MEN2）的突变和杂合性缺失检测、家族性腺瘤病（FAP）易感家族成员、遗传性非息肉性大肠癌（HNPCC）的结直肠病变筛查——微卫星不稳定性（MSI）检测等；治疗性检测是现代"精准医学"的核心，随着越来越多针对特定关键基因和信号转导通路的关键酶的抗体和小分子化合物不断开发，基于肿瘤分子检测的个体化治疗方案不断成熟，可以预见在不久的将来，在相当一部分类型的肿瘤治疗中，精准靶向治疗可能会彻底取代传统化放疗这些具有明显损伤的治疗手段。当前，临床实践中应用最广泛的靶向治疗有乳腺癌/胃癌中 HER2 高拷贝数亚型、胃肠道间质肿瘤（GIST）中 C-kit 或 PDGFRA 突变亚型、肺腺癌中 EGFR 突变、ROS-1 或 ALK 融合亚型等，都离不开精准的分子检测。

3. 基因诊断

基因诊断是利用分子生物学技术，检测体内 DNA 或 RNA 结构或表达水平变化，从而对疾病做出诊断的方法。随着近 20 年来基因检测技术的飞速进展和肿瘤发生发展机制研究的不断深入，靶向治疗药物如雨后春笋般不断涌现。对肿瘤进行基因组层面的全面检测分析，根据检测结果制定每个患者的精准治疗方案变得越来越重要。区分肿瘤个体的异质性、界定靶向治疗的获益人群、预测同病种不同亚型的进展与转归等问题，都是临床诊治能否取得疗效的关键所在，而获得所有这些重要信息的基础就是基因诊断。基因诊断的特点包括：特异性强；具有信号放大作用，灵敏度高；可用于健康人群的筛选，应用广泛；取样便捷，不受个体差异性限制。

核酸分子杂交是基因诊断最基本的方法之一，其基本原理是，互补的 DNA 单链能够在一定条件下结合成双链，即能够进行杂交。这种结合是特异的，严格按照碱基互补的原则进行，且不仅能在 DNA 和 DNA 之间进行，也能在 DNA 和 RNA 之间进行。因此，当用一段已知基因的核酸序列制做出探针，与变性后的单链基因组 DNA 充分接触，如果两者的碱基能互补地结合成双链，就表明被测基因组 DNA 中含有已知的基因序列。具体方法有斑点印迹杂交（Southern/Northern 印迹法）、原位杂交（FISH/CISH 及 EBER 等）、等位基因特异性寡核苷酸杂交（PCR–ASO）、基因芯片技术（NGS）等。这些技术涉及的基本要素有几个方面。①基因探针：就是一段与目的基因或 DNA 互补的特异核苷酸序列。②限制性核酸内切酶：又简称限制酶或内切酶，能特异地识别和切割对应的核苷酸序列，将双链 DNA 切成较小的片段，被酶切后目的基因可能完整地或部分地保存于某一 DNA 片段上，并被分离出来。③限制性片段长度多态性：一个人的两套单倍体 DNA 是不完全相同的，一般每 100～500 个碱基对就有一个不相同，根据这种特性就能设计特异性较高的探针。近年来，二代测序（高通量测序，NGS）不断应用于肿瘤基因组的精准检测之中，该方法能对所有诊断性、治疗性、预测性基因进行全面覆盖，一次检测可获得大量有效信息，对每位患者的肿瘤突变进化、耐药及药敏位点的确定、预后等都能做出有效预测，有望成为未来主要的基因诊断工具。

简单介绍一下基因治疗，因为其技术基础与基因诊断类似，即利用上面提到的技术，将能产生特殊生物功能的基因片段接入宿主细胞或肿瘤细胞的基因组，达到治疗的目的。对肿瘤细胞的基因修饰是为了抑制其生长、诱导其消退或对药物敏感、增强其免疫原性等；而对宿主细胞的改造主要为了降低药物导致的骨髓毒性反应、激活自身的抗肿瘤免疫应答等，最终达到治疗肿瘤的目的。

第二节　中医诊断

经过数千年的临床实践，中医学对肿瘤的认知积累了许多宝贵的经验，是祖国医学宝库中的重要组成部分，至今仍在有效地指导着抗癌实践。

早在公元前 16 世纪至 11 世纪，殷商时代的殷墟甲骨文中已有关于"瘤"的命名。许多经典医书对肿瘤也做了详细介绍。比如《诸病源候论·瘤候》中曰："瘤者，皮肉中忽肿起，初如梅李大渐长大，不痛不痒，又不结强，言留结不散，谓之为瘤。"《诸病源候论·石痈候》："其肿结确实，至牢有根，核皮相亲，不甚热，微痛……硬如石，故谓之石痈也。"上述描述与恶性肿瘤中的乳腺癌的浸润固定、粘连及"橘皮样变"极为相似。明代陈实功所著《外科正宗》对"乳癌"的描述更为确切，"初若豆大，渐若棋子，半年一年，二载三载，不疼不痒，渐渐而大，始生疼痛，痛则无解。日后肿如堆粟，或如覆碗，紫色气秽，渐渐溃烂，深者如岩穴，凸者若泛莲，疼痛连心，出血作臭，其时五脏俱衰，四大不救，名曰乳岩"，将乳癌的发生发展直至晚期全身转移、预后均叙述详尽。《黄帝内经》散在记载了肠覃、石瘕、积聚、痞气等疾病的成因，《金匮要略》对肿瘤的记载更加详尽具体，至宋代，对肿瘤的成因及命名更加具体，对肿瘤的认识更趋成熟。因此，纵观历代医家对肿瘤的描述，认为肿瘤是以脏器组织发生异常增生为其基本特征，临床表现主要为肿块逐渐增大，表面高低不平，质地坚硬，时有疼痛，破溃出血。

与此同时，中医学认为肿瘤并不是局限性疾病，是一类病而非一种病。肿瘤患者多为老年人，常伴见纳差、四肢乏力、日渐消瘦等显而易见的症状，以及气机逆乱、正气内虚、脏器功能失调、气血津液失和、痰湿及邪毒蕴积等整体变化，最终导致阴阳失调，终致阴阳不能维系而死亡。由此可见，古代医家对肿瘤已有相当认识，对各种肿瘤都进行了较为细致的临床观察，积累了较为丰富的经验。

辨证是中医诊疗的基础，在收集四诊所得病情资料的基础上，对疾病进行辨证诊断是中医学独特的内容，中医的辨证方法包括八纲辨证、气血辨证、脏腑辨证、经络辨证、三焦辨证等，本章重点介绍前三种辨证方法。

一、八纲辨证

八纲，指表、里、寒、热、虚、实、阴、阳八个纲领。根据四诊所得病情资料，运用八纲进行综合分析，辨别疾病当前病变部位的深浅，病情性质的寒热，邪正斗争的盛衰，病证的阴阳，作为辨证纲领的方法，是为八纲辨证。在诊断过程中可以起到执简驭繁、提纲挈领的作用。

（一）阴阳辨证

阴阳是八纲辨证的总纲。阴阳辨证在临床辨证诊断上有着重要的意义，正如《黄帝内经》所言"善诊者，察色按脉，先别阴阳"。

1. 阴证

凡符合"阴"的一般属性的证候，称为阴证。如里证、寒证、虚证等可归为阴证的范围。临床可见面色暗淡，精神萎靡，身重蜷卧，形寒肢冷，倦怠无力，语声低怯，纳差，口淡不渴，大便溏稀，小便清长，舌淡胖嫩，脉沉迟或弱或细涩。

2. 阳证

凡符合"阳"的一般属性的证候，称为阳证。如表证、热证、实证等可归为阳证的范围。临床可见面色偏红，发热，肌肤灼热，心烦，躁动不安，语声粗浊或骂詈无常，呼吸气粗，喘促痰鸣，口干渴饮，大便秘结，小便短赤，舌质红绛，苔黄黑生芒刺，脉浮数洪大、滑实。

（二）虚实辨证

虚实是辨别正气强弱和邪气盛衰的纲目，为确定采用补虚扶正或泻实祛邪的治法提供依据。辨别虚实主要从患者的体质、病理、脉象、舌象等几个方面进行识别。

1. 虚证

肿瘤中晚期，或老年久病，或素体虚弱者，常见虚证表现。通常有气虚、血虚、阴虚、阳虚之不同而临床症状稍有差异。临床表现为面色苍白或萎黄无华、精神萎靡、气弱懒言、食少便溏、自汗盗汗、舌淡嫩、脉无力等。

2. 实证

肿瘤早、中期，或青壮年，或素体较好者，多表现为实证，通常有气滞、血瘀、实热、寒凝等不同而临床症状各有差异。临床表现为高热、口渴、烦躁、便秘、腹痛而满，舌质苍老、苔黄干燥，脉有力等。

3. 虚实夹杂证

同一患者，同时存在着正虚与邪实两个方面的病变，即为虚实夹杂。临床需注意有虚证夹实和实证夹虚之不同。

此外，还需注意虚实转化及虚实真假等情况。

（三）表里辨证

表里是辨别病变位置、趋势的纲目，辨表里应该根据起病缓急、病情轻重、病程长短等，加以综合判断。

1. 表证

临床上可见恶寒与发热同时并见，头身痛，鼻塞流涕，苔薄白，脉浮。由于病邪性质不同，或人体正气差异，表证有表寒、表热、表虚、表实之分。如恶寒重，发热轻，无汗，头痛，项背强痛，苔薄白，脉浮紧为表寒；如恶寒轻，发热重，多有汗，头痛，口渴，舌尖红，脉浮数为表热；如自汗，汗出恶风为表虚；如无汗为表实。

2. 里证

临床上以发热或潮热、烦躁口渴、便秘腹痛或呕吐、泄泻等多脏腑的证候表现为特点。肿瘤多为里证，不仅有寒热虚实之分，而且交错出现，极为复杂。辨证时有里寒、里热、里虚、里实及虚实错杂、寒热错杂等，当细审。一般而言，肿瘤伴有肢冷不温，恶寒喜热，腹痛便溏，小便清长，苔白，脉迟沉为里寒证；如壮热口渴，目赤唇红，烦热不宁，小便黄赤，舌红苔黄，脉沉数为里热证；如气弱懒言，食减倦怠，头昏心悸，舌胖苔白，脉沉弱为里虚证；如壮热气粗，大便秘结为里实证。

3. 表里同病

临床表现既有表证又有里证时，则为表里同病。

（四）寒热辨证

寒热是辨别病证属性的纲目。辨明寒热是指导临床用寒凉药或温热药的依据，辨寒热主要是根据患者口渴与否、二便情况、四肢冷热、舌质舌苔以及脉象等进行识别。

1. 寒证

临床表现为怕冷，四肢不温，口不渴或喜热饮，小便清长，舌质淡，苔白，脉沉细。寒证虽有实寒与虚寒之分，但肿瘤病寒证多为内伤久病，阳气耗伤；或年老肾虚，素有阳气不足所致之虚寒证。一般表现为四肢怕冷或不温、气短便稀或泄泻、食少、口淡、舌淡、脉沉迟无力等。

2. 热证

临床表现为发热面红、渴喜冷饮、烦躁不安、尿少色黄、便结、舌红苔黄、脉数等。肿瘤热证常有实热与虚热之分，实热常由热毒内蕴，或湿热交杂，或病久化热等所引起，其临床表现因病情而异。虚热常见于肿瘤后期，久病阴津耗损，或放疗后，热伤津液所致。一般为肺胃阴虚或肝肾阴虚证之临床表现。

3. 寒热错杂证

临床既有热证证候，又有寒证证候，称为寒热错杂。一般可见上热下寒、上寒下热之上下寒热错杂或表寒里热、表热里寒之表里寒热错杂的临床表现。

此外，还有寒热转化，或寒热真假等情况，辨证时应详察诸症，辨别寒热之证。

二、脏腑辨证

脏腑辨证，是在认识脏腑生理功能、病理特点的基础上，将四诊收集到的病情资料进行综合分析，从而判断疾病的脏腑部位及病性的一种辨证方法。

肿瘤累及各脏腑，常表现出气血阴阳的亏虚，临床常见的证型有心阴虚、心阳虚、肺气虚、肺阴虚、脾气虚、脾阳虚、肝阴虚、肝血虚、肾气虚、肾阴虚、肾阳虚、脾肾阳虚等。

（一）心阳虚

心阳虚是指由于肿瘤久病不愈、年老体弱等原因，引起自汗、面色发白、舌淡苔白、脉象虚弱或数而无力，也有可能出现结脉或代脉等症状；心阳虚还会出现心痛、面色发白或晦暗、周身畏寒、手足发冷、舌淡且胖、苔白而滑、脉象微细等症状；心阳暴脱可伴有呼吸细微、手足冰凉、面色苍白、嘴唇发青发紫、冷汗淋漓、神志不清，甚至昏迷等症状。

（二）心阴虚

心阴虚是指由于肿瘤久病不愈，过于劳心，情绪郁结，气火内郁，暗耗阴血，或失血过量，使心阴受损而表现出的证候。其症状为失眠，多梦，心慌，面色发白或发黄，唇舌、爪甲等淡白，健忘，头晕，脉象微弱无力，伴有颧红、盗汗、烦躁、五心烦热、午后潮热、舌红、舌上少津、脉细数等症状。

（三）肝血虚、肝阴虚

肝血虚、肝阴虚是指由于久病不愈、失血过多、脾胃虚弱、情志郁结等，使肝脏血液不足，阴液亏少表现出的证候。其症状有头晕眼花、耳鸣、视物昏花甚至夜盲等；肝血虚伴有多梦、视力减退、脸色发白且无光、指甲发暗无光、舌色淡、舌苔白、脉细等，有的患者还会出现全身麻木、关节运动不便、手足颤动、肌肉抽搐跳动，女子伴有月经颜色变淡、经量减少甚至闭经等症状；肝阴虚伴有耳鸣如蝉、口渴咽干、双眼干涩、面部烘热或颧红、盗汗、潮热、五心烦热、手足颤动加剧、胁肋灼热疼痛、舌红少津、脉象细数且弦等症状。

（四）脾气虚、脾阳虚、脾虚气陷、脾不统血

脾气虚、脾阳虚、脾虚气陷、脾不统血是指由于饮食不当、过度劳倦、久病不愈或肾阳虚等，使脾气亏少或下陷，甚至不能统摄血液而表现出的证候。其症状有脸色萎黄或㿠白、倦怠乏力、少气懒言、食欲不振、腹部发胀，且进食后胀感加剧、大便稀薄不成形、舌淡苔白等；脾气虚伴有身体消瘦或水肿、脉象缓弱等症状；脾阳虚伴有手足发冷、口淡不渴、身体困重或水肿、小便短少、女子白带清稀量多、舌淡胖或有齿痕、舌苔白滑、脉象沉迟无力等症状；脾虚气陷伴有腹部如有重物般坠胀、常有便意、肛门重坠甚至脱肛、子宫下垂、小便混浊、脉象虚弱等症状；脾不统血伴有鼻出血、牙龈出血、皮下出血、便血尿血等症状，女子常有月经量过多，甚至崩漏等症状，脉象细弱无力。

（五）肺气虚

肺气虚是指由于久咳不愈或脾虚，使肺的功能降低而表现出的证候。其主要症状有全身乏力、精神疲倦、咳嗽气短、声音低微、痰清且稀、怕风、自汗、易感冒、面色白、舌淡、苔白、脉象虚弱等。

（六）肺阴虚

肺阴虚是指由于久咳不愈、痨虫伤肺、燥热侵肺或热病后期等，使肺津减少、肺生虚热而表现出的证候。其症状有身形消瘦、颧红、盗汗、声音嘶哑、口渴咽燥、干咳无痰或少痰，且痰质黏稠、难以咳出，甚至咳出血痰、五心烦热、午后身体潮热、舌红少津、脉象细数等。

（七）肾阳虚

肾阳虚是指由于久病不愈、年老肾虚、身体虚弱、房事过度等，使肾脏阳气虚弱而表现出的证候。其症状有头晕眼花、全身无力、精神疲倦、面色苍白或发黑、腰膝酸软、畏寒肢冷、舌淡苔白、脉象沉细虚弱等。此外，有的患者还伴有五更泻、完谷不化，或小便清长且次数频繁、夜尿频多、腹部胀满、咳喘心慌等症状；男子会出现精冷、阳痿、早泄等症状；女子则伴有性欲下降、宫寒，甚至不孕等症状。

（八）肾阴虚

肾阴虚是指由于先天不足、久病不愈、饮食过温过燥、房事过度等，使肾脏阴液亏

少而表现出的证候。其症状有头晕眼花、牙齿松动、头发脱落、健忘、失眠、盗汗、潮热、小便发黄、大便干燥、身形消瘦、五心烦热、口干咽燥、颧红、舌红少津、苔少或无苔、脉象细数等；男子伴有遗精、早泄等症状；女子则伴有月经量少甚至闭经，或崩漏等症状。

（九）胃阴虚

胃阴虚是指由于胃病长久不愈，使胃内阴液亏少而表现出的证候。其症状有口干咽燥、胃部隐痛或灼痛、饥不欲食、小便短少、大便干燥秘结、舌红少津、脉细数，有的患者则出现呃逆干呕、胃脘不适等症状。

（十）小肠实热

小肠实热是指由于心热下移，使里热炽盛于小肠之内所表现出的证候。其症状有口渴、心烦、失眠不寐、口舌生疮、尿灼痛、小便涩且赤甚至尿中带血、舌红苔黄、脉数等。

（十一）大肠津亏

大肠津亏是指由于久病不愈、身体虚弱、热病后期、大量失血等，使大肠内津液亏少而表现出的证候。其症状有口渴咽干，大便干燥秘结、不易排出，舌红津少，脉象细涩等。

（十二）胆郁痰扰

胆郁痰扰是指由于情绪郁结，使痰热扰乱心胆而表现出的证候。其症状有头晕、眼花、耳鸣、口苦呕恶、胸胁闷胀、惊悸不寐、烦躁、胆怯、易受惊吓、喜太息、舌红、苔黄腻、脉弦滑等。

（十三）膀胱湿热

膀胱湿热是指由于饮食不当或外感湿热之邪，使膀胱内湿热郁结而表现出的证候。其症状有小腹闷胀、尿道灼痛、尿频尿急、小便短黄或浑浊、舌红、苔黄腻、脉滑数等；有的患者还伴有尿中带血，或尿中有砂石，或出现发热、腰部胀痛等症状。

三、气血津液辨证

气血津液辨证，是指用中医气血津液相关理论，来分析气、血、津液发生的病变，从而确定其证候的一种辨证方法。由于气血津液的病变，往往与脏腑有密切的联系，因此在运用气血津液辨证时，应当结合脏腑辨证来进行。

（一）气病辨证

气病在临床上非常多见，但最常见的主要有气虚证、气陷证、气脱证、气滞证、气逆证以及气闭证等。

1. 气虚证

气虚证是指由于先天不足、后天失调、久病不愈、过度劳累、年老体弱等原因，导致元气不足或脏腑组织功能减退，表现为虚弱的证候。心、肺、脾、胃、肾等都会单独或同时发生气虚证。本证一般会出现少气懒言、头晕眼花、自汗、全身乏力、精神疲惫、舌淡苔白、脉虚无力等症状。

2. 气陷证

气陷证又称脾虚气陷证或中气下陷证，是指由于气虚无力上升，反而下降，从而使内脏位置下垂，表现为虚弱的证候。其症状有疲倦少气、头晕眼花、长期泄泻、腹胀腹坠、胃下垂、子宫脱垂、脱肛、舌淡苔白、脉弱等。

3. 气脱证

气脱证是指气虚证严重时，引发的一种危重证候。其症状有面色苍白、呼吸微弱、汗出不止、大小便失禁、突然晕倒、脉微欲绝或浮大无根等。

4. 气滞证

气滞证是指由于病邪内阻、情志郁结、饮食失当、感受外邪、阳气虚弱、阴寒凝滞等原因，导致气机阻滞，无法顺畅运行而表现出的证候。其症状有胀痛、闷痛、脉弦等，且情绪郁结时症状加重，矢气、嗳气后疼痛缓解。

5. 气逆证

气逆证是指由于感受外邪、痰浊阻滞、食积于胃以及过度发怒等原因，使气机升降失常反逆向上而表现的证候。常见的气逆证有肺气上逆、肝气上逆、胃气上逆等。肺气上逆会出现咳嗽、喘息等症状；胃气上逆会出现嗳气、呃逆、恶心、呕吐等症状；肝气上逆会出现头痛头晕、呕血、昏厥等症状。

6. 气闭证

气闭证是指由于外感邪气、惊风或七情过度，而使体内气机阻塞不通而表现的证候。其症状有呼吸气粗、牙关紧闭、两手紧握、大小便不通、神志模糊、突然晕倒、脉象弦数，或滑数有力，或深伏难见等。

（二）血病辨证

血病是指由于外邪入侵，脏腑功能失调引发的证候。常见的血病证候一般有血虚证、血瘀证、血热证和血寒证等。

1. 血虚证

血虚证是指由于失血过多、营养不良、胃肠功能减退、肠内有寄生虫、大病久病、思虑过度、瘀血阻塞脉络等原因，使血液亏虚，脏腑失养，而表现为全身虚弱的证候。其症状有头晕眼花、失眠心慌、手足发麻、面色㿠白或萎黄、唇色淡白、爪甲苍白、舌淡苔白、脉细无力等；女子还会出现月经推迟或闭经、经血色淡量少等症状。

2. 血瘀证

血瘀证是指由于气滞、气虚、血寒，而使血脉瘀滞，或是由于血热或湿热、痰火阻遏经脉，或是外伤等原因，使体内瘀血阻滞而引发的证候。其症状为血瘀处疼痛如刀割针刺，且按之疼痛加重，夜间疼痛剧烈，面色黧黑，嘴唇、指甲等发暗发紫，皮下有紫斑，体表有青紫色肿块或腹内有硬块，出血时血流不止且夹有血块、颜色紫暗，腹部青筋外露，腿部青筋胀痛，舌色发紫或有瘀斑瘀点，脉象细涩；此外，女子还会出现痛经、闭经等症状。

3. 血热证

血热证是指由于情志郁结、过度嗜酒、过食辛辣、过于恼怒或房事过度等原因，使脏腑内血热炽盛而表现出的证候。其症状为咯血、呕血、鼻衄、尿血等，以及舌色红绛、口渴心烦、脉弦数有力等症状。

4. 血寒证

血寒证是指由于感受寒邪，使体内局部脉络寒凝血瘀，而表现出的证候。其症状为肤色紫暗、全身发冷、手足冷凉、喜暖恶寒、小腹冷痛、暖时痛减、舌色淡而暗、舌苔白、脉沉迟而涩等；此外，女子会出现月经推迟、经血紫暗夹带血块等症状。

（三）气血同病辨证

气血同病是指由于气血之间相互影响，使得气血同时发生病变。常见的气血同病为气滞血瘀、气虚血瘀、气血两虚、气不摄血、气随血脱等。

1. 气滞血瘀证

气滞血瘀证是指外邪入侵、情志抑郁或跌仆外伤等原因，使气机阻滞并导致血液瘀积所表现出的证候。其症状为急躁易怒、胸胀胸闷、放射疼痛、胁下有痞块、刺痛拒按、舌色紫暗或有紫斑、脉涩等；此外，女子会出现痛经或闭经、经血紫暗夹带血块等症状。

2. 气虚血瘀证

气虚血瘀证是指由于久病不愈、年老体弱等原因，使气虚无力运血，从而导致血瘀所表现出的证候。其症状为脸色晦暗或发白，少气懒言，全身疲倦，胸胁处常有刺痛，且痛处拒按，舌色淡暗或有紫斑，脉沉涩。

3. 气血两虚证

气血两虚证是指由于先天不足、后天失养、劳倦过度、饮食失调、失血过多、久病不愈等原因，使体内气虚不能生血或血虚不能化气，从而导致身体同时气虚、血虚。其症状为身形消瘦、面色发白或萎黄、嘴唇及指趾甲淡白、头晕眼花、失眠心慌、自汗、全身无力、少气懒言、舌质淡嫩、脉细弱等。

4. 气不摄血证

气不摄血证是指由于久病不愈、慢性失血等原因，使气虚过度不能统摄血液，出现的失血证候。其症状为全身疲倦、手足乏力、面色淡白无华、呼吸气短、呕血、便血、皮肤下有瘀斑、舌色发淡、脉细弱等；女子会出现月经过多或崩漏等症状。

5. 气随血脱证

气随血脱证是指由于肝、肺和胃等内脏因宿疾而突然大出血，或是由于外伤、妇女分娩引起大出血，从而引发气脱的证候。其症状为脸色苍白、全身大汗、手足厥冷、昏厥、舌淡、脉象浮大而散或细弱欲绝等。

（四）津液辨证

津液是指人体内正常的水液。常见的津液病证主要是津液不足证和水液停聚证。津液不足证，是指由于饮食过少、久病后长期食少、脾胃虚弱、出汗过多、吐泻过度、热盛耗伤津液等原因，使体内津液减少，导致全身或部分器官润养不足而发生的一种内燥证候。其症状有嘴唇干裂、口干咽燥、皮肤枯槁干燥、口渴欲饮、眼窝深陷、小便色黄且短少、大便干燥秘结、舌红、脉象细数等。水液停聚证根据水液特点又可分为痰证、饮证、水肿等。

1. 痰证

痰证是由于脏腑功能失调，使水液代谢发生障碍，从而使黏稠的水液停滞在体内而引起的病证。其症状有头晕眼花、胸闷、恶心、呕吐痰涎、不欲饮食、咳喘、咳痰、喉中痰鸣、手足麻木、半身不遂、神志癫狂、皮下结节、喉中似有异物、苔黄腻或白腻、脉滑等。

2. 饮证

饮证是指由于外邪入侵、饮食不慎等原因，使脏腑功能衰退，从而使清稀的水饮停留在体内而引发的病证。饮证又可分为三种，即饮停于肺证、饮停肠胃证和饮停胸胁证。饮停于肺证有胸闷气短、心慌、双足水肿、气喘、咳嗽、痰液较多且色白清稀、喉中痰鸣、倚息而不能平卧、舌淡、苔白而滑等。饮停肠胃证的症状有头晕眼花、呕吐清水、腹胀胀满、肠胃中有水声、口淡不渴、舌苔白滑、脉象沉滑等。饮停胸胁证的症状有呼吸气短、头晕眼花、胸胀胸闷且疼痛，而且呼吸、咳喘及身体转侧时疼痛加剧。

3. 水肿

水肿是指由于水液停聚体内，而引起面部、胸腹、手足甚至全身水肿的证候，水肿又可分为阳水和阴水。阳水，是指由于外感风邪或水湿浸淫等原因引起的实热性质的水肿，其症状表现为头面先水肿，然后全身水肿，来势迅猛，皮肤薄且光亮，小便短赤，恶风恶寒，发热，苔薄白，脉浮紧，或咽喉肿痛，舌红，脉浮数的风水相搏证；或表现为全身困倦，身体沉重，小便短小，胸闷，恶心欲吐，食欲减少，舌苔白腻，脉沉的湿邪困脾证。阴水，是指由于久病体弱、过于劳倦、房事过度等原因引起的水肿，其症状为面色发白，全身尤其是双腿水肿，腹胀腹闷，食欲缺乏，身体困倦，精神疲惫，小便短少，大便不成形，舌淡而苔白滑，脉沉；病情严重的还会出现面色晦暗，畏寒肢冷，腰膝酸软，舌淡胖而苔白滑，脉象沉迟无力。

第三章　西医康复与治疗技术 ▷▷▷▷

第一节　内镜介入

一、概述

内镜是一种可以通过人体的自然腔道或者有创腔道进行诊断检测和治疗的光学仪器。目前在临床上应用的内镜有电子胃镜、结肠镜、食管镜、支气管镜、宫腔镜、膀胱镜、小肠镜、胆道镜等。早期，内镜仅仅是一种检查手段，随着内镜的不断发展和医学科技的进步，内镜已进入了诊断和治疗相结合的新阶段。

内镜技术是为了达到明确诊断、治愈疾病或缓解临床症状的目的，利用人体自然腔道或人工建立的腔道，在内镜直视下，或借助 X 线或 B 超的辅助，对病灶进行查看、止血、切除，以及开展清除结石、管道引流或恢复再通等手术。内镜技术能够有效地解决一些内科保守治疗无效的临床问题，如急性食管胃底静脉破裂出血、急性胃溃疡出血等；可以简化复杂而危险的治疗方案甚至替代某些外科手术，如急性化脓性胆管炎、肝内胆管结石等。它在明确诊断的同时进行治疗，具有简单、安全、创伤小、恢复快、死亡率低和费用低等特点，被广大患者，特别是急诊、危重、高龄多病者所优先选择。内镜技术对于良性疾病具有治愈性作用，对于恶性肿瘤患者可以有效地解除或减少痛苦，提高患者生存期间的生活质量。

内镜技术的基本操作技术包括以下几种。

1. 注射术

注射术是在内镜直视下，使用内镜注射针，对病灶穿刺注射药物以达到止血、托起病灶、使肿瘤坏死等目的，临床上常应用于消化道出血、良性肿瘤切除等。

2. 钳夹术

钳夹术是在内镜直视下，使用内镜止血夹，对出血点、息肉基底部或损伤的黏膜边缘钳夹，达到止血、预防出血或闭合创面等目的。

3. 切除术

切除术是使用内镜圈套器，直接或剖开病灶表面的黏膜后将病灶套住，接通高频电流，以切除病灶。

4. 扩张术

扩张术是在内镜直视下将导丝前端对准狭窄的腔道口，根据感觉或在 X 线帮助下使导丝通过狭窄段，然后在导丝引导下用探条扩张器或气囊扩张器在内镜直视下或 X 线帮助下对狭窄部位进行扩张，以恢复管道通畅，临床上可用于胃肠术后吻合口狭窄等。

5. 支架置入术

支架置入术是在单独内镜或内镜联合 X 线帮助下，对狭窄的通道置入塑料或金属支架以维持管腔的通畅性。

6. 氩气刀凝切术

氩气刀凝切术是使用 APC 探头，在内镜下对准目标物，如肿瘤、狭窄环、出血点及异物等，进行行凝切，使目标物凝固、坏死和气化。

7. 超声内镜穿刺术

超声内镜穿刺术是使用内镜穿刺针，在超声内镜下确定目标物，在单独超声内镜或联合 X 线下对目标物进行穿刺，以针吸组织、注射药物或建立通道。

二、方法

（一）内镜下黏膜剥离术（endoscopic submucosal dissection，ESD）

ESD 是在进行黏膜下注射后使特殊电刀逐渐分离黏膜层与固有肌层之间的组织，将病变黏膜及黏膜下层完整剥离的方法。

1. 适用对象

（1）息肉 直径大于 2cm 的胃肠道宽基底息肉和无蒂息肉。

（2）胃癌 满足以下条件：2cm 以下的肉眼可见的黏膜内癌（cT1a）；组织类型分化良好（乳头状腺癌、高分化管状腺癌、中分化管状腺癌）；无论何种大体类型，限于非溃疡型；2cm 以上非溃疡型、组织类型分化良好黏膜内癌；3cm 以下的溃疡型、分化性黏膜内癌；2cm 以下非溃疡型、未分化型黏膜内癌，无脉管侵犯的情况下，淋巴结转移危险性较低，可扩大适应证范围。

（3）消化道黏膜下肿瘤（SMT） 消化道黏膜下肿瘤是指起源于消化道黏膜层以下各层（主要包括黏膜肌层、黏膜下层、固有肌层）的隆起性病变，包括平滑肌瘤、间质瘤、脂肪瘤、神经源性肿瘤、类癌、异位胰腺、囊肿、静脉瘤等。术前需使用超声内镜检查确定肿瘤来源。

2. 操作方法

应用氩离子凝固（APC）或切开刀于病灶边缘 0.3 ～ 0.5cm 处进行电凝标记；在病灶边缘标记点外侧进行黏膜下注射生理盐水、透明质酸钠等液体，使病灶抬举；用切开刀、末端绝缘手术刀（IT 刀）沿病灶边缘标记点切开黏膜；用 IT 刀沿切缘对病变黏膜下层进行剥离，使黏膜与固有肌层完全分离开，完整切除病灶；剥离病灶后要对创面进行电凝止血，必要时可以喷洒止血微球等，对于面积较大或侵犯层次较深的创面，可用金属夹夹闭，降低术后穿孔发生率，并对病灶边缘进行检查。

3. 注意事项

黏膜切开时会出血，可用电凝止血或热活检钳电凝止血，保持手术创面清洁。为减少穿孔的发生，术中应尽量减少消化道腔内或隧道内气压，保证术野清晰；一旦术中发生穿孔，可立即用金属夹夹闭，不需要终止 ESD 治疗。术后患者常规禁食、禁水，观察 24 ～ 48 小时，如果患者没有呕血、黑便、腹痛等情况发生，可进食流质；如果在此过程中出现异常，禁食时间需要延长，严重者需要行手术探查。

（二）经内镜鼻胆管引流术（Endoscopic Nasobiliary Drainage，ENBD）

ENBD 是一种胆管外引流方法，它借助内镜引导将导管的一端经十二指肠乳头插入胆管中，另一端经鼻孔引出体外，从而将胆汁经导管引流至体外，达到缓解胆管压力、控制感染和减轻黄疸的目的。

1. 适用对象

胆管肿瘤所致的梗阻性黄疸，术前减轻黄疸或者晚期肿瘤患者的姑息性治疗。

2. 操作方法

术前常规行 ERCP 检查，了解病变性质、狭窄部位及范围，确定 ENBD 的必要性及其引流部位；在内镜下经造影导管插入导丝，至所需引流的胆管；退出导管，保持导丝在位，在导丝引导下，将鼻胆管放至引流部位；在 X 线透视下边插管边退内镜，并将鼻胆管从口中引出；把鼻引导管经鼻腔放入口中，利用鼻引导管将鼻胆管引出鼻孔，并妥善固定。

3. 注意事项

对于严重狭窄的患者，鼻胆管通过困难者，术前可对狭窄部位进行扩张，根据狭窄程度，选择不同规格的胆管扩张探条对狭窄部位进行扩张。ENBD 会引起患者咽部不适、红肿，长期外引流会引起患者的胆汁丢失，导致消化不良、水电解质紊乱和营养不良等问题，所以术后可以口服消化酶，改善消化不良问题；需经常复查血常规、肝肾功能和电解质，并及时纠正水电解质紊乱。ENBD 只是一种临时性引流方法，一般放置时间不超过 1 个月。

（三）内镜下支架置入术

内镜下支架置入术是利用内镜在梗阻或狭窄的消化道内或气管内放置支架以通畅消化道或呼吸道的技术。

1. 适用对象

无法切除的原发性、复发性的癌性消化道狭窄或呼吸道梗阻者；无法耐受手术的晚期癌性消化道狭窄者或呼吸道梗阻者；恶性组织浸润或压迫所致的消化道狭窄者或呼吸道梗阻者；

恶性梗阻性黄疸，术前减黄或者晚期患者的姑息性治疗。

2. 操作方法

患者取俯卧位或部分左倾俯卧位，特殊情况可左侧卧位或仰卧位；常规内镜检查和

X线检查，确定病变位置；选择合适的支架，在X线透视下通过导丝将支架推送至病变部位（如狭窄部位或梗阻部位）；在X线透视及内镜直视下，及时校正支架放置的位置并释放支架，拔除支架推放器；X线摄片确认支架的位置。

3. 注意事项

对于恶性肿瘤患者引起的狭窄，应先放置金属膨胀支架，慎用塑料支架；根据病变的部位和长度决定支架的长度，原则上支架两端适当超出狭窄段；术后早期进流食，避免进食干硬食物，以免堵塞支架；术后可给予抗感染、抑酸、补液等治疗；术后食物、粪块、痰液及肉芽或肿瘤组织增生均可导致支架堵塞，轻者可用探条或扩张管疏通，严重者需再次放置支架或纤维支气管镜冲洗、吸痰；术后可能发生支架移位，可在内镜下取出支架，必要时需手术治疗。

（四）经皮穿刺内镜下胃造口术（percutaneous endoscopic gastrostomy，PEG）和经皮穿刺内镜下空肠造口术（percutaneous endoscopic jejunostomy，PEJ）

经皮穿刺内镜下胃造口术和空肠造口术是指在内镜引导下，经皮放置胃造瘘管或空肠造瘘管，达到营养支持和（或）胃肠减压的目的。它是一种简单、安全、微创和经济的肠内营养方法。

1. 适用对象

经皮内镜引导下胃造口术和空肠造口术适用于胃肠道功能正常，但存在吞咽困难者。如晚期食管癌、贲门癌、幽门梗阻者以及耳鼻喉肿瘤、颌面部肿瘤等。

2. 操作方法

常规方法进胃镜，充气使胃腔膨胀，利用胃镜光源，选择最亮透光点为穿刺点，通常位于左上腹；常规皮肤消毒、铺巾、利多卡因局部麻醉，切开皮肤，套管针垂直刺入胃腔内；拔出针芯，在套管引导下将环形导丝插入胃腔；用活检钳或鼠齿钳夹住环形导丝，与胃镜一同退至口腔，将拉出口腔的环形导丝与造瘘管前端的软线打结；牵拉腹壁侧的环形导丝，将造瘘管送达胃腔内，并由腹壁造瘘口拉出；再次进胃镜，观察造瘘管的位置及胃腔内有无出血，固定造瘘管及连接头；放置PEJ管，在PEG基础上放置空肠营养管，在胃镜引导下，将空肠营养管放置于远端空肠。

3. 注意事项

在放置胃造口或空肠造口管后，常规应用抗生素，预防感染；营养液的输注最好在放置造瘘管的24小时后开始；在喂养或给药前后均需应用无菌生理盐水、灭菌水或温开水冲洗管道，以防止管道阻塞；保持造瘘口及周围皮肤清洁，术后1周内每天检查造口部位皮肤有无发红或肿胀，并进行皮肤局部消毒；若拔除导管，需在内镜引导下进行。

内镜下治疗肿瘤的方法还有很多，诸如内镜介入下球囊扩张术，以及内镜介入下的激光、高凝电灼等。由于其创伤小、恢复快、并发症少等优点，其在肿瘤的治疗中发挥着越来越重要的作用。

第二节　肿瘤栓塞治疗术

一、概述

栓塞治疗术（embolotherapy）也称经导管栓塞术（transcatheter embolization），是指在 X 线引导下经导管选择性地将某种固体或液体栓塞物质有控制地注入到肿瘤供应血管内，暂时性或永久性使之闭塞，中断血供，以达到治疗肿瘤的目的。

栓塞术最早可追溯到 1904 年，Dawbain 通过手术前对头颈部肿瘤患者进行颈外动脉注入熔化的石蜡油（Vaseline）来减少手术时的出血。一般公认的最早栓塞术是 1930 年 Brooks 将肌肉碎片塞入一患者的颈动脉远端，以治疗外伤性颈海绵窦瘘。1980 年 Ellman 与 Klatte 分别报道了，通过无水酒精做灭能及肾肿瘤的动脉栓塞治疗。栓塞术是介入放射学中一项重要内容，随着数字化减影血管造影技术（DSA）和材料工艺的发展，该技术也逐步发展成熟，现在已广泛应用于治疗临床的多种疾病，也是肿瘤治疗的一种常用手段。特别是对于一些恶性肿瘤晚期的患者，由于无法手术开刀，经导管栓塞治疗已经成为首选的治疗方法，部分肿瘤的介入治疗效果已与手术切除相当，甚至可代替手术治疗。

栓塞术对肿瘤起到治疗作用的主要原理有：阻塞肿瘤滋养动脉使肿瘤缺血坏死；阻塞或破坏异常的血管床或腔隙通道使正常的血流动力学得到恢复；肿瘤破裂出血时可直接封堵破裂血管或滋养动脉主干进行止血。

经导管动脉化疗栓塞术是在数字化减影血管造影技术（DSA）监视下通过导管技术找到肿瘤的滋养动脉，将抗肿瘤药物和栓塞剂混合在一起直接注入肿瘤滋养动脉，既栓塞肿瘤组织的末梢分支阻断血供，同时又可以停留于肿瘤区域缓慢释放起到局部化疗作用。这种疗法主要有两大优势：一方面将高浓度的药物直接作用于局部，发挥最大的抗肿瘤作用，全身毒副作用小；另一方面，将肿瘤的滋养动脉阻塞，使肿瘤失去血液供应，从而达到控制肿瘤生长，使肿瘤坏死、缩小的作用。目前，应用栓塞术治疗肿瘤，主要应用有以下几方面。

（一）术前栓塞

手术前栓塞肿瘤供血动脉和肿瘤血管，可以阻断肿瘤血供，使肿瘤发生缺血性萎缩，肿瘤同邻近组织分界清楚，利于彻底切除，同时减少手术时出血。肿瘤血供阻断，回流静脉中若有瘤栓，手术时可避免肿瘤扩散。肿瘤缺血坏死，对机体起抗原刺激作用，有可能改善机体的免疫功能。目前认为，胃癌、肾癌、脑膜瘤、骨肿瘤等均适宜进行术前栓塞。

（二）姑息治疗

姑息治疗主要适用于不能手术切除的肿瘤患者，为缓解症状，减少患者痛苦，控制肿瘤生长，可采用栓塞治疗。

（三）控制肿瘤破裂出血

特别是患者状况差，不能耐受外科手术治疗，通过栓塞肿瘤动脉，以免大量出血导致严重并发症或死亡发生。

二、方法

（一）设备和器材

1. 常规器械

具备放射介入手术室或 DSA 室，常规器械主要有穿刺针、导管鞘、导丝、导管等，以及常规的连接管、开关接口、注射器等。

2. 特殊器械

不同类型的微导管，以及各种不同种类的栓塞剂，包括明胶海绵、弹簧圈、微弹簧圈、无水乙醇、碘化油、NBCA、ONYX、鱼肝油酸钠、PVA、微球及真丝线段等。

（二）适用对象

适用于血供丰富的实体肿瘤的栓塞治疗。对有明确供血动脉的实体肿瘤，通过术前辅助性栓塞其供血动脉，可使肿瘤缺血、坏死、萎缩，使一部分不能一期手术切除的肿瘤可以二期切除，减少术中出血，缩短手术时间，提高肿瘤切除率，如前叙述，胃癌、肾癌、脑膜瘤、骨肿瘤等实体肿瘤均适宜做术前栓塞；对少数良性富血供肿瘤，如肝海绵状血管瘤、子宫肌瘤等甚至可获得相对根治性栓塞；对不能手术切除的肿瘤，栓塞术可以针对肿瘤做姑息性治疗。目前临床使用最普遍、最成熟的是肝癌的经肝动脉化疗栓塞术（transhepatic arterial chemoembolization，TACE）。

1. 适应证

不能或不愿接受外科手术治疗；外科手术前应用，可使肿瘤缩小，利于切除；外科手术失败；外科切除术后或器官移植后复发；控制疼痛、出血及动静脉瘘。

2. 禁忌证

严重的肝、肾功能障碍，如肝性脑病或黄疸，Child-Pugh 分级属 C 级；大量胸水、腹水，血白蛋白明显低下；凝血功能障碍，且无法纠正；合并感染，如肝脓肿等；全身已发生广泛转移或全身情况衰竭，估计治疗不能延长患者生存期。

（三）栓塞方法

1. 患者准备

（1）术前实验室检查　应进行肝、肾功能检查，包括黄疸指数、血清总胆红素、尿素氮、肌酐等常规检查，以及一些肿瘤标志物检查如 AFP、CEA 等。

（2）术前影像学检查　如超声、CT 或 MRI 等，明确病变位置、大小，与周围脏器的关系。

（3）其他准备　备皮，进行造影剂过敏试验，必要时术前使用镇静剂等。

2. 器械准备

（1）常规准备　常规血管造影器械。

（2）专科手术导管　如 5 ～ 6.5F 肝动脉造影管（RH 型）或 Cobra 导管等，必要时用微导管。

3. 药物准备

（1）化疗药物　如阿霉素、顺铂、5-FU、丝裂霉素等。

（2）栓塞剂　如 40% 碘化油或超液化碘油、明胶海绵或微球等。

（3）其他药物　如造影剂、肝素与止痛剂等。

4. 操作步骤

首先，采用 Seldinger 技术经股动脉或者肱动脉穿刺，置入导管鞘并插管。进行选择性血管造影以证实诊断，明确病变的部位、性质、数目、大小，了解血管本身的解剖位置和变异情况，包括血管的走行、内经、动静脉显影的时间和顺序、侧支循环、病变的显影程度和对比剂排空时间等。如 TACE 时插管至腹腔动脉、肠系膜上动脉及肝总动脉造影，了解肝动脉形态和病灶血供特点，延迟期观察门静脉形态；判断肿瘤位置和数目，供血血管形态、有否动脉门静脉肝静脉瘘以及门静脉内癌栓等。

其次，根据造影结构确定靶动脉，制订化疗栓塞初步方案，进行选择性和超选择性插管。原则上要求导管插入准备栓塞的血管，尽量避开非靶血管。最常见的栓塞剂有超液化碘油和化疗药物混悬剂，此外有栓塞微粒球或者 PVA 颗粒等固体栓塞剂与对比剂的混悬剂，明胶海绵颗粒也常被使用。

最后，尽可能超选择性地插管至靶血管，确认导管头端位置无误后，经导管注入栓塞剂进行栓塞。此过程最关键，要始终监视栓塞过程的动态影像，控制栓塞剂的准确释放及栓塞剂的走行情况，防止误栓非靶血管。一般先灌注一二种抗癌药物，然后再用碘化油与一种抗癌药物混合（常用阿霉素或丝裂霉素），组成碘化油抗癌乳剂，经导管注入。此时，常可见到肿瘤组织内有碘油沉积，应用明胶海绵颗粒或粉末行肿瘤供血动脉栓塞，栓塞后重复造影，若肿瘤供血动脉已阻塞则停止栓塞。注药后，经 X 线摄片观察栓塞剂的分布情况，如未达到预期效果可行再次栓塞，一旦发现误栓要及早处理；如达到预期目的即可拔除导管，穿刺点局部进行加压包扎，结束操作。

5. 注意事项

大多数采用股动脉穿刺插管，插入导管后在 X 线透视下先将导管插至腹腔动脉进行造影，在明确肿瘤类型、大小、供血动脉及门静脉有无瘤栓等信息后，尽可能进行超选择插管，使导管深入至肿瘤的供血动脉，在 X 线指导下完成栓塞。

血管栓塞后，患者会有不同程度的生理反应和病理变化，可能出现不同程度的不良反应和并发症。若术前准备充分，术中操作规范，术后处理恰当，则可减轻、减少术后反应，降低并发症。

6. 常见的不良反应和并发症

（1）栓塞后综合征　靶器官栓塞后出现预料中的症状和体征，多为自然过程，对症处理后可恢复。其表现及程度与使用栓塞剂的种类、栓塞水平和程度、靶器官的不同有关，轻者可无明显症状和体征，重者可出现疼痛、发热、消化道反应、反射性肠郁积或麻痹性肠梗阻等。

（2）疼痛　由肿瘤栓塞后缺血损伤、坏死，释放致痛物质或局部肿胀刺激包膜引起。疼痛的程度与栓塞程度有关，栓塞程度越严重，疼痛越重，无水乙醇等本身亦可造成严重疼痛。疼痛持续时间不等，一般持续 1～10 天，并逐渐缓解。疼痛剧烈者常需用镇痛剂，疼痛较严重且持续时间较长者应注意排除发生并发症的可能。

（3）发热　可能与肿瘤坏死组织释放的致热物质及坏死组织、栓塞剂等的吸收热有关。体温在 38℃ 左右，少数可在 39.5℃ 以上，持续 1～2 周，甚至 1 个月。

（4）消化道反应　主要有恶心、呕吐伴食欲下降、胃肠道不适等。多发生于腹部脏器的栓塞治疗后，1 周左右症状就可缓解或消失，严重时需对症处理。

（5）反射性肠郁积或麻痹性肠梗阻　出现率较低，一般不需外科手术治疗，适当对症处理即可消失。

（6）误栓　误栓是指非靶血管或器官的意外栓塞，其后果与被误栓器官的重要性和误栓程度有关。一旦发生，往往病情较严重，有时需进行急诊外科手术处理。①反流性误栓：即栓塞剂由靶血管反流至非靶血管，并随血流进入非靶器官，主要原因是注入栓塞剂时压力过大、速度过快、剂量过多。颈外动脉的反流性误栓常造成脑梗死，腹部血管的反流性误栓可造成胆囊炎、胃肠道缺血坏死、脾梗死、胰腺坏死等。②顺流性误栓：即栓塞剂通过靶血管而致其远端器官栓塞，主要原因是所选栓塞剂的直径过小、所用压力过高致栓塞剂越过靶血管进入远端，或有潜在的侧支通道开放等。

（7）过度栓塞　栓塞程度和范围过大，尤其是在使用液态栓塞剂和过量使用颗粒或微小栓塞剂时，造成大范围组织坏死，引起相应并发症。手术时应少量分次注入栓塞剂，反复造影观察，进行适度栓塞。

（8）感染　栓塞后大量组织坏死容易引起感染，器械药品消毒不严格，以及来自肠道带菌的门静脉逆行感染等，可对症处理。

第三节　消融治疗

一、概述

肿瘤局部消融治疗是针对某一脏器中特定的一个或多个肿瘤病灶，在影像学技术的引导下穿刺进入瘤体内，采用化学或物理的方法直接杀灭肿瘤组织的一类治疗手段。消融治疗属于病灶靶向治疗，具有微创、安全、简便、易行和可多次实施的特点，临床应用越来越广泛。如在肝癌治疗中，已经成为继手术切除、介入治疗后的第三大治疗手段，尤其对于小肝癌，可达到根治效果；随着消融治疗的发展，在肺癌治疗中也逐渐显现优势，尤其是针对小肺癌。

局部消融治疗按其原理可分为化学消融治疗和物理消融治疗。化学消融是指用化学的方法（即往病灶内注入化学物质如无水酒精、乙酸等），使局部组织细胞脱水、坏死、崩解，从而达到灭活肿瘤病灶的目的；物理消融则是通过加热或冷冻局部组织来灭活肿瘤病灶的治疗方法，主要有微波消融、射频消融术、冷冻治疗、聚焦超声消融、激光消融治疗等。

对于各类早、中、晚期的恶性实体瘤患者，如肺癌、肝癌、前列腺癌、胰腺癌、腹腔及盆腔肿瘤、肾及肾上腺癌、转移性胃肠肿瘤、头颈及皮肤肿瘤等，均可进行消融治疗，尤其是对于不愿进行手术者、年龄大身体虚弱者、失去手术机会者及肿瘤复发转移者，消融均可作为首选治疗。此外，手术切除不彻底以及不愿接受化放疗的肿瘤患者也可以选择消融治疗。

二、方法

(一) 影像及介入引导、导航技术

肿瘤的消融治疗途径有经皮穿刺、经腔镜手术、开放性手术三种，较常用的是经皮穿刺消融，这些治疗都需要在影像学手段的引导和监视下来完成，特别是经皮穿刺消融。临床应用较多的影像引导技术主要有超声、CT、MRI、DSA 等，通过上述技术可对病灶进行实时空间定位、术中导航和疗效评价。

超声具有实时成像的特点，可多角度、重复探测，超声造影对肿瘤的实际大小、形态以及肿瘤浸润的范围更有优势；但成像范围小、空间分辨率低，易受组织厚度、胃肠气或肺泡气体、骨骼等影响，特别是消融后的气体干扰后续的超声探查、定位、穿刺和后续治疗。

CT 的空间分辨率及密度分辨率都很好，可行三维重建，能够较好地显示肿瘤空间位置及毗邻关系，但不能实时动态观察，且有电离辐射。

MRI 除了 CT 成像的空间位置、毗邻关系显示好，还有血管流空效应，具有多参数成像功能，无电离辐射，并且可以监测实时温度，但 MRI 设备和引导设备昂贵，器材和设备均需有磁兼容性，且体内有金属植入的患者也不适宜，对肺部的探查不如 CT。

DSA 是将造影前后的数字图像进行减影，以较高的图像对比度突出目标的影像信息，成为肿瘤介入最基本的技术之一，但需暴露在射线下进行手术操作。

影像融合模拟导航技术是将术前的 CT、MRI，甚至 PET–CT 图像导入超声诊断仪进行图像融合，或者其他不同影像的导入融合，从而对目标进行实时空间定位、术中导航和实时疗效评价。目前，融合影像导航技术多使用电磁定位跟踪技术和光学跟踪技术，让手术／介入器械及目标靶点的空间关系能够在同一个坐标空间以图形的方式表达出来。目前，临床工作中使用的术中影像导航系统有：CT 导航跟踪系统、超声导航跟踪系统、MRI 导航跟踪系统。利用术中导航跟踪系统，可以更精确地对肿瘤进行消融、栓塞及植入放射粒子等操作。临床应用较广泛、较重要的是前两种导航系统，特别是超

声导航跟踪系统发展迅速，利用实时超声与其他影像信息的融合，虚拟导航系统可以确定肿瘤的范围、体积，制定和模拟穿刺路线，能够更精准地进行影像引导和监测。

（二）消融治疗的选择

化学消融因其在治疗过程中，往往会给患者带来明显的不适感，且当场难以评估效果，临床应用逐渐减少，目前多以物理消融为主。物理消融主要有热消融（射频消融、微波消融）、冷冻消融及纳米刀等，各种技术均有相应的工作原理、仪器设备、治疗适应证及技术要点，临床工作中宜根据不同的患者、不同的情况，选用合适的消融手段进行治疗。

1. 射频消融术（radiofrequency ablation，RFA）

射频消融是利用频率大于100kHz（通常为200～750kHz）的电磁波，使射频电极针周围形成高频交变电磁场，电极针周围的离子受到交变电流的激发而发生粒子震荡、摩擦产生热量，使肿瘤组织发生凝固性坏死；肿瘤组织周围的小血管也可因热损伤而闭塞，从而阻断肿瘤血供。经皮射频消融是在影像引导下对肿瘤进行消融治疗，具有微创、相对安全、疗效确切、可重复应用等优点，是不适合外科手术切除的早期恶性实体肿瘤首选的治疗方法之一。肿瘤直径＜3cm且位置深者尤适合经皮射频消融，因其创伤小、恢复快，患者可在局麻下接受治疗，甚至能在门诊完成治疗。就肝癌而言，采用RFA治疗，效果与手术切除相当，而并发症、死亡率、住院时间和费用明显低于手术切除。目前RFA还应用于肺癌、肾癌、胰腺癌、乳腺癌、肾上腺肿瘤、盆腔肿瘤等原发或转移的实性恶性肿瘤的治疗，同样有较大价值。

2. 微波消融术（microwave ablation，MWA）

微波是指频率在300MHz～300000MHz之间，波长很短（通常为1mm～1000mm）的电磁波，按其波长可分为3个波段，即分米波、厘米波、毫米波。MWA利用频率＞900MHz（通常为900MHz～2500MHz）的电磁波，通过微波对生物组织的加热效应引起肿瘤组织发生变性及凝固性坏死。微波的热效应包括带电离子振动的"离子加热"和极性分子随外加电场变动的频率转动的"偶极子加热"。医用微波消融主要采用915MHz和2450MHz的高频率电磁波，前者穿透强，形成的消融坏死区大，后者能够相对精准消融，也是目前临床最常用的微波频段。通过靶区组织中水、蛋白质等极性分子和带电粒子吸收微波能量后，剧烈振动摩擦生热，使局部温度短时间内升至60℃～100℃以上，导致蛋白质变性、组织细胞凝固、脱水坏死，从而达到治疗目的。MWA消融范围与微波频率、电磁场强度、介电常数等有关，与RFA相比，MWA具有不受电流传导影响、升温速度快，受碳化、热沉降效应影响小、单点消融范围大、消融时间短等优点，同时也可应用于囊性肿瘤的治疗。从20世纪90年代的肝脏微创治疗试验开始，中国的微波消融技术已经成功运用于包括肝、肺、肾、肾上腺、甲状腺、子宫、脾脏、乳腺等多种脏器肿瘤和病变的微创治疗。微波由于单针消融范围大、热转化效率高等优点，未来微波消融将向着更精准化、智能化以及前沿化发展。

3. 冷冻治疗（Cryoablation）

冷冻治疗是利用氦气和氩气循环造成快速冷冻和复温，从而对靶组织进行破坏，其机制主要包括直接的物理损伤和血管介导的细胞毒性作用。在快速冷冻和复温过程中，细胞内外冰晶体形成，细胞内脱水和细胞膜/器损伤可致细胞间质水肿、血小板聚集和微血栓形成。同时，经过反复冻融可造成永久性微血管闭塞和组织缺血性损伤。冷冻消融治疗的另一潜在机制为冷冻免疫，组织坏死和血管介导的炎性反应可使大量抗原呈递给树突状细胞和巨噬细胞，进而刺激机体产生自体抗肿瘤免疫反应。冷冻治疗可在局部麻醉下完成，患者术中及术后疼痛症状较轻，对于肿瘤距离胸膜 ≤ 1cm 或有骨转移引起骨质破坏的肿瘤患者，冷冻消融明显优于 MWA 和 RFA。冷冻消融形成的"冰球"边界清晰，易于进行影像学实时监测，通过调节冷冻的功率、持续时间、冻融循环次数、消融针的数目、针距、位置等，可改变冰球形成的大小和形状，以达到"适形"消融肿瘤的目的。冷冻治疗是一种微创、安全的治疗方法，目前在肺癌、肝癌、前列腺癌、肾癌、乳腺癌等应用较多，对于手术不能切除、放化疗不敏感的实体肿瘤，如胰腺癌、淋巴瘤及腹膜后的转移瘤等也有应用。

4. 激光消融（laser ablation，LA）

激光消融是指用激光辐射生物组织，光子能量射入组织后，光能转化为组织分子动能引起振动摩擦，从而使被照射组织温度升高的治疗方法。一般采用纤细、可弯曲的光导纤维（直径 300 ～ 600μm）或特殊设计的内部水冷光纤在影像引导下插入肿瘤组织，组织吸收激光后通过热效应、压强效应、光化学效应及电磁效应产生热量，使肿瘤组织变性、凝固，随着温度升高而导致局部生物组织凝固坏死、碳化、汽化甚至蒸发，从而达到杀灭肿瘤细胞的目的。激光具有组织穿透力强、不易被水吸收、功率可调、操作灵活和能量分布均匀的优点。目前已有大量基础实验及临床研究证实激光消融肿瘤可行、有效、安全，其主要研究方向集中在肿瘤治疗，包括与其他治疗（如外科腹腔镜手术、开放手术及联合化疗放疗、生物治疗、免疫治疗等）的联合应用。一般对于直径 ≤ 3cm 的肿瘤，激光消融多可实现肿瘤的完全消融，消融后肿瘤残余与复发率很低。

5. 高强度聚焦超声技术（high intensity fcused ultrasound，HIFU）

HIFU 和常规超声的工作原理相同，利用压电晶体的逆压电效应获得超声波，可以无损伤穿透未聚焦的活体组织，通过体外聚集高功率的超声能量集中聚焦于体内特定的靶区，使局部能量沉积速率远高于局部热量消散，从而产生局部高热。其破坏肿瘤细胞的作用机制主要包括热效应、机械效应（包括空化效应）等，但热坏死是主要因素。不同于仅产生温热效应的低功率聚焦超声，HIFU 可在 0.5 ～ 1.0s 内使局部温度达 60℃～ 100℃，在 0.5 ～ 1.5cm 聚焦范围内产生局部汽化并直接破坏肿瘤组织，使细胞不可逆死亡，形成境界清楚的凝固性坏死区，而且不损伤周围组织，因此具有更有效、更广泛的治疗价值。近年来，HIFU 装置发展迅速，逐步被应用于妇科、骨骼、前列腺、乳腺、肝、肾、膀胱等肿瘤的非侵入性局部治疗，其具有体外适形、实时监测、操作方便、易重复等特点，因此可单独或联合治疗各种形状的不宜手术切除或复发的肿瘤，且无体外放疗产生的剂量积累效应。HIFU 技术被誉为 21 世纪肿瘤治疗新技术，可实现无皮肤切口而精确聚焦治疗肿瘤，是真正意义上的无创性肿瘤治疗技术。

6. 不可逆性电穿孔（irreversible electroporation，IRE）

不可逆性电穿孔技术，指细胞暴露于高电场短脉冲下，细胞膜对离子和大分子的通透性增加，形成纳米级孔隙，即所谓"电穿孔"，在某些情况下（如极大的电场下），这种胞膜通透性增加是永久性的，是为不可逆电穿孔，也称纳米刀。纳米刀通过电场作用造成靶细胞的包膜出现大量纳米级的不可逆穿孔，从而诱导靶细胞死亡，但不产生过热现象，不引发蛋白质变性。与其他物理消融方法相比，它具有能保留细胞外重要基质结构的特点，如血管、神经等，这一特性可使其更好地应用于富含大血管和神经的局部肿瘤。目前，纳米刀已经用于实体性肿瘤的消融，但由于其应用于临床的时间尚短，临床相关数据较少，一些细胞层面甚至分子层面的研究还未完全明了，操作中需要掌握消融的适应证和禁忌证。

第四节　精准放疗

一、概述

放疗从二维、三维发展到调强放疗，成为高精度的一门技术，特别是立体定向放疗。要实现高精度放疗必须满足三精原则，即精确定位、精确计划、精确治疗等。

（一）精确定位

采用有效的体位固定，结合高清晰 CT 定位扫描、增强扫描或 CT/MRI 图像融合以及 CT/PET 图像融合技术获取准确的靶区范围，即靶区与周围重要组织器官的相互关系。CT 扫描时层厚应为 3 ～ 5mm，扫描范围应包括入射线和出射线所涉及的区域，同时应使患者体位和身体内在脏器的状态保持和放疗时一致，CT 图像必须通过网络直接传送到计划系统。

（二）精确计划

准确确定肉眼肿瘤（GTV）、亚临床病灶（CTV）和要害器官（Organs at Risk）等是实现精确计划的前提。在确定计划靶区（PTV）时还要充分考虑脏器移动、摆位和机器误差因素。在照射野设计时应充分掌握三点：选择与靶区最近的方向布野；尽量避开要害器官布野；采用非共面照射野。

在计划中应利用不同的视窗审视 2D 和 3D 剂量分布，利用 DVH 评价计划的优劣和可行性，参照 TCP/NTCP 生物模型寻找最佳的放疗总剂量和总治疗时间。最后，通过 DRR 胶片或等中心扫描与实时影像验证计划精度。

（三）精确治疗

治疗摆位是落实高精度放疗的最后关键环节，为保证治疗精度，首次治疗时医生和物理师必须参与摆位，及时解决治疗计划中出现的问题并指导技术员准确操作。在实施立体定向三维放疗时，必须有两个技术员同时进行摆位。在摆位中发现有对位不准、固定器变形、机架与治疗床碰撞时，必须立即停止，请经治医生和物理师纠正后方可执行。

二、方法

（一）适用对象

肿瘤患者在整个病程中，都有可能需要用到放疗，不论是根治放疗，还是姑息放疗。而能够从精准放疗中受益的肿瘤，符合以下条件，即肿瘤能明显勾画、危险器官与靶区紧密相邻、靶区形状呈凹陷、复发病灶需局部提高剂量以及功能显像和生物靶区定位（分子显像/基因显像）提示需对靶区内进行不等量照射等。

（二）步骤

放疗全过程包括病变（靶区）和重要器官及组织结构的空间定位、治疗计划的设计、治疗方案的模拟、治疗方案的实施等 4 个阶段。

1. 影像的采集和三维图像的重建（DRR）及靶区的确定

固定患者的体位后，进行 CT 扫描。CT 扫描结束后，患者的影像资料通过计算机网络传输给 TPS 进行真正意义上的三维图像重建。靶区勾画是三维计划过程中一项繁琐细致的工作，在物理密度梯度很大的界面上，耐心仔细地勾画。

2. 放疗计划的设计及其优化

包括线束参数的选定、逆向计划设计、放疗计划的优化。

3. 计划的输出及验证

经过优化的放疗计划即可通过计算机网络传输到放疗主计算机（工作站），传输的信息包括线束参数（线束的能量、方向、射野的数目和各野的权重等），以及控制射野形状的 MLC 系列文件，并在模体上进行计划验证。

4. 放疗的实施

由主计算机控制，通过治疗机控制计算机的执行。放疗技术员将患者连同体位固定器置于标准体位后，计算机自动执行放疗计划，包括射野形态、入射角等，以及每野的束流调节程序、照射的剂量等。

治疗开始前，医师、物理师应指导治疗师充分理解治疗过程。物理师和主管医师必须参与第一次治疗，向治疗师说明摆位技巧和摆位质量控制方法，以及摆位和治疗过程的基本要求。治疗开始后应进行每周进行一次射野影像检查以检测摆位误差是否在治疗时的估计范围之内。定期进行剂量监测可及时发现一些重大失误。

（三）注意事项

精确放疗时要考虑以下放射生物学问题。

　　恶性肿瘤内含有一定比例的、对放射相对抗拒的乏氧细胞；正常组织和不同瘤组织的早反应和晚反应组织的剂量效应关系有较大差别；辐射耐受性：临床上常见低剂量放疗时复发性肿瘤的放射敏感性下降；肿瘤和正常组织发生低剂量超敏反应：有些细胞对很低剂量照射（2～50cGy）较敏感，而对其后较高剂量区域（50～100cGy）敏感性下降的现象。

　　各种放疗方式，包括三维适形放疗、调强适形放疗、四维调强适形放疗和立体定向放疗等各有优势，可多种放疗方式联合应用，避免放疗时的不利生物学现象。

第五节　加速康复外科治疗技术

一、概述

　　目前治疗肿瘤的手段越来越多，但外科手术仍是最重要的治疗手段之一，60% 以上的肿瘤以手术治疗为主。但是，手术治疗的同时也会给患者心理和机体造成一定程度的损伤，术后需要一个恢复过程。随着外科微创技术的推广和应用，快速康复理念也得到了极大发展，经过不断地进步和完善，一系列有效的措施已经成功地应用于临床，从多个方面加快了手术患者康复。

　　加速康复外科（enhanced recovery after surgery，ERAS）也称为快速康复外科（fast-track surgery，FTS），是指在术前、术中及术后应用各种已经证实有效的方法减少手术应激和并发症，加速术后患者的康复。其内涵是减少创伤对机体的应激反应，促进机体快速康复，其外延体现在临床上降低并发症发生率，缩短住院时间。它是医学伦理和外科技术发展的必然结果，是一系列有效措施组合而产生的协同效应。

　　ERAS 一般包括以下几个重要内容，即术前患者管理，术中采用微创外科技术和选用更好的麻醉方式以减少手术和麻醉的应激、疼痛及不适反应，强化术后康复治疗。良好而完善的组织实施是保证其成功的重要前提，加速康复外科是一个多学科协作的过程，不仅需要外科医师、麻醉医师、康复治疗师、护士，也需要患者及家属的积极参与。

二、方法

（一）术前 ERAS 技术

1. 适用对象

　　需要外科手术的患者均应在术前给予相应的术前教育和心理疏导，特别是对于精神紧张、心理负担大的患者更应注意进行良好的沟通；对于术前营养状况较差的患者，应及时进行科学的营养管理；对于不同病种的肿瘤患者，应给予"个体化"的术前准备和用药指导。

2. 步骤

（1）患者的教育和心理疏导　为了充分发挥 ERAS 的优势，在实施之前应向患者介绍围手术期治疗的相关知识并进行相应的心理疏导。包括详细说明治疗计划、促进康复的相关措施和康复各阶段可能的时间等，可以通过口头宣教、书面宣传、视频辅导等多种形式让患者明白其自身在康复过程中所起的作用；根据患者的疾病情况、家庭情况、生活情况等基本信息，进行个体化的心理疏导，消除疾病和陌生环境给患者带来的恐惧感，增加患者对医护人员的了解和信任，进而提高患者的治疗依从性，达到更好的康复治疗配合。

（2）术前营养管理　正确评估患者的营养状况，筛选出有营养风险或者营养不良的患者，针对性地给予营养支持治疗。术前对于所有营养不良的肿瘤患者和行胸腹部大手术的高风险患者应给予营养补充剂。术前肠内营养可在入院前使用，以避免不必要的住院治疗，降低院内感染风险。术前肠外营养只用于营养不良患者或存在极高营养风险而能量需求不能通过肠内营养完全满足的患者。

（3）术前肠道管理　机械性灌肠或口服泻剂进行肠道准备对患者而言是一个应激反应，并可能导致脱水及电解质失衡，特别是对于老年患者，副作用更为明显。研究表明，术前肠道准备并不能增加腹腔镜手术的术野暴露，不能节约手术时间，也不能降低术后感染或吻合口瘘的发生率，但会增加患者的不适。因此目前快速康复外科理念认为，行胃肠、肝胆，甚至结直肠手术时，无须常规行肠道准备，肠道准备仅适用于术中可能需行结肠镜检查定位或术前有严重便秘的患者。

（4）术前饮食管理　传统理念要求患者手术前一天夜间进行饮食管理，提倡术前禁食 12 小时，禁水 6 小时以减少术中及术后的误吸风险，但这并无循证医学依据。大量研究证实将禁饮开始时间推后 2 小时并未增加误吸风险，目前认为对大多数患者从午夜开始术前禁食是不必要的，术前饮用糖水及含糖饮料不但能避免患者术前忍受饥饿，减少焦虑，还能显著减轻术后胰岛素抵抗，保持合成状态，减少术后机体蛋白消耗，加速康复进程。除了幽门梗阻的患者，其他疾病术前 12 小时无须禁食，目前多数指南或共识推荐术前一晚饮用 800mL 糖水，术前 2～3 小时饮用 400mL 糖水。

（5）预防性药物应用　麻醉前焦虑会增加术后疼痛管理的难度，因此传统术前常规使用抗焦虑药物，但并无证据表明麻醉前使用抗焦虑药物能使术后疼痛减轻，反而使麻醉复苏困难或复苏后处于嗜睡状态。多个领域的加速康复外科方案均不推荐术前常规使用长效镇静药物，在硬膜外麻醉时可酌情使用短效镇静药物。术前预防性使用抗菌药物可以降低感染发生率，使患者受益，手术切口级别和性质是应用抗菌药物预防感染的重要依据。根据循证医学的证据来预防性使用抗菌药及麻醉药，有利于患者的快速康复。

3. 注意事项

在与患者或家属进行沟通或指导时，注意要"因人而异""因地制宜"，切勿"一刀切"的流程化宣教，而应该根据每个患者的差异进行"个体化"有针对性地指导，构建和践行体现人文关怀的生物－心理－社会医学模式。ERAS 理念中提倡术前不常规进行胃肠道准备，但是也需要根据术前的具体情况来判断，如在有严重便秘或需要在术中进行结肠镜定位的患者中，则需要行术前肠道准备。

（二）术中 ERAS 技术

1. 适用对象

对于需要外科手术治疗的患者，应综合考虑疾病情况、治疗意愿等因素选择手术方式，尽量选择有利于快速康复的微创手术；此外，应根据不同术式和患者耐受情况选择最优的麻醉方式，术中实时监测患者的状态进行相应的干预以实现患者的快速康复。

2. 步骤

（1）术中麻醉及镇痛管理　麻醉方式的选择是 ERAS 管理的重要组成部分，其核心是降低患者的应激反应。切口周围局部浸润的麻醉技术是加速康复麻醉技术的一部分，可以减少术中、术后阿片药物的用量及相关副作用，常规进行切口部位的局部浸润麻醉有利于患者的康复。静脉区域麻醉、外周神经阻滞和微小剂量的神经干阻滞则是加速康复外科手术时最常用的区域麻醉技术，作为全身麻醉的补充，区域麻醉可以改善术后镇痛，减少阿片类药物相关副作用；此外，完善的区域麻醉技术在临床上还可以实现部分手术的免气管插管，减少气管的损伤，有利于患者快速康复。表浅的外科手术（非内脏）可以使用监测麻醉，采用浸润麻醉或外周神经阻滞联合静脉给予镇静、镇痛药物，有利于快速麻醉恢复。全身麻醉可以避免术中知晓，是许多患者和外科医师选择的重要原因。异丙酚是加速康复麻醉静脉诱导药物的最佳选择；低溶解度的吸入麻醉药，如地氟醚、七氟醚比异丙酚、异氟醚在全麻维持中更有优势，有利于早期苏醒。总之，使用短效的麻醉剂和预防性用药，使得术后副作用最小，能够加快患者的机能恢复。

（2）术中液体管理　术中患者液体平衡与术后康复密切相关，液体不足会导致组织缺氧、器官功能下降及肠道细菌移位，甚至肠源性感染。而液体超负荷则会加重心肺负担，造成胃肠道水肿，影响胃肠功能恢复。因此，术中需采用控制性输液速度，必要时酌情使用血管活性药物，既要维持足够的循环容量，又要避免液体超载。

（3）微创手术　微创外科（minimally invasive surgery，MIS）最早是由腹腔镜外科创建后引导而来，1987 年 Mouert 医师完成世界首例电视腹腔镜下胆囊切除的微创手术，标志着现代微创外科时代真正的开始。微创外科主要包含腔镜外科、内镜外科、介入外科，以及影像引导下的局部治疗。其中，腔镜外科在微创外科中占据着主要地位，在临床上普通外科、胸外科、泌尿外科、妇科等绝大多数手术都可以通过腔镜来完成。微创手术相较于传统开放手术，有更小的手术切口、更佳的内环境稳定状态、更好的瘢痕愈合、更轻的全身炎症反应、更短的住院时间等优势。特别是进入 21 世纪以来，微创手术的适应证不断增加，微创手术设备也不断创新，从 2D 腔镜到 3D 腔镜，从普通腔镜到机器人。微创手术已经成熟应用于各个外科领域，这也使加速康复外科得到了更好的深化和发展，微创手术也因此成为 ERAS 的核心，有着举足轻重的地位，根据患者的疾病情况优先选择微创手术方式，是实现患者快速康复的关键。此外，手术的微创性还应该体现在术中实际操作上，提倡在精准及损伤控制理念下完成手术，在保证肿瘤根治性切除的前提下，尽可能保留正常组织，以减少创伤应激，利于患者的早期康复。

（4）手术流程优化　加速康复外科并非是简单的手术操作加速，而是指整个手术治疗过程的缩短。不仅要求手术操作更加精细和微创，还要求在整个手术过程中做到衔接和麻醉的高效。如优化手术室衔接手术的流程，减少患者手术等待的时间；根据手术病种、手术方式进行"个体化"麻醉，缩短麻醉时间。在整个手术程序中实现最优化和高效化，最大限度减少患者在等待过程中的焦虑和恐惧。

（5）术中管道管理　合理使用鼻胃管、引流管及尿管。许多研究已证实在腹部择期手术时不需要常规使用鼻胃管减压引流，这样并不会增加患者术后恶心、呕吐、腹胀、瘘等并发症的发生，而且可以减少术后口咽部的不适反应，减少肺部感染的风险，有利于术后早期恢复进食。在肺外科患者中，有研究表明单管（28F、32F、36F）或细管（14F、16F、18F）引流效果不劣于双管或粗管引流，并且有助于患者术后活动、增加舒适度和引流管愈合。此外，随机研究表明在胆囊切除、关节置换、结肠切除、甲状腺切除、子宫切除及胰腺切除中，常规使用引流管没有明显益处。

（6）术中保温　现代观念认为，由于低温可导致应激反应，可以引起凝血功能异常，不利于患者的快速康复。多项研究也表明，避免术中低体温能降低切口感染、心脏并发症、出血等发生率，低体温也会影响药理及药代动力学，影响麻醉复苏。因此，ERAS 强调患者的保温问题，重视吸入气体、静脉输液、体腔冲洗液及手术室的保温等处理，针对高龄、危重患者使用保温毯等措施，保持体温大于 36℃。

3. 注意事项

研究表明，由于腔镜等微创手术日益增多，硬膜外镇痛已不是最佳镇痛方式，因为其并不能减少并发症或缩短住院时间，反而可能存在降低患者血压等风险。此外，越来越多的证据显示全身麻醉联合局部麻醉或区域阻滞，比单纯应用全麻有明显降低应激、减少阿片类药物用量的作用。因此，ERAS 中多提倡联合麻醉。

手术的微创不仅仅通过微创腔镜操作来达到，而且要求在传统开放手术中也应遵循微创的理念，只有手术微创精细，才能为减少管道引流创造条件。根据患者的实际情况，选择合适的手术方式和切口入路。在保证良好术野显露和操作的基础上，优选微创手术，尽可能地缩短手术切口，缝合伤口也可采用皮内缝合而不需要拆线的方法，尽可能地减少伤口所导致的创伤和术后疼痛，有利于患者的早期康复。

（三）术后 ERAS 技术

1. 适用对象

对于术后疼痛敏感患者，应更加注意术后的充分镇痛；对于术中留置了管道的患者，则应该视患者的术后恢复情况尽早拔除管道；对于营养欠佳的患者应及时调整饮食，进行营养管理；对于术后心理压力较大或长期卧床的患者，应及时进行心理沟通和活动锻炼指导。

2. 步骤

（1）术后镇痛　术后充分镇痛是加速康复计划中一个重要环节，有效的术后镇痛不仅能减轻伤口疼痛，利于患者尽早恢复活动，还能尽早促进胃肠功能恢复实现口服营养。此外，还能抑制应激反应，减少由此引起的并发症，如术后镇痛可以抑制交感神经的兴奋，降低儿茶酚胺浓度，抑制心交感神经高代谢状态，减少心肌缺血的发生率。加速康复外科提倡多模式镇痛，即不同药物或不同镇痛方法的组合，以期增加镇痛效果，减少不良反应。近年来，区域阻滞由于镇痛作用强，不影响意识，便于术后及早恢复运动和锻炼，方法简单并且价格低廉，得到了高度重视，被广泛应用于加速康复外科。区域阻滞常用的方法有硬膜外阻滞、椎旁神经阻滞、胸膜腔或腹膜腔阻滞、外周神经阻滞和术后持续伤口局部镇痛等方法。

（2）术后管道管理　如术中放置了鼻胃管、引流管或尿管，术后应尽量缩短管道留置的时间。有研究发现，考虑到术后使用止痛药物等因素的影响，一般在术后 48 小时就可以拔除导尿管，早期去除导尿管可以减少发生尿路感染的风险，并且增加了患者的舒适性，减少了对患者尿道的不良刺激。术中可视具体情况酌情放置引流管，但建议在状态稳定下早期拔除，如胃肠外科中主张在无瘘、无感染的情况下早期拔除引流管，肺外科主张在无漏气、肺复张良好的情况下早期拔除引流管。一般全胃切除术在麻醉清醒前，观察胃管内无明显出血即可拔除胃管，在行远端胃切除或近端胃切除的患者术后 24 小时内拔除胃管。

（3）术后营养管理　术后营养状态是促进康复的关键，传统做法是需等到患者排气后才能逐步进食，但目前认为术后早期进食可促进胃肠功能的恢复。有研究结果显示，即使不进食，单纯嚼口香糖也可促进患者胃肠功能恢复。早期经口进食是手术患者摄取营养的首选方式，一般情况下术后经口摄入营养应该持续不中断，大多数患者应在术后数小时内开始经口进食流质食物。特别是在危重症患者中更应该重视营养支持，原则上是以肠内营养（EN）为主，肠外营养（PN）为辅，先少量再逐渐加量，可以是单一的 EN，或是 EN 加 PN，待机体内稳态稳定、分解代谢下降后，再达到营养需要的全量。

（4）术后心理及活动指导　医学人文关怀是 ERAS 中的重要内容，术后应重视患者的心理指导，构建良好的生物 - 心理 - 社会医学模式，最大程度满足患者的心理和情感需求，减少患者的生理创伤和应激，减轻患者的经济和家庭负担。在此基础上还应给予患者科学规范的术后快速康复活动指导，传统观念认为术后早期应卧床休息，但现代观念则认为术后早期下床活动，有利于促进机体的合成代谢，避免长期卧床引起的肌肉群的丢失，减少下肢静脉血栓形成等风险，使患者快速康复。

3. 注意事项

术后的康复指导也应该根据每个患者的具体情况来实施，针对不同病种、术式给予指导，如早下床活动需要在充分的止痛治疗、尽量减少管道留置等前提下完成，并且下床活动应该循序渐进、适度而行。一般指定的护理计划要求为术后第 1 天下床活动 2～4 小时，第 2 天 4～6 小时，第 3 天以后为 6 小时以上；对于骨科患者，更应该注重术后的早期功能锻炼，促进关节功能的早期恢复。术后营养支持需要强调多模式治疗，在术后 4 小时应鼓励患者经口进食，从手术日约 400mL 的能量辅助液，逐渐恢复至正常饮食；对于营养不良的患者，应于出院后在家中继续口服辅助营养品。

第六节 靶向免疫治疗

一、概述

肿瘤靶向免疫治疗是应用现代生物技术及其产品对肿瘤进行防治的新疗法。随着基因工程和分子生物学技术的进步和肿瘤生物治疗的不断探索，以及分子生物学的迅速发展，人们对肿瘤的发生、侵袭、扩散、转移等的分子机制有了进一步的认识，开辟了一条治疗肿瘤的新途径，取得了肿瘤治疗的革命性进展。目前靶向免疫治疗以其安全、有效、不良反应小等优点已逐渐被广大医务工作者和患者接受，已经成为肿瘤综合治疗中的第四种模式，受到越来越多的重视。

二、方法

（一）适用对象

靶向治疗有一定的适合群体，与传统的细胞毒性药物不同，必须有至少一个蛋白组织或者靶基因的突变，只有特定的疾病类型才能够从靶向药物治疗中获益，因此在靶向治疗之前，要对患者的肿瘤组织标本或者血标本进行检测。

分子靶向药物主要分为大分子药物和小分子药物。大分子药物主要有大分子单克隆抗体，其他有少量的脂肪酸、多肽、反义寡核苷酸、海洋生物的天然提取物等。单克隆抗体的抗原结合片段（Fab），可以特异性识别并与抗原结合，具有高度特异的靶向性。早期的单克隆抗体由靶抗原小鼠产生，目前临床应用的单克隆抗体采取基因工程的技术，仅保留小鼠单抗特异性部分，提高了人类蛋白抗体成分的比例，其中嵌合型抗体（–ximab）包含65%的人类成分，人源化抗体（–zumab）包含95%人类成分，全人抗体（–mumab）则是100%的人类成分。小分子抑制物则结构较简单，是通过化学方法合成，多以口服给药而不需静脉注射，进入人体后主要通过肝细胞色素P450酶代谢，此类药物的特异靶向性比单克隆抗体弱。常用的药物类型如下。

1. 作用于人类表皮生长因子（HER/erb–B）家族的单克隆抗体

HER家族主要有4个成员，即HER–1（EGFR）、HER–2、HER–3、HER–4，它们具有高度同源性及相似的结构，与相应的不同配体结合后启动信号的传导。西妥昔单抗（cetuximab）是EGFR的嵌合型IgG1单克隆抗体，临床单药或与化疗联合作为二线或一线治疗晚期转移性结直肠癌，与放疗或化疗联合治疗晚期头颈部鳞癌。帕尼单抗（panitumumab）是一种全人序列的单抗，目前作为三线药物用于治疗晚期转移性结直肠癌。曲妥珠单抗（transtuzumab）是IgG1的人源化单克隆抗体，主要治疗HER–2过度表达的乳腺癌（包括晚期转移性乳腺癌和根治手术后辅助治疗）。帕妥珠单抗（pertuzumab）为新型的HER–2靶向药的重组人源化单克隆抗体，目前与曲妥珠单抗和多西他赛联合应用，治疗晚期转移性乳腺癌。此外，另一种人源化的单克隆抗体称为尼妥珠单抗（nimotuzumab）用于鼻咽癌、头颈部鳞癌及胰腺癌的治疗。

2. 抑制肿瘤血管生成的单克隆抗体

血管内皮生长因子（VEGF）是促进血管新生的关键物质，且肿瘤组织中 VEGF 往往过度表达。贝伐单抗（bevacizumab）是一种人工合成的重组人源化 IgG1 单克隆抗体，可特异性地与 VEGF 结合，被批准用于转移性结直肠癌的一线治疗和非小细胞肺癌的二线治疗。阿帕西普（ziv-aflibercept）为重组的融合蛋白，能抑制内皮细胞的增殖和新生血管的生长，临床与 FOLFIRI 联合用于对含奥沙利铂化疗耐药的转移性结直肠癌。内皮抑制素抗肿瘤药恩度（重组人血管内皮抑制素）可用于初治或复治的晚期非小细胞肺癌。

3. 针对细胞膜分化抗原（CD）的单克隆抗体

不同组织细胞表面有不同的分化抗原决定簇。利妥昔单抗（rituximab）是以 CD20 为靶点的非结合型人鼠嵌合型单克隆抗体，主要产生抗体依赖性细胞的细胞毒性（ADCC）和补体依赖性细胞毒性（CDC），用于治疗表达 CD20 的 B 细胞非霍奇金淋巴瘤、慢性淋巴细胞白血病、毛细胞白血病等。阿仑单抗是以 CD52 为靶点的人源化单克隆抗体，可用于对烷化剂和氟达拉滨耐药的 CD52 阳性的进展期慢性淋巴瘤白血病及非霍奇金淋巴瘤。维布妥昔单抗是一种针对 CD30 的单克隆抗体药物耦合物，主要治疗表达 CD30 对多种化疗和自体干细胞移植失败的霍奇金淋巴瘤和间变大细胞淋巴瘤。

4. 酪氨酸激酶抑制剂（PTK）

伊马替尼（imatinib）阻断 ATP 与 BCR/ABL 的结合，阻止 PTK 的活化。慢性粒细胞性白血病（CML）的发病与 ph 染色体所导致的 BCR/ABL 融合基因编码所产生的 BCR/ABL 融合蛋白有关，因此伊马替尼成为第一个治疗肿瘤的分子靶向药物，治疗 CML 取得非常显著的效益。伊马替尼也可抑制 c-Kit 原癌基因产物，表达 CD-117 的 KIT 或血小板衍化生长因子（PDGF）的酪氨酸激酶，治疗表达 CD-117 和 PDGF 的胃肠道间质瘤（GIST）亦有显著的疗效。尼罗替尼（nilotinib）抑制 BCR/ABL 的活性很强，可用于治疗对伊马替尼抗药的 CML 患者。以表皮生长因子受体为靶点的酪氨酸激酶抑制剂（EGFR-TKI）包括吉非替尼（gefitinib）和埃罗替尼（erlotinib），二者用于治疗化疗失效的晚期转移性非小细胞肺癌，而对于敏感基因突变的患者也可以作为一线药物，埃罗替尼亦可治疗晚期胰腺癌。非小细胞肺癌中有部分腺癌患者高表达间变淋巴瘤激酶（ALK），克唑替尼（crizotinib）为 ALK 和 MET 的酪氨酸激酶抑制剂，用于治疗 ALK 阳性的局部晚期或转移性非小细胞肺癌。

5. 多靶点的激酶抑制剂

索拉非尼既能抑制 RAF1B-RAF 的丝氨酸/苏氨酸激酶，又可抑制 VEGFR2 等多种受体的酪氨酸激酶，具有阻断 RAF/MER/ERK 介导的信号传导通路和抑制肿瘤新生血管形成的双重抗肿瘤活性，一线治疗晚期转移性肾癌和原发性肝癌有显著的获益。舒尼替尼可以同时阻断 VEGFR 和 PDGFR 信号转导通路，有很强的抗肿瘤血管生成作用，亦能抑制碱性成纤维细胞因子、胎肝激酶-3 和干细胞因子受体等阻断细胞内信号传导，抑制肿瘤细胞的增殖，用于进展期肾细胞癌和对伊马替尼无效的胃肠间质瘤。拉帕替尼可同时抑制细胞内 HER-1（即 EHGFR）和 HER-2 的 ATP 位点，阻止酪氨酸激酶磷酸化活化，治疗对曲妥珠单抗耐药的晚期乳腺癌。瑞格非尼治疗以往化疗和一种抗 VEGF/EGF 无效的转移性结直肠癌，维罗非尼治疗 BRAF 突变的转移性黑色素瘤，帕唑帕尼、阿西替尼和替禾沙尼等可治疗晚期转移性肾细胞癌。达沙替尼能抑制多种激酶，临床可用于对伊马替尼耐药的 CML 各期及不能耐受化疗的 ph+ 的急性淋巴细胞性白血病（ALL）成人患者。

6. 其他靶点的小分子化合物

硼替佐米（bortezomib）是一种泛素蛋白酶体抑制剂，用于二线以上治疗失败的多发性骨髓瘤及部分难治性淋巴瘤。雷帕霉素靶位（mTOR）是一种丝氨酸 / 苏氨酸蛋白激酶，对细胞分裂、生长起调控作用，替西罗莫司抑制 mTOR 激酶活性，已用于治疗晚期转移性肾癌、套细胞淋巴瘤及转移性乳腺癌等。依维莫司可单药口服治疗肾癌或与化疗联合用于非小细胞肺癌、黑色素瘤、直肠癌、胰腺癌等。组蛋白去乙酰化酶（HDAC）参与细胞周期调节和凋亡，伏立诺他（vorinostat）可抑制 HDAC1、HDAC2、HDAC3 和 HDAC6，促进组蛋白乙酰化，加促基因转导活化，临床用于治疗经过 2 种治疗方案仍有进展、复发的皮肤 T 细胞淋巴瘤。西达苯胺是国内首个亚型选择性 HDAC 口服抑制剂，可用于既往至少接受过一次全身治疗的复发或难治性的外周 T 细胞淋巴瘤患者。

（二）肿瘤的免疫治疗

肿瘤的免疫治疗包括肿瘤疫苗、免疫调节剂及过继性细胞免疫治疗。

1. 肿瘤疫苗

其基本原理是利用肿瘤抗原，通过主动免疫的方式诱导机体产生特异性抗肿瘤免疫应答，激发机体自身的免疫保护机制，达到治疗肿瘤或预防复发的作用。根据肿瘤抗原组分和性质的不同，可分为以细胞为载体的肿瘤疫苗、病毒疫苗、蛋白 / 多肽疫苗、DNA 疫苗、抗独特型疫苗和异种疫苗等。

2. 免疫调节剂

免疫调节剂是指增强及调节免疫功能的非特异性生物制品。根据免疫调节剂对机体免疫功能的作用不同，可以分为免疫增强剂、免疫抑制剂、双向免疫调节剂。按来源分为，人和动物免疫系统的产物（如 TNF、白介素和干扰素等）、化学合成剂、生物制剂（如卡介苗、短小棒状杆菌和香菇多糖等），以及中药或植物来源的免疫调节剂。

3. 过继性细胞免疫治疗

又称体细胞免疫治疗，是指从患者外周血中分离的单核细胞经过体外诱导、激活和扩增后输入患者体内，诱导或直接杀伤肿瘤细胞，或调节和增强机体的免疫功能，从而达到治疗肿瘤的目的。目前，用于肿瘤过继性免疫治疗的免疫活性细胞主要包括以下几类：细胞因子激活的杀伤细胞、肿瘤浸润淋巴细胞、细胞因子诱导的杀伤细胞、其他的抗肿瘤效应细胞以及最新的 CAR-T 治疗方法。CAR-T 治疗方法是从患者自身血液收集 T 细胞，收集之后对 T 细胞进行生物工程的处理，从而在其表面表达能够识别特异性肿瘤抗原的特殊受体，这种受体被称为嵌合抗原受体（CAR），同时在受体的胞内段加上引起 T 细胞活化的信号传递区域。CAR 是一种蛋白质受体，可使经改造过的 T 细胞识别肿瘤细胞表面的特定蛋白质（抗原），即表达 CAR 的 T 细胞可识别并结合肿瘤抗原，进而攻击肿瘤细胞，达到杀伤肿瘤的目的。

4. 免疫结合点阻断治疗

近年来，基于免疫检查点的概念开始集中寻找限制免疫反应或导致免疫耐受的靶分子。目前，已经应用在临床上的免疫结合点抑制因子主要有针对 T 淋巴细胞抗原 4（CTLA-4）的抗体，针对 CD8 阳性 T 细胞的程序性死亡因子 PD1/PD-L1 的抗体。抗 PD-1 和 PD-L1 抗体 PD-L1 是 B7/CD28 协同刺激因子超家族中的成员，PD-1 主要表达于活化的 CD4+ 和 CD8+T 细胞，它有 PDL-1 和 PDL-2 两个配体。PDL-1 蛋白不仅表达于抗原呈递细胞（APCs），还表达于 B 细胞、T 细胞、非造血细胞、肿瘤细胞。PDL-1 与其受体 PD-1 结合后，可向 T 细胞传递免疫抑制信号，抑制 T 细胞免疫，对机体的免疫应答起负调控作用。新型抗 PD-1 抗体可以阻断 PD-1 对 T 细胞的抑制作用，从而激活肿瘤患者体内的免疫效应细胞杀瘤效应，对非小细胞肺癌、黑色素瘤、霍奇金淋巴瘤等患者具有一定的疗效。抗 CTLA-4 单抗（ipilimumab）是一种单克隆抗体，能有效阻滞细胞毒性 T 淋巴细胞抗原 -4（CTLA-4）的分子。CTLA-4 是免疫球蛋白超家族的成员，细胞毒性 T 淋巴细胞（cytotoxic T lymphocytes，CTLs）表面受体之一，参与免疫反应的负调节。T 细胞的活化需要双信号的刺激，第一信号为 T 细胞受体（T cell receptor，TCR）接受 MHC 递呈的抗原，第二信号为共刺激分子 B7 和 CD28 结合。在正常情况下，T 细胞的激活依赖于第一信号（抗原 - 抗体复合物的形成）和第二信号（B7 介导的活化信号）双活化。而 CTLA-4 可以与 CD28 竞争性结合到 B7 上，阻断 T 细胞受体信号。CTLs 表面上的 CTLA-4 上调，可产生抑制性信号，引起 CTLs 细胞周期的阻滞，并抑制 IL-2 基因转录和 T 细胞的活化增殖，使肿瘤细胞免疫逃逸出现增强。ipilimumab 通过阻断 CTLA-4 和 B7 之间的相互作用，可以抑制这样一个消极的免疫信号，从而消除免疫抑制作用，以及诱导和增强抗肿瘤免疫反应。黑色素瘤是高度恶性免疫相关的肿瘤，一般化疗效果很差，2011 年 FDA 批准 ipilimuma 用于治疗晚期黑色素瘤。

（三）注意事项

分子靶向药物特异性地作用于肿瘤的发生、发展、增殖、扩散、转移相关的蛋白质小分子，这是与传统的细胞毒抗癌药不同的地方，因此具有较高的选择性。其来源广阔，前景非常开阔。分子靶向药物疗效独特，对某些肿瘤如慢性粒细胞白血病、胃肠间质瘤、B 细胞淋巴瘤、乳腺癌、肺癌有良好的甚至是独特的效果，对某些细胞毒药物疗效不好的难治性肿瘤如肝癌、肾癌等亦可见效。

在使用分子靶向药物前，必须进行相关靶点的检测。例如吉非替尼、厄洛替尼用于 EGFR 突变的非小细胞肺癌，利妥昔单抗只用于 CD20 阳性的淋巴瘤，西妥昔单抗用于 K-ras 野生型的肿瘤（大肠癌、头颈癌），赫赛汀用于 HER-2 检测阳性（免疫组化 +++/

FISH 检测阳性）的乳腺癌或胃癌，小分子靶向药伊马替尼仅用于 bcr/abl 阳性的慢性粒细胞白血病或 c–Kit（表达 CD117）、PDGFR 基因重排的胃肠间质瘤。

大多数分子靶向药物毒性一般较小，不会产生细胞毒药物治疗常见的显著骨髓抑制和恶心、呕吐等消化道反应。因此，可与常规的化疗、放疗联合使用，但仍应注意一些特殊的不良反应，如输液反应、肺毒性、皮肤毒性、手足综合征等。

由于免疫结合点阻断治疗是利用机体自身的免疫系统杀伤肿瘤，能够解除免疫系统的抑制状态，因此免疫结合点抑制剂的相关不良事件包括几乎所有的器官，如皮肤、胃肠道、内分泌器官、肺、外周和中枢神经系统、肝脏、肾脏、血液系统、肌肉关节、心脏、眼睛等，所引发的毒性事件严重程度也不一样，有的症状较轻易于管理，通常不需要停止治疗或药物减量；也有的症状严重，能危及生命。免疫相关不良反应的整体发生率低于化疗的不良反应，耐受性良好，治疗出现的最常见不良反应为疲乏、食欲下降、恶心、无力和皮疹等，出现严重不良反应（3/4 级不良反应）的发生率为 7% ～ 13%。免疫治疗过程中应做好免疫相关不良反应的预防、评估、检查、治疗和监测，及时发现并治疗相关不良反应，调整用药剂量并使用皮质类固醇激素进行相应治疗。

近年来，伴随着分子生物学、生物工程、免疫学基础理论的发展，肿瘤免疫学已成为最活跃的生命科学研究领域之一。目前，细胞过继免疫治疗、细胞因子治疗、肿瘤疫苗的临床研究持续进行。这些免疫疗法已显示出与传统常规手术、放疗、化疗三大疗法的互补性，它在多种实体肿瘤及血液肿瘤的治疗中所取得的疗效已经得到了广泛的认可。在治疗过程中，可以为患者提供个体化的、最佳的免疫治疗组合方案，从而使肿瘤患者获得最大的收益。免疫治疗的时代已经来临，它所取得的效果为肿瘤治疗方法的探索提供了一个新的思路，免疫治疗的现在和将来都将在肿瘤治疗过程中发挥越来越大的作用。

第七节　三氧疗法

一、概述

三氧疗法是利用医用三氧通过不同途径治疗疾病的方式总称，采用不同的方式会有不同的药理效应及毒理效应机制。合理有效地应用三氧疗法可以为患者带来显著的临床效果，而不合理的应用会带来相应的毒副作用。临床工作中应严格掌握其适应证，避免给患者及医务人员带来严重后果。

二、方法

（一）三氧自体血回输治疗

1. 概述

三氧自体血回输治疗，简称"三氧大自血疗法"，是从患者外周静脉抽取一定体积

（50～250mL不等）的静脉全血与等体积的无菌医用三氧充分混合后重新回输入体内的过程。三氧有较强的氧化性，在体外与血液充分混合后生成活性氧（ROS）和脂质过氧化产物（LOPs），通过回输入体内起到调节免疫功能的作用，在实体肿瘤的治疗中发挥着重要作用。与放、化疗联合应用能显著增强两者效果，同时还能改善治疗相关毒、副反应以及相关的不适症状。对于术后肿瘤患者，该疗法能促进创口尽快愈合，促进患者康复。该项疗法适用于大部分患者，极少患者因个体原因无法进行治疗。患有葡萄糖 - 6 - 磷酸脱氢酶缺乏症、毒性弥漫性甲状腺肿（graves病）、血小板减少低于$50×10^9/$L、严重的凝血障碍、严重的不稳定性心血管病、急性心肌梗死、急性酒精中毒、大量失血、急性出血、贫血、水电解质紊乱、癫痫发作、血色素沉着病、接受铜或铁剂治疗的患者、抗凝剂（枸橼酸钠）过敏、妊娠及严重肝功能不全的患者等严禁该项治疗。另外，晕血症患者，应谨慎行三氧自体血回输治疗；有低血糖倾向的患者，应严密观察患者的不良反应；严重睡眠不足的患者，在治疗时可能出现一过性脑缺血，应做好沟通及应对措施。总之，在行三氧自体血回输治疗前，医生应详细询问患者病史及治疗情况，严格掌握适应证及禁忌证，为患者制定个体化治疗方案。

2. 方法

（1）适用对象 实体肿瘤患者，放、化疗患者，肿瘤术后患者，肿瘤压迫、癌性疲劳等不适症状的患者，癌痛患者，肿瘤姑息治疗患者。

（2）操作方法及步骤 一是建立静脉输液通路，将一次性使用输血器的一端（带有空气过滤器）插入0.9%氯化钠注射液瓶中；打开盐水通路，正常排空管路气体及输液观察窗，之后关闭一次性使用输血器通路阀门备用；选取合适的血管，消毒，完成静脉穿刺，固定；打开一次性使用输血器通路阀门，建立静脉输液通道。二是采血，打开血袋输血通路阀门排出多余的抗凝剂，然后与一次性使用输血器采血通路连接，如使用真空瓶，则需向真空瓶中加入抗凝剂；关闭一次性使用输血器通路，打开采血通路，采血至预设量，注意采血时沿一个方向轻柔晃动血液，使抗凝剂及静脉全血充分混合，避免小血块形成；采血完成后，关闭采血通路，打开盐水通路，保持输液通路通畅。三是混合，将一次性使用除菌过滤器连接于设备灌注口上，灌取治疗量的无菌医用三氧（与采集血液等体积），与血液充分混合3～5分钟。四是血液回输，混合完成，关闭盐水输液通路，打开输血通路，调节输液输血通路上的流量调节阀，先慢后快，25～40分钟内将三氧化抗凝静脉全血回输至体内，心功能不全及服用ACEI类药物患者，酌情调整滴速；三氧化抗凝静脉全血血液平面降至滴壶上端时，关闭输血通路，打开盐水通路冲管；冲管完成后，关闭盐水通路，常规拔针，局部按压不少于10分钟。

（3）注意事项 三氧浓度自10～15ug/mL逐渐递增至最佳浓度20～40μg/mL，最高浓度不推荐超过60μg/mL，每日剂量自1000μg逐渐增加至最佳剂量4000～6000μg，建议最大剂量不应超过8000ug；采血量为每公斤体重1.2～1.3mL，以不引起血液动力学紊乱为原则，常规采血量100mL，最大采血量建议150mL，不推荐超过200mL；采血速度40mL/分左右为宜，年老体弱或患有心脑供血不足患者不建议使用负压采血；血液回输前5分钟滴速40～60 gtt/min，观察患者无不良反应后，滴速逐渐调至

80～100gtt/min，不推荐快速回输或加压回输或高压回输；治疗完毕观察15分钟，服用 ACEI 类药物者，常规观察20分钟，必要时测血压、脉搏等，若有不适及时处理，穿刺处按压10分钟，观察止血状况，仍有渗血者，给予弹力加压包扎；正确关闭设备并消毒，将使用的耗材正确归类处置，及时并完整的填写治疗记录。

（二）三氧直肠灌注疗法

1. 概述

三氧直肠灌注（ozone rectal insufflation，O3-RI）疗法是指将医用三氧注入直肠作用于人体，以达到治疗和预防疾病目的的一种疗法。O3-RI 不仅对肠道局部有治疗效果，同时三氧与肠道物质反应，通过肠黏膜入血，可作为全身的系统疗法，具有损伤轻微、风险小，成本低和操作简单等优点。

O3-RI 具有一定局部效果，可能与抗氧化反应、杀菌效应、改善肠道菌群平衡、改善肠道内皮细胞功能重新平衡免疫应答等机制有关。

三氧直肠灌注也是一种系统性治疗方法。气体迅速在肠道与腔内物质溶解，其中黏蛋白和其他具有抗氧化活性的分泌产物容易与三氧反应，产生活性氧（ROS）和脂质过氧化产物（LOPs），这些化合物穿透肌肉黏膜并进入静脉及淋巴微血管，发挥抗病毒、改善血液循环、促进代谢、调节免疫和提高全身抗氧化能力等作用。O3-RI 还能够减少放化疗引起的肝脏损伤，同时维持肠黏膜的 pH 值，改善局部供氧，减少放化疗引起的胃肠道反应，拮抗低氧诱导因子（Hypoxia-inducible factor，HIF1α），从而减少肠道上皮细胞损伤，改善肠道炎症，减少放疗引起的直肠出血，必要时 O3-RI 可与三氧大自血疗法同时使用以提高疗效。这种无风险的非侵入性技术被用于儿科、老年患者、三氧大自血疗法静脉穿刺有困难的患者等。这种疗法使用较小的三氧剂量即可达到治疗效果，治疗频率依据治疗目的、患者状态等进行调整，治疗可以每日做或隔日进行，每个疗程10～20次。

2. 方法

（1）适用对象　放射性直肠炎的患者，化疗引起的免疫力低下和肝功能损伤的患者，免疫力低下的患儿、80岁以上不能耐受输血的患者，同三氧自体血疗法的适用对象。

（2）操作方法及步骤　一是核对，治疗前再次确认适应证，排除禁忌证，核对治疗处方及治疗同意书。二是物品准备，包括一次性灌肠包、一次性使用耐氧化 50mL 无菌注射器或一次性使用耐氧化延长管、一次性耐氧化直肠导管、一次性使用除菌无菌过滤器、清洁剪刀、治疗巾等。三是体位，患者取左侧卧位，暴露肛门，臀下垫治疗巾。四是置管，直肠导管前端10～15cm 涂润滑剂，缓慢将直肠导管置入肛内7～10cm（小儿置入1～2cm），置管过程动作轻柔，遇阻力调整直肠导管位置置入或重置，避免蛮力硬性操作。五是送气，选用正确浓度和容量三氧气体，缓慢吹入直肠。六是留气，夹闭直肠导管，保留20～30分钟。七是拔管，完成后拔出直肠导管，休息15分钟。

（3）注意事项　治疗室空气消毒达到标准（空气培养细菌菌落数＜5 cfu/m³）；建

议三氧气体浓度为 10 ～ 30μg/mL，使用浓度应依据患者氧化应激状态、病例治疗分级进行选择。为达到止血的目的，选用高浓度 60 ～ 70μg/mL 开始，出血控制后降低三氧浓度至 30μg/mL；治疗前一晚吃半流质食物，治疗当天晨起空腹，治疗前排空肠道；气体以每 1 ～ 2 分钟输入 50 ～ 100ml 为宜，根据患者耐受程度缓慢逐渐增加，最大容量不推荐超过 300mL；为了避免气体快速排出，直肠注气法（RI）后患者在离开前应该至少休息 15 分钟。

（三）医用三氧水疗法

1. 概述

医用三氧水疗法是常用的三氧疗法之一，在水溶液中三氧的半衰期与浓度、离子浓度等相关，高浓度的三氧水外用主要用于灭菌，低浓度三氧水具有促进组织生长、创面修复等作用。

医用三氧水常用的制备方式：在常温标准大气压下，将适量无菌生理盐水或双蒸馏水加入无菌的三氧化水生成装置内，然后将合适浓度流量的医用三氧气体持续加入无菌生理盐水或双蒸馏水中 10 分钟，生成相应浓度的医用三氧水无菌饱和溶液用于临床治疗。

2. 方法

（1）适用人群　恶性腹腔积液患者，放、化疗引起的口腔黏膜损伤的患者，各种原因导致皮肤黏膜破损、组织损伤粘连及继发感染的患者

（2）操作方法及步骤　①恶性胸、腹腔积液医用三氧水灌注：行胸、腹腔闭式引流术，复查 B 超提示少量积液后，给予医用三氧水 100mL（浓度为 20.8μg/mLP），灌注胸、腹腔，夹闭导管，变换体位，夹闭时间为 2 小时，每日 2 次，7 天为 1 个疗程。②口腔黏膜损伤：晨起、睡前及早、中、晚三餐进食后使用生理盐水漱口清洁口腔，清除食物残渣后使用合适浓度的医用三氧水 30 ～ 50mL 漱口，每次含漱 3 ～ 10 分钟。③医用三氧水阴道冲洗：采用合适浓度的医用三氧水通过专用的冲洗管道冲洗 5 分钟。④褥疮、创面冲洗：清洁创面后，用合适浓度的医用三氧水冲洗 10 ～ 20 分钟，每日 1 ～ 2 次，对于深度褥疮，也可以采用 VSD 加臭氧水持续低灌注治疗。

（3）注意事项　制备三氧水需要水绝对纯净（双蒸馏水）并且温度和三氧气压保持恒定；制备的三氧水应即时制备并立刻使用；在褥疮、创面严重感染期间，应采用高浓度三氧制备的三氧水，感染一旦消退就逐渐地降低臭氧的浓度，以防止细胞增殖被抑制；对于阴道冲洗方式，必要时可采用阴道三氧气体吹入方式。

（四）其他方法

1. 概述

（1）医用三氧油　医用三氧油是通过将医用三氧混合气体在纯橄榄油、葵花子油中注入一定时间，得到一定浓度的臭氧化油制品。臭氧化油敷布于身体的任何部位很容易，比使用臭氧气体更加方便，可以减少吸入的风险。可用于组织的清洁、杀菌和刺

激肉芽组织的发生。夜间使用臭氧化油能够使损伤处于"暂停"状态甚至加速伤口的愈合。

（2）烟熏疗法 烟熏疗法是重要的局部治疗方式，包括套袋疗法、负压罩杯疗法等，主要利用它高浓度杀微生物、低浓度促进伤口愈合的特性，用于褥疮和创面的治疗。

（3）三氧气阴道吹入 三氧气阴道吹入疗法是使用浓度为 10 ~ 30μg/NmL 的三氧气以 0.1L/ 分钟至 0.2L/ 分钟的速度连续吹入 1 ~ 2L 体积的气体。必须事先进行三氧水的阴道洗涤，适用于宫颈癌放疗并发症的防治。

（4）三氧气膀胱尿道吹入 三氧气膀胱尿道吹入是将 50 ~ 100mL 的三氧气吹入膀胱或尿道。推荐的浓度为 10 ~ 25μg/NmL（以每次 5μg/NmL 的量逐步增加）。必要时，可使用三氧水冲洗，适用于间质性膀胱炎等防治。

2. 不推荐应用的方法

（1）三氧及三氧水瘤体内注射 尽管动物研究显示，三氧及三氧水瘤体内注射对兔 VX-2 瘤有抑瘤效果，提示为局部实体瘤安全有效的治疗方法，但目前尚无用于人体的相关临床研究，目前不推荐应用。

（2）三氧水静脉注射 静脉滴注三氧化盐水溶液中三氧浓度的上限为 2μg/L，超过这个限制是危险的，可能导致静脉炎。目前尚无用于肿瘤治疗的临床疗效评估，不推荐使用。

（3）高压臭氧（HBO3）多次通过方式 不推荐使用 HBO3 多次通过方式，这种治疗使用了额外剂量的臭氧和额外剂量的肝素。目前 HBO3 没有任何动物或科学的临床证据，主要的副作用是视力丧失、肺部紊乱、有色尿液（红色、棕色）等。对于无凝血障碍的患者，肝素剂量过高，可加重肝素的主要副作用，如血小板减少、轻度疼痛、血肿、出血、局部刺激、红斑、肝转氨酶升高、过敏反应和免疫过敏反应等。治疗过程中观察到的副作用表明为高臭氧的毒性，对于肿瘤患者存在严重不良事件发生的风险。

（4）三氧直接静脉注射 这种应用是由于会引发气体栓塞的风险，即使是 20mL 的量，使用慢速输液泵的情况下也有可能发生。这种栓塞并发症包括简单的腋窝气泡感、咳嗽、胸骨后压迫感、眩晕、视觉变化（弱视）、低血压危象、脑缺血（轻瘫）和死亡等。应该牢记，在 37℃时每 100mL 血浆中氧的溶解度仅约 0.23mL，因静脉血浆不能足够快溶解氧，从而导致气体栓塞的形成。

（5）动脉注射 由于会产生气体栓塞的风险。

（6）吸入途径 三氧有剧毒，吸入途径用于肿瘤治疗是绝对禁止的。肺的解剖和生化特性使其对三氧氧化性损伤极其敏感。

3. 三氧疗法毒副作用及防治

每种治疗方法都有可能出现不良反应，应当及时采取应对措施避免造成严重的不良后果。例如在三氧自体血回输治疗中可能出现晕血、晕针、过敏、高钾、低钙、低血糖、肺水肿、空气栓塞等不良反应。治疗前应做好充分准备，做好患者的沟通解释工作，治疗过程中严密观察，一旦发生不良反应，按照相关的处理原则及时进行治疗。

三氧毒性反应是指由于不规范操作，吸入三氧发生的毒性反应。轻者可能表现为流泪、咳嗽、头痛、恶心等不适，易感个体会发展成为哮喘。重者可能发展为急性肺水肿，偶尔发生呼吸麻痹，甚至引起窒息而危及生命。三氧制备室应按照国家相关规定进行配置，操作人员需经过正规培训才能持证上岗。一旦发生毒性反应，尽快使用含抗坏血酸和还原型谷胱甘肽（GSH）的5%葡萄糖溶液缓慢静脉滴注，有助于控制臭氧造成的损伤，同时根据患者症状给予相应的对症处理，严重时进行积极的抢救治疗，以挽救生命。

第八节　运动康复

一、概述

运动康复是指以人体运动学、生物力学和神经发育学为基本原理，利用器械、徒手或自身力量，采用主动和（或）被动的运动，来改善人体躯体、生理、心理和精神功能障碍，提高生活质量的一类康复治疗技术。

对于肿瘤患者，运动康复可以预防和改善卧床、制动、手术、疾病本身所致的心肺功能下降、肌萎缩、关节僵硬、心肺适应性、肿瘤相关乏力、焦虑抑郁等不良心理状态、肺部感染、深静脉血栓形成等，帮助患者恢复既往的生活及工作能力，提高机体免疫系统功能。同时，大量研究表明运动康复对部分肿瘤，尤其是结肠癌、乳腺癌、前列腺癌等具有预防作用。

二、方法

（一）关节活动训练

1. 适用对象

适用于制动、手术、放射治疗等导致的软组织挛缩、瘢痕、粘连及淋巴水肿；疼痛、肌痉挛、神经系统损伤所致的关节活动范围减小和受限；骨折内固定术后、关节成形术后、各类关节挛缩粘连松解术后；不能主动活动者如昏迷、极度疲劳、肌力下降等；整体运动程序中预防骨骼肌肉系统损伤，减轻运动后疲劳等不适。

2. 步骤

治疗前根据患者病史，评估主（被）动关节活动范围、肌力、肌张力、疼痛等情况，分析影响关节活动的因素，根据需要选择合适的关节活动训练方法，包括关节活动范围训练、关节松动训练、牵伸训练等。

被动关节活动训练时，患者取舒适、放松体位，肢体充分放松；器械被动运动时将要训练的肢体放置在训练器械的托架上固定，设定活动范围、运动速度和训练时间等，根据病情及耐受情况每天训练1～3次，每次20分钟～1小时，器械被动运动时间可适度延长。

主动 – 助力运动及主动运动时，应以患者主动用力为主，并做最大努力，任何时间均只给予完成动作的最小助力，每一动作重复 10 ～ 30 次，每天训练 2 ～ 3 次。

关节松动训练时，患者尽量暴露所治疗的关节并使其放松，根据疼痛、僵硬情况选择有针对性的手法，当疼痛和僵硬同时存在时，一般先用小级别手法（Ⅰ、Ⅱ级）缓解疼痛后，再用大级别手法（Ⅲ、Ⅳ级）改善活动，训练时治疗师需兼顾松动关节的生理运动及附属运动。

牵伸训练时，徒手和自我的静态牵伸可选择 15 ～ 30 秒，重复 5 ～ 10 次，每天 2 次，利用器械的机械式牵伸，每次可维持 20 ～ 30 分钟，利用夹板矫形器的牵伸维持时间可适度延长。

关节活动训练中如配合药物、理疗等镇痛或热疗措施，可增加疗效。

3. 注意事项

各种原因所致的关节不稳定、骨折内固定不稳定、关节脱位未复位、关节松弛或习惯性脱位、关节急性炎症或外伤所致的肿胀、骨关节肿瘤等应慎重，甚至避免进行关节活动训练。

早期被动运动操作需缓慢、柔和、平稳、有节律地在无痛范围内进行，活动范围逐渐增加，以免损伤，感觉功能障碍者需在关节生理活动范围内进行。

用于增大关节活动范围的被动运动（关节松动训练、牵伸训练），可出现酸痛或轻微的疼痛，通常在 4 ～ 6 小时后应消失，治疗时不应引起肌肉明显的反射性痉挛或训练后持续疼痛。

术后伤口内如有引流管时，要注意运动时不要影响引流管；手术切口如与肢体长轴垂直，早期不宜采用器械被动关节活动训练，以免影响伤口愈合，训练中如同时使用抗凝治疗，或血小板计数低于 2 万时应适当减少训练时间，以免出现局部血肿。

（二）肌力及耐力训练

1. 适用对象

关节损伤、疼痛、骨折、手术后等导致的制动；各种原因如长期卧床、体力下降、放化疗所致周围神经损失或肌病等导致的肌萎缩或肌力下降；中枢神经系统肿瘤引起的肌肉瘫痪及肌力不平衡；消化系统、泌尿生殖系统肿瘤等造成的功能性肌无力，如腹肌、盆底肌无力；心肺功能下降、步行等日常生活活动准备、假肢穿戴训练准备等。

2. 步骤

肌力训练前评估患者肌力情况，肌力 3 级以下时选择主动助力肌力训练方法，以徒手肌力训练为主；3 级以上时选择抗重力及抗阻训练方法，以器械肌力训练为主。

根据病情选择合适的肌力训练类型，关节因外固定、创伤不宜运动及预防废用性肌萎缩时采用等长肌力训练；需要发展动态肌力，增强肌耐力及效率时采用等张肌力训练；关节不稳、关节活动受限及发展全关节活动范围肌力时采用等速肌力训练。

增强肌力训练时，等长肌力训练可取 60% ～ 80% 的最大收缩力量，或相同的阻力负荷进行 6 ～ 10 秒的收缩，每次动作间休息 2 秒，或常用 Tens 法则，每次收缩持续

10 秒，休息 10 秒，重复 10 次为一组训练，每次训练 10 组。等张肌力训练时采用渐进抗阻训练法，先测定重复 10 次运动的最大负荷，称为 10RM 值，用 10RM 的 1/2 运动强度训练，重复 10 次，间歇 30 秒，再以 10RM 的 75% 运动强度重复训练 10 次，间歇 30 秒，再进行 10RM 的 100% 运动强度重复尽可能多次，2 ～ 3 周后根据患者情况适当调整 10RM 的量，训练频度为 1 次 / 日，每周训练 3 ～ 4 次，持续 8 周以上为宜。

增强耐力训练时，等长肌力训练可取 20% ～ 30% 的最大等长收缩阻力，做逐渐延长时间的等长收缩练习，直至出现肌肉疲劳为止，1 次 / 日，每周练习 3 ～ 5 天。等张肌力训练时用 10RM 的 50% 量作为训练强度，每组练习 10 ～ 20 次，重复 3 组，每组间隔 1 分钟，亦可采用适宜长度适当阻力系数的弹力带进行重复牵拉练习。

中枢神经损伤伴肌张力增高时应避免单个肌肉收缩，宜选择目的导向的功能性活动进行肌力训练。步行及假肢穿戴训练准备时，可强化股四头肌、小腿三头肌及残端支持性肌肉的肌力训练；功能性肌无力时如盆腔脏器下垂、压力性尿失禁时，可采用凯格尔运动进行盆底肌训练。

3. 注意事项

等长抗阻训练时要自由呼吸，不要憋气，以免引起 Valsalva 效应，影响心脏功能和血压，尤其老年人、体弱或有心脏病者更要注意。

施加阻力大小要依患者情况而定，不一定完全按照推荐方法进行。如体力明显下降、年老或其他冠心病高危人群训练负荷要小，少量重复，维持肌力即可。

严重的贫血、血小板及白细胞计数下降、伴骨破坏的骨转移、恶病质、高热、持续严重的疼痛、颅内压增高、呼吸及循环功能不稳定者训练应终止。

抗阻训练时阻力通常加在需要增强肌力的肌肉远端附着部位，以较小的力量产生较大的力矩。肌力训练的运动量以训练后第二天不感到疲劳和疼痛为宜。

（三）呼吸训练

1. 适用对象

长期卧床、反复肺部感染、咳痰能力差、痰液较多者；慢性阻塞性肺疾病、呼吸衰竭、慢性支气管炎、肺源性心脏病；肺部肿瘤术后、胸部手术后、高位脊髓损伤、气管切开者。

2. 步骤

选择放松、舒适的体位，例如卧位、半卧位、前倚靠坐位等，需加强患侧的胸式呼吸时可采取患侧在上的侧卧位，对体力较好者可采用前倾站位。

腹式呼吸时腹部放松，经鼻缓慢深吸气，呼气时缩唇将气缓慢吹出，同时收缩腹肌以增加腹内压，促进横膈上抬，把气体尽量呼出。卧位吸气时，可用双手置于腹部或两侧肋弓，随呼吸运动加压帮助气体呼出。呼吸频率大致为 1 : 1 ～ 1 : 2，强调适当深呼吸，以减慢呼吸频率，提高通气效率。

可以采用缩唇呼气、吹瓶呼吸和发音呼吸等，增加呼气阻力减少残气量；腹部沙袋加压、抗阻呼吸器等，改善呼吸肌力量和耐力，增加肺通气；还可进行深呼吸训练、胸部局部加压及扩张训练,改善局部肺不张、胸壁纤维化等可能出现的换气不足。

痰液较多、咳痰能力差者,可通过体位引流、胸部叩击、震颤及咳嗽训练促进患者肺部痰液的排出。体位引流需选择合适的引流体位,每次引流 1 个部位,时间 5 ～ 10 分钟,多个部位时总时间不宜超过 30 ～ 45 分钟,体位引流时可结合胸部叩击、震颤等帮助痰液排出。

咳嗽训练时,应深吸气以达到必要的吸气容量,短暂屏住呼吸以使气体在肺内得到最大分布。关闭声门以进一步增强气道中的压力,增加腹内压来进一步增加胸内压。随后声门突然打开,形成由肺内冲出的高速气流,促使分泌物移动,随咳嗽排出体外。咳嗽无力者,可由治疗师行腹部加压以辅助咳痰。

3. 注意事项

训练时,避免情绪紧张,选择放松体位,避免患者受到过多干扰。避免憋气和过分减慢呼吸频率,以免诱发呼吸性酸中毒。胸部叩击和震颤治疗前必须保证患者有良好的咳嗽能力,或者在叩击后进行体位引流,以免痰液进入更深的部位,而难以排出。训练时出现胸闷气急加重、痰液阻塞气道、血氧饱和度下降等情况时应立即停止训练,采取吸氧、吸痰等对应措施。气管切开者进行咳嗽训练时,需注意套管脱出等意外;严重骨质疏松者行胸壁加压时,需注意肋骨骨折。

(四) 有氧训练

1. 适用对象

心肺耐力下降、长期卧床恢复期、长期缺乏体力活动、肿瘤相关乏力者;各种呼吸循环系统疾病稳定期,如稳定性心绞痛、慢性心力衰竭、COPD、心脏移植术后等;存在代谢异常,如糖尿病、单纯性肥胖;慢性疼痛综合征、慢性疲劳综合征、各种肿瘤术后恢复期。

2. 步骤

评估患者有氧运动能力,根据患者病情可采用六分钟步行试验、心肺运动试验、阶梯试验等,记录患者运动时的运动负荷(步行距离、最大摄氧量、无氧阈、代谢当量等)及运动反应(心率、血压、呼吸、疲劳程度等)。

根据患者个人兴趣、训练条件、治疗目标等选择运动方式,常用的有氧训练方式包括步行、慢跑、自行车或功率车、游泳、有氧舞蹈等。

根据运动能力评估结果设定运动强度。心率是确定运动治疗强度的可靠指标,年龄相关的最大心率(HRmax)等于 220 一年龄,目前推荐 60% ～ 90% 的 HRmax 强度为有氧运动强度,也可采用心率储备法,以 180 一年龄或(HRmax 一安静心率)×60% ～ 80%+ 安静心率作为靶强度。此外,50% ～ 85% 的最大摄氧量强度及 2 ～ 7 倍代谢当量也为有氧耐力训练强度,但对于心肺功能较差、老年人、既往无运动习惯者可从更低强度有氧运动开始,循序渐进增加运动负荷。

除去准备活动及结束放松活动外,达到靶强度的运动时间应达到 15 ～ 40 分钟,早期应从小强度、短时间开始,逐步增加运动量及运动时间,运动能力较好者可延长运动时间至 1 小时。

运动频率一般为每天或隔天 1 次（3 ～ 5 次 / 周），间隔超过 3 天则效果不佳，4 ～ 8 周为基本疗程，但最好养成长期运动的习惯。

3. 注意事项

要掌握好适应证，对不同的疾病应选择不同的有氧运动方法及强度，内容应该由少到多，程度由易到难，运动量由小到大，使患者逐渐适应，并持之以恒。

运动时要注意心血管反应，保证充分的准备和整理活动，防止发生运动损伤和心血管意外，如果在运动中出现胸闷、胸痛、呼吸困难、眩晕、视物模糊等症状和体征，应立即中止运动。

运动中出现单发的房性或室性早搏，可以不予处理，密切观察；如出现严重的室性心律失常、成对的室性早搏、频发室早或室性心动过速、室颤、房性心动过速、房颤、房扑、Ⅱ度或Ⅲ度房室传导阻滞，应立即中止运动，必要时给予适当的处理。

饭前、饭后 1 小时内不要进行大强度运动，血小板及白细胞计数下降明显、伴骨破坏的骨转移、恶病质、高热时需暂停有氧运动。

第九节　社会、心理康复

一、社会康复

社会康复属于社会工作专业服务的一个分支，指通过医疗机构工作，透过多元化的服务形式帮助患者及其家属满足与健康有关的社会心理需要，特别是患者及其家属由于疾病或者住院所引起的家庭问题、人际关系问题、就业问题、财务困难等，提高患者和家属的生活质量。

（一）职业康复

职业康复是指使残疾人获得、保持和提升到适当职业，从而促进他们参与或重新参与社会。目的是帮助残疾人恢复工作能力，从而恢复其在开放的劳动力市场上的竞争力及生产力，促进就业及社会融合。对于处于工作年龄能够长期存活的肿瘤患者而言，一旦病情得到控制，身心得到较好的恢复后即可逐步过渡到职业康复训练。

职业康复前，首先需要对肿瘤患者进行以下四个方面的评定：医学评定，确定身体功能障碍的情况；生理学评定，确定与职业活动相关的身体动作；心理学评定，确定心理状态与进行职业活动的兴趣；职业活动评定，确定技能水平、职业适应能力及作业能力。

职业康复训练包括以下几个方面：工作重整训练，专门针对工作对身体功能的要求而重建服务对象的神经、肌肉、骨骼功能（肌力、耐力、活动性、柔韧性、运动控制）和心血管耐力等功能的训练；工作模拟训练，通过一系列的仿真性或真实性的工作活动来加强服务对象的工作能力，从而协助他们重返工作岗位的训练技术，包括工具模拟训练、工作模拟训练和模拟工作站训练等内容，为工作强化训练内容之一；工作行为训练，集中发展和培养个体在工作中应有的态度及行为所进行的训练，例如工作动力、个人仪表、遵守工作纪律、自信心、人际关系、处理压力或情绪控制能力等方面的训练，属于工作强化训练内容之一；现场工作强化训练，通过真实的工作环境及工作任务训练，重新建立服务对象的工作习惯，提高其参与或重新参与工作的能力，尽早建立"工作者"的角色，使公司能够更早、更妥善地接纳其工作；职业技能培训，围绕患者所希望的职业目标，在技能、工作速度和效率、职业适应性等方面所进行的培训，以促进残疾人掌握必要的职业技能，建立自信，提高就业意愿，尽快融入社会。

（二）人际关系

人际关系是肿瘤患者回归家庭，参与社会活动的重要方面。肿瘤患者在人际交往过程中通过相互倾诉，进行感情交流，能够获得心理上的满足，增进彼此之间的亲密感，使心理、生理系统保持应有的平衡，从而有益于疾病的缓解与康复。

肿瘤患者人际关系主要包括家庭及社会支持系统两方面。家庭人际关系支持系统主要包括配偶、子女及亲属等，通过与患者建立良好的沟通，帮助解决一些实际困难，在其周围创造一种良好的氛围，使患者感到温暖，疏导患者心理压力，化解紧张及恐惧，增加安全感，使之坦然承受疾病所带来的冲击。同时，应避免过度照顾患者，在身体条件允许的情况下，患者的日常生活仍需自理，使其感到自己有能力照顾自己，不会给家庭造成太大的拖累。社会人际关系支持系统，主要包括朋友、同事、社会工作者等，通过帮助患者克服患病后社会地位、角色、职务等方面的障碍，最大限度地给予患者尊重和认同，给予患者参与相关事件处理或决策的机会，制造与社会接触的机会，维护其尊严与价值。

（三）家庭护理

家庭护理涉及肿瘤患者回归家庭日常生活的方方面面，包括心理护理、饮食干预、环境调整、疾病基础护理等，其中疾病基础护理需家属接受相关健康教育及培训。

心理护理主要是与患者进行思想交流，鼓励患者建立兴趣爱好，参与娱乐活动，解除患者的忧虑，消除其恐惧心理及不良情绪，帮助患者树立战胜恶性肿瘤的坚定信念。饮食干预重点在于选择易消化食物，少量多餐，合理均衡营养，保证每天能摄入足够的营养。环境调整需要为患者创造舒适便捷的居住环境，避免接触致癌物质，有条件者可选择气候良好、阳光充足、空气湿润清新的疗养地。

疾病基础护理中，对于晚期长期卧床者需定时翻身拍背，进行皮肤、口腔等的清洁，鼓励患者主动进行体位调整及床上肢体活动，预防压疮、肺部感染、深静脉血栓、关节僵硬等并发症；具备一定活动能力的患者应避免长期卧床，鼓励其参与日常生活活动，病情允许者可适量参加室外体育活动；对于气道、胃肠道等存在造口的患者需保持造口的清洁干燥，避免感染，如有留置胃管、导尿管等应避免牵拉脱管等，注意定期更换。

（四）营养管理

肿瘤患者由于肿瘤本身及其治疗的影响而面临一系列营养问题。在全部肿瘤患者中，40%～80%会出现营养不良。一方面癌细胞本身需要消耗大量的营养物质，部分肿瘤如口腔、喉部及食道肿瘤会影响患者的咀嚼及吞咽功能，造成摄食障碍，部分消化系统肿瘤如胃癌、胆道系统肿瘤、胰腺癌、肠道肿瘤等影响消化吸收功能；另一方面由于罹患肿瘤后的卧床及不良情绪，加上手术、化疗、放疗等治疗，患者往往食欲缺乏，出现恶心、呕吐、腹胀等不良反应，从而造成患者营养不良、体质虚弱、抵抗力下降，影响治疗和疾病恢复。

营养管理首先要保证足够的热量摄入，一般考虑食用高蛋白、高热量、多种维生素的饮食。部分肿瘤如肝癌、胆道肿瘤等消化道肿瘤，可适当调整饮食结构；如有消化道功能障碍或白细胞、血小板减少者，可以采用健脾养胃、养血补气的食物以促进消化和吸收功能，如瘦猪肉、禽肉、甲鱼、蛋及乳制品、红枣、山药等。为了减轻消化道的负担，肿瘤患者的进餐可以采取少食多餐的形式，如每天4～6餐；食欲缺乏的患者可根据其既往饮食结构及喜好调整食物，并结合适量运动及药物辅助增加食欲。

对于不能进食，如胃癌术后2～3天禁食，小肠切除术后等需采用静脉营养的方式来补充人体所必需的能量和营养物质。部分存在咀嚼功能障碍的肿瘤患者，及术后早期和放疗后患者需进食流质、半流质食物。避免吃过热、粗糙和质硬的食物，禁食干、炸、辛辣食物，尽量减少对胃肠道的刺激。吞咽障碍患者，需全面评估患者吞咽功能及误吸风险，采用鼻饲营养支持，必要时可选择胃造瘘等。

（五）经济支持

经济是贯穿肿瘤患者筛查、治疗及预后的重要因素，肿瘤治疗的花费往往给家庭造成沉重的负担，因此完善肿瘤患者的经济支持体系，尤其是社会及国家支持至关重要。

家庭经济支持是肿瘤患者诊治的基础性支持，除家庭成员外，部分肿瘤患者回归社会工作的经济来源也是重要的积极因素。社会经济支持以慈善组织、慈善基金、志愿者服务等多元化形式在部分困难家庭肿瘤患者及特殊肿瘤患者群体的治疗中发挥着重要作用。同时，在网络信息化时代，社会群体的互助特征及高效为肿瘤患者带来了希望。

国家经济支持是广大肿瘤患者重要保障。一方面是国家经济支持的早期肿瘤筛查计划，如胃癌、乳腺癌等早期筛查为部分肿瘤患者的及时诊治创造了条件；另一方面医保政策的完善，包括增加医保覆盖面积、建立重大疾病医疗保险制度、将抗肿瘤药物及治疗纳入医保范畴等举措，大大减轻了肿瘤患者的经济负担。

二、心理康复

心理康复是指通过分析患者的心理学特点，应用心理学方法，对肿瘤患者进行训练、教育和治疗，用以改善心理精神状态，减轻或消除身体症状，适应家庭、社会和工作环境，提高患者生活质量。

（一）心理行为评估

目前恶性肿瘤仍是我国高死亡率、高致残率的主要疾病，出于对肿瘤的恐惧等，一旦得知自己患肿瘤后，患者心理反应大致随时间发展可出现以下几种情况：怀疑期（否认期）、害怕和恐惧期（愤怒期）、沮丧期（抑郁期）、适应期（妥协期）、接受期。

评定常用量表有抑郁自评量表（SDS）、焦虑自评量表（SAS）、汉密尔顿抑郁量表（HRSD）、艾森克人格问卷等。

（二）常用心理康复方法

支持性心理治疗，主要包括倾听，指导、鼓励患者表达情感，解释，鼓励和安慰，保证，促进环境的改善。行为疗法，主要包括系统脱敏法、厌恶疗法、行为塑造法、代币制疗法、暴露疗法、放松疗法等。

（三）肿瘤患者各阶段的心理障碍特点及治疗方法

1. 确诊前后

不少患者被确诊为肿瘤后能正视自己的疾病，正确对待疾病和治疗。但还有许多患者误认为肿瘤等于死亡，对被拟诊或确诊为肿瘤的思想准备不足，而产生震惊、恐惧、抑郁、焦虑、悲观等异常情绪，有的患者出现否认、淡漠等异常表现，处于心理休克期、冲突期。

此时应对患者的心理障碍进行分析、引导，使其能正确了解有关知识，纠正错误认识，正确对待疾病，下定治疗决心。同时，动员患者家属、亲友和单位组织，配合医务人员了解和消除患者的心理障碍，稳定其情绪，适当解决其在经济、家庭、工作方面的实际困难和问题，可能会有助于患者的心理康复。

2. 治疗前后

患者对肿瘤手术、放疗、化疗的治疗作用及治疗后可能出现的不良反应常存在疑问、恐惧、焦虑等心理障碍。治疗后出现严重功能障碍、残疾、毁形、毁容时，常再次出现震惊、悲观、自卑等心理而回避交往，甚至不愿与家属、配偶接触，产生自杀念头。

因此，治疗前应使患者充分了解肿瘤治疗的目的、方法、作用与可能出现的副作用、功能障碍及其处理和康复治疗方法，使其心理状态进一步稳定、适应，并不断强化，使其对治疗有正确认识，树立信心，能主动配合治疗。对治疗后可能出现严重功能障碍、残疾、毁形、毁容的患者，治疗前应使其有足够的理解和思想准备，治疗后应使其尽快接受和适应新的现实状况，并严密注意观察，避免发生意外。有需要和可能时，可对残疾、毁形、毁容适时配用假体，进行整形整容手术以弥补形象缺陷，改善外观。邀请经同类治疗后康复较好的病友来进行现身说法，对患者会有现实的正面引导作用。

3. 终末期

能正确对待肿瘤与死亡的患者在进入肿瘤晚期后，仍能坚持与疾病做斗争，尽力利用自己的余生为病前未完成的工作做最后的拼搏努力，平静地度过终末期。有不少晚期肿瘤患者，对可能即将失去生命表现为个性改变、极大地悲观和失望。有剧烈癌痛的患者常因不能耐受而极端痛苦，精神崩溃，甚至要求提前终止生命。

对能正确对待疾病和生命的患者，要给予最大的帮助和支持，在可能的情况下帮助完成其最后的心愿。对情绪悲观、绝望者要安排安静舒适的环境，细致周到的护理，给予充分的精神支持、足够的关怀安慰，采用放松方法，应用必要的药物。也不必将真实病情全部告知患者，尽量减轻焦虑悲观情绪，转为平静，直到临终。对有剧烈癌痛的患者，给予镇痛治疗和精神支持，尽量减轻其痛苦。

第十节 作业康复

一、概述

作业康复是指通过利用经过选择和设计的作业活动，最大限度地改善与提高患者自理、工作及休闲娱乐等日常生活活动能力及功能独立性的康复方法，作业康复的作用有如下几个方面。

（一）提高生活自理能力

通过日常生活活动训练和使用自助具，提高伤、病、残者穿衣、进食、翻身、起坐、行走、如厕等生活自理能力和家务处理能力。

（二）改善肢体功能

通过功能性作业训练，改善肢体（尤其是上肢）的活动能力，如增大关节活动范围、增强肌力和协调性等，更好完成日常生活动作。

（三）改善认知和感知功能

通过认知、感知训练，提高伤、病、残者的注意力、记忆力思维能力及感觉、知觉能力。

（四）克服心理障碍

通过各种作业活动，调节伤、病、残者的情绪和积极性，增强克服困难的信心。

二、分类

（一）增加关节活动范围的作业训练

1. 肩肘伸屈作业训练

训练项目，如用砂纸板打磨木板、锯木、刨木、打锤、在台面上推动滚筒、擦拭桌面、在编织架上编织、打篮球、打保龄球等。

2. 肩外展内收作业训练

训练项目，如粉刷、编织、绘图、拉琴、写大字等。

3. 肘伸屈作业训练

训练项目，如锤钉木板。

4. 前臂旋前旋后作业训练

训练项目，如锤钉、拧螺帽、拧龙头、拧铁丝等。

5. 腕伸屈、桡尺偏作业训练

训练项目，如粉刷、锤钉、和泥、和面、绘图、打乒乓球等。

6. 手指精细活动作业训练

训练项目，如捡拾珠子或豆、赫土塑形、陶土、和面、捏饺子、木刻、打结、编织、刺绣、插钉、弹琴、打字、书法、珠算、绘画、下棋、拼图、拧螺钉等。

7. 髋膝伸屈作业训练

训练项目，如上下楼梯、踏自行车等。

8. 踝伸屈作业训练

训练项目，如脚踏缝纫机、脚踏风琴、踏自行车等。

（二）增强肌力的作业训练

1. 增强上肢肌力的作业训练

训练项目，如拉锯、刨木、砂磨、调和黏土、推重物等。

2. 增强手部肌力的作业训练

训练项目，如捏橡皮泥、和面、捏饺子皮、木刻等。

3. 增强下肢肌力的作业训练

训练项目，如脚踏功率自行车等。

（三）改善协调平衡的作业训练

1. 改善眼、手、上肢协调作业训练

训练项目，如砂磨板、拉锯、刺绣、编织、缝纫、嵌插、剪贴、木刻等。

2. 改善下肢协调作业训练

训练项目，如脚踏板、脚踏缝纫机等。

3. 改善上下肢协调作业训练

训练项目，如脚踏缝纫机、打保龄球等。

4. 改善平衡作业训练

训练项目，如套圈、打保龄球、推小车、向两侧摆放物品等。

（四）改善精神状态的作业训练

1. 转移注意力的作业训练

训练项目，如书法、绘画、编织、插花、泥塑、木工、下棋、弹琴、游戏、养鱼、盆景等。

2. 镇静情绪的作业训练

训练项目，如园艺、音乐欣赏、书法、绘画、插花、钓鱼、编织、刺绣等。

3. 增强兴奋的作业训练

训练项目，如观看或参加竞技比赛、游戏等。

4. 宣泄情绪的作业训练

训练项目，如钉钉、锤打、砍木、铲雪、挖土等。

5. 减轻罪责感的作业训练

训练项目，如打扫卫生、帮助别人等。

6. 增强自信的作业训练

训练项目，如木工、编织、绘画、泥塑等能完成作品的活动。

（五）增强社会交往的作业训练

1. 集体劳动

参加集体劳动，如打扫庭院、室内卫生等。

2. 集体文娱活动

参加集体文娱活动，如音乐会、电影、歌咏比赛、文娱晚会、游戏等。

3. 集体体育活动

参加集体体育活动，如保龄球、乒乓球、篮球、排球、旅游等。

三、方法

（一）日常作业活动

提高日常生活活动能力是作业康复的主要内容。作业治疗师的责任是训练和教给患者如何在现有的身体条件下，完成基础性日常生活活动和工具性日常生活活动，训练目的在于提高患者的自理生活能力。

1. 穿脱衣物训练

穿脱衣物训练需要患者具有一定的坐位平衡、卧位体位转移以及认知能力，训练时为了便于穿脱，不穿套头衫，上衣不用扣子，改用拉链或尼龙搭扣。穿上衣时一般患侧先穿后脱；裤子不用腰带，改用松紧带；不穿系带鞋，改穿船形鞋，以简化操作；有造口、引流袋的患者需对衣物对应部位进行裁剪改造以方便护理。

2. 个人卫生训练

个人卫生训练时，对有上肢功能障碍而不能自行洗漱者，一方面要进行上肢功能训练，练习洗漱动作；另一方面可使用自助用具或辅助装置。拧毛巾时可将毛巾拴在水龙头上，用健手将毛巾浸湿、拧干；刷牙、剃须时可将牙刷或剃须刀柄加大、加长，或在柄上加一尼龙搭扣圈便于握持使用；梳头时可使用长柄或弯柄梳；沐浴时可使用长柄洗擦具；如厕不便擦拭清洁时可考虑使用智能马桶辅助清洁。

3. 转移训练

患者卧床时需保持良好功能位，防止肢体挛缩畸形等，转移训练初期可从翻身训练开始，一般卧床患者均应定时翻身，日间 1 次 /2 小时，夜间 1 次 /3 小时，交替采取仰卧位、左右侧卧位，尽量采取主动翻身。情况许可时进行坐起训练，先扶起靠坐，然后使之端坐，坐稳后从侧方或前后方推动患者，使之保持坐位躯干平衡，再训练前屈、侧屈、旋转时的躯干平衡。坐位平衡良好后可进行主动坐起的训练，并逐步过渡到由坐到站、由床到轮椅之间、轮椅与坐便器之间的转移。条件允许时可对家庭环境进行改造，利用悬吊系统等辅助转移。

4. 进食训练

进食训练时患者尽量保持坐位，一方面要进行上肢功能训练，练习摄食动作；另一方面主要是训练使用各种餐具，如持匙、用勺、用筷、端碗、送食物进口等。如将匙柄、叉柄加大、加长或成角便于握持使用，杯内固定一根吸管以便吸饮，患肢上举困难时可在餐桌上方装一个悬吊滑轮，以牵拉带动患肢上举送食入口。

5. 家务活动训练

简单的家务活动训练，包括铺床、打扫卫生、布置室内、洗晒或熨烫衣服等。对烹饪感兴趣者可训练切菜、烹调、布置餐桌、洗涤餐具炊具等；认知功能良好者可自行选购物品、钱财保存等。

6. 日常生活用具

（1）穿衣用具　如穿衣棍、穿袜用具、穿鞋用具、魔术扣、系扣可弯钩、硬钩、弹性鞋带等。

（2）卫生用具　如长柄发梳、长柄海绵或牙刷、指甲刷、轮椅式便池、双环毛巾、长臂洗澡刷、肥皂手套、防滑地胶、洗澡椅等。

（3）转移用具　如扶手、绳梯、帆布扶手装置、转移滑板、转移转板、轮椅等。

（4）进食用具　如防漏碟边、免握餐具、加大手柄餐具、双耳杯、吸管固定器、轮椅夹杯等。

（5）家务用具　如轮椅台面、高压水瓶、稳定板、单手托盘、水喉开关器、长臂拾物器等。

（6）尿失禁者用具　如加高坐厕板、袋鼠裤、内外裤、开裆裤、前部开合裤等。

（7）书写辅助用具　如加粗笔、免握笔、自动手提式楔形箱、自制挂床书写板、指取式屏幕、带特制键盘的计算机等。

（二）功能性作业活动

1. 生产活动

生产性活动是利用生产性活动（如木工、金工、制陶等）对患者进行训练。该类活动实用性强、材料工具种类多，技术要求从简单到繁杂、可调性强，可根据患者治疗阶段的不同进行设计，对维持和增强上肢肌力，提高身体耐力，改善协调动作均有良好效果。

2. 手工艺活动

手工艺活动是利用具有技巧性和艺术性的精细手工活动制作简单工艺品的活动，包括刺绣、编织、绘画、陶艺、雕刻、剪纸、插花、木工、皮革工艺等。通过上述活动，可帮助患者改善手指精细动作、手－眼协调性、关节活动度，增加坐位耐力。同时，能够提高注意力，培养创造力，缓解精神紧张。

3. 艺术活动

艺术活动是利用音乐、舞蹈、绘画、书法等艺术活动对患者进行训练。该训练可有效地改善患者的心理状态，培养注意力、观察力和创造力，提高上肢的关节活动度、手－眼协调性和认知功能。因此，不仅适用于各种存在感觉运动、认知及心理社会功能障碍者，亦可用于改善患者的动作协调性。

4. 体育活动

体育活动是利用体育活动对服务对象进行训练以改善功能的训练方法。作业治疗常用的体育活动训练有篮球、足球、排球、乒乓球、羽毛球、台球、射击、飞镖等。打乒乓球、羽毛球、篮球、排球、保龄球等体育活动可以增强体质、上下肢协调性和肌力，加大关节活动范围，还可以通过竞技比赛，密切与他人的交往，增强集体观念。

5. 游戏活动

游戏活动是通过游戏活动，如棋类游戏、牌类游戏、拼图、迷宫、套圈、电脑游戏以及大型互动游戏等对患者进行训练，可以达到改善肢体功能、发展个人兴趣、放松身心、转移注意力、增进友谊与交流等目的。

（三）感知觉作业活动

1. 感觉功能训练

（1）感觉再教育训练　早期训练移动和固定触觉的正确分辨，训练正确的触觉定位，可通过视觉反馈补偿或纠正；后期加强实体觉训练，通过用手触摸识别不同形状、大小、质地的物品。

（2）感觉脱敏训练　对感觉过敏者，如截肢后患肢痛者，训练时首先要保护皮肤过敏的部位，随后过渡到通过连续不断地增加刺激使疼痛的耐受性逐渐增加，如轻轻刷擦→震动→叩打→冰水浸入→经皮神经电刺激等。

（3）感觉替代训练　感觉受损严重时可利用其他感觉进行替代辅助，如视觉障碍可以利用听、触觉替代视觉，帮助进行方向和人物定位；本体感觉障碍的患者，可以通过视觉代偿保持身体的平衡；还可通过有计划地强化健全的感觉刺激以代偿丧失的感觉。

2. 知觉功能训练

（1）失认症训练　失认症包括，视觉失认、听觉失认、体觉失认、触觉失认、空间关系综合征、单侧空间忽略、身体失认等。训练时重点加强对应感觉输入，如单侧空间忽略时不断提醒患者集中注意其忽略的一侧；对忽略侧提供触摸、拍打、挤压、擦刷、冰刺激等感觉刺激；将患者所需物品放置在忽略侧，要求其用健手越过中线去拿取；在忽略侧放置色彩鲜艳的物品或灯光提醒其对患侧的注意等，通过反复暗示、提示等不断强化，逐步纠正。

（2）失用症训练　失用症包括，结构性失用训练、运动失用、穿衣失用、意念性失用、意念运动性失用等。训练时除加强感觉刺激外，可通过程序性指令、示范、模仿等指导患者完成功能性活动，如穿衣失用训练时可用暗示、提醒指导患者穿衣，甚至可一步一步地用言语指示并手把手地教患者穿衣，从而帮助患者建立正确的应用程序及技巧。

（四）认知作业活动

1. 注意力训练

注意力训练包括信息处理训练，如兴趣法、示范法、奖赏法、电话交谈等；以技术为基础的训练，如猜测作业、时间作业、顺序作业等；分类注意训练，通过书面作业或根据录音带、电脑中的指令，进行连续性、选择性、交替性和分别性的注意训练。

2. 记忆力训练

帮助记忆的方法，如图像法、层叠法、联想法、故事法、现场法、倒叙法、关键词法、数字分段记忆法等；PQRST练习法，通过预习、提出问题、再次仔细阅读、复述和测验等来促进记忆；环境适应，使环境有序简洁、物品固定放置、突出要记住的事物等；训练患者有效使用外在记忆辅助工具，如记事本、计算机、时间安排表、定时器、闹钟、标志性张贴等；计算机辅助记忆康复训练，如使用教育性、专门性训练软件，利用多媒体技术，强化记忆训练。

（五）高科技作业活动

高科技技术应用突破传统作业治疗对场地、道具、工具等方面的依赖，如虚拟情景互动训练系统、E-LINK作业治疗系统等利用传感技术将作业活动虚拟化，通过游戏、作业活动任务等场景，增加作业训练的趣味性及实用性。此外，上肢及下肢机器人辅助训练系统、脑机接口、人工智能的开发及应用也为作业康复技术带来了质的突破。

第四章 中医康复与治疗技术 ▷▷▷

第一节 针灸疗法

一、概述

针灸疗法是针刺疗法和艾灸疗法的合称，简称针灸。针刺疗法是用特制的金属针具，通过一定的手法，刺激人体穴位，达到通经活络、行气活血、扶正祛邪、调和阴阳等目的。针具种类繁多，形状、用途、名称各异，临床常用的有毫针、三棱针、皮肤针、皮内针等，以毫针应用最为广泛，现常用材质为不锈钢，也有用金、银或合金等为制针原料。治疗时，常用的针刺手法有捻转法、提插法等。艾灸疗法是以艾绒搓成艾团或艾条，点燃后温灼穴位，达到温通经络、行气活血、扶阳散寒、消肿散结等目的。因两种方法都是通过刺激经络穴位而达到防治疾病的目的，具有相辅相成的作用，临床上常配合应用。

针灸疗法是中医疗法中一种独特的外治法，具有简便、效验、安全、适应证广等特点，脏腑、经络学说是指导针灸疗法的基本理论。近年来，通过多学科协作，深入研究了针灸治病原理，证明针灸对机体各系统功能有调整作用，能增强机体的抗病能力，特别是针灸镇痛原理的研究已深入到神经细胞、电生理学和神经递质，如脑啡肽等分子生物学水平。

二、应用

针灸在肿瘤治疗中的应用是在中医基础理论指导下，遵循整体观念和辨证论治原则，通过普通针刺、电针、耳针、艾灸、瘢痕灸等方式辅助治疗肿瘤，改善临床症状，尤其是在抑制肿瘤疼痛、术后功能障碍、减轻放化疗副作用（如白细胞减少、厌食、腹泻、腹胀、恶心、呕吐、头晕、乏力等）、增强机体免疫功能、延长患者生存期等方面发挥越来越重要的作用。

（一）良性肿瘤

针灸治疗良性肿瘤可以改善肿瘤患者的临床症状，使某些良性肿瘤瘤体缩小乃至治愈。针刺治疗多采用局部取穴为主或结合远距离取穴，如以天柱、大杼、内关穴为主治疗甲状腺瘤，以局部针刺为主治疗脂肪瘤，亦有采用散针刺法、攒针刺法、皮内针法、电热针法、灸法等治疗良性肿瘤的报道。此外，针刺结合内服中药治疗良性肿瘤，亦可收到良好效果。针灸对甲状腺瘤、子宫肌瘤、脂肪瘤、囊性变的腺瘤以及各种浅表性肿瘤有较好的疗效。

（二）恶性肿瘤

针灸可以辅助治疗恶性肿瘤，其主要作用表现在改善恶性肿瘤患者的临床症状，如吞咽困难、胸闷、疼痛等，并能减轻和缓解恶性肿瘤放疗、化疗的不良反应，提高机体免疫，延长生存期，提高患者生活质量。

1. 治疗恶性肿瘤疼痛综合征

疼痛是恶性肿瘤中最常见和最严重的症状之一，目前国内临床已普遍施行 WHO 三阶段肿瘤疼痛治疗方案，但长期使用会出现耐药性和生理依赖性。中医学认为"不通则痛""不荣则痛"。癌痛多由于气机失调、瘀血阻滞、痰凝郁结、湿邪内阻、毒火结聚、虚衰失调等引起经络不通所致，针灸正是通过通经络、调气血的作用发挥止痛作用。现代研究表明，针灸具有提高机体痛阈，激活脑啡肽神经元，抑制疼痛刺激，加强免疫机能的功能。针刺疗法对癌痛不仅有短期的缓解作用，而且对有些患者可产生较长期的疗效，例如有研究针刺足三里、合谷、癌痛局部和节段穴，配合耳穴取痛点枕部、大脑皮质和肾穴，治疗因骨瘤、脑瘤、乳腺癌而致疼痛综合征患者，止痛效果满意。针刺控制癌痛被认为无成瘾性，应用方便，对身体无损害，尽管癌痛发病率高，但为了减少对副作用较大的止痛药物的依赖性，可根据患者的不同情况酌用针刺止痛法。

2. 改善吞咽困难，胸闷

食管癌患者通常会出现食管不通畅，甚至梗阻。临床针刺内关、膈俞、膈关，并配合耳穴（食管、胸、胃、膈、神门等穴）治疗，能有效改善胸闷痞满、嗳气症状，具有明显近期效应。

3. 减轻放疗、化疗副作用

放疗和化疗是目前治疗恶性肿瘤的主要方法，但常引起一些不良反应，配合针刺可以防止和减轻这些副反应。例如白细胞减少时取脾俞、肾俞、三阴交、大椎等穴；恶心、呕吐、呃逆可取足三里、内关、阴陵泉、公孙、太白等穴，尤其是阴陵泉必不可少，可缓急止吐；头晕、失眠、倦怠乏力取内关、百会、头维、神门、太冲、三阴交等穴；发热采用大椎穴刺血拔罐或艾灸大椎、百会等；腹泻可艾灸神阙穴；便秘可泻法针刺支沟、足三里、中渚、丰隆等穴。采用针刺治疗有助于改善放化疗副作用，保证顺利完成治疗疗程。

4. 提高免疫和防御能力

日本学者用灸法对肋 Ehrlich 固体癌进行治疗，组织学检查结果表明艾灸不是单纯的烧灼效果，免疫也起了重要作用。进一步动物实验验证了艾灸对动物移植性肿瘤具有抗癌作用，并在施灸部位的皮组织提取到抗癌物质，这种抗癌因子是施灸的物理性刺激对机体的一种非特异性反应，具有非特异性抗癌作用。

针灸治疗肿瘤着重调动患者自身的抗病能力，如增强造血系统、单核吞噬细胞系统细胞活力等，使针灸后患者机体的各组织器官功能旺盛，增强体内抗癌物质，解除免疫功能抑制，从而控制局部肿瘤的发展。通过协调机体内各器官系统之间以及机体与外界环境之间的关系，有可能防止正常细胞突变和促使癌细胞转变为正常细胞。针灸治疗和其他肿瘤治疗方法一起使用，相互补充，扬长避短，能够对肿瘤的防治起到积极作用，使肿瘤患者得到更科学的治疗。然而，国内外部分针灸著作把"任何部位的良性和恶性肿瘤"列为针灸治疗禁忌证，但据大量临床和实验观察，提示此观点有待商榷，需要进一步研究和分析，明确针灸在肿瘤防治中的应用范围，使其在肿瘤防治中发挥应有的作用。

三、注意事项

针刺法适用于肿瘤各期的治疗。针刺法的常规操作方法中，被针刺处皮肤必须严格消毒，针刺穴位快速进针后，行提插、捻转等手法以患者出现酸、麻、胀（或重）等"得气"感觉为度。针刺期间可间歇运针，以加强针感。由于肿瘤患者多正虚邪盛，运针力度不宜过大，要以患者能够耐受为度。

针刺治疗肿瘤，并非对所有患者都适宜，在治疗方案制定时要考虑以下情况慎用：出血性疾病的患者，如白血病或血友病等；皮肤感染、穴位皮肤破损、溃疡、疤痕的肿瘤部位禁针；尿潴留患者的小腹部禁刺；过度疲劳、饥饱、喜怒、悲伤，以及惊恐时禁针，以防晕针。

针刺前患者应静息片刻；体针针刺法运针时，必须提醒患者注意保持体位，防止折针，造成严重后果；年老体弱者针刺应尽量采取卧位，取穴宜少，手法宜轻。

艾灸法适用于肿瘤各期的治疗。点燃的艾条对准施灸穴位或肿瘤部位，距皮肤 2～3cm 处进行灸治，以局部皮肤红晕、灼热为度。应特别注意，施灸时不能烫伤患者皮肤，一般可灸 10～15 分钟。

针刺时尽量避开血管，如穴位出血，取针后可用棉球长时间按压；对于皮下形成的瘀斑、瘀青，24 小时后可进行热敷活血化瘀，有助于瘀斑、瘀青消退。

第二节　推拿疗法

一、概述

推拿又称按摩，古代称按跷、乔摩，是指在中医理论指导下，在人体一定的部位或穴位上，运用各种手法和进行特定的肢体活动来防治疾病的一种医疗方法，属于中医特色外治疗法。经过长期的临床实践，推拿治疗的应用已经十分广泛，可用于内、外、妇、儿各科中的许多疾病。近年来，推拿也逐渐应用于肿瘤的辅助治疗，如症状改善、术后功能障碍、放化疗副作用等。

推拿手法作用于体表局部，通过经络、腧穴的作用，能间接增强脏腑功能，调整机体的功能状态，提高抗病能力，并能起到镇痛效果。《益元正骨》云："气血结滞，不通则痛，推按运行，其痛则止。"可见，通过推拿疏通经脉，使气血通畅，疼痛则止。现代医学认为，推拿可以通过神经体液的调节，反射性地提高机体某些防御机制来抗病祛邪；还可促进细胞内蛋白质分解，产生组胺和类组胺物质使毛细血管扩张、开放，使局部血流增加，循环加快；另外，推拿可改善皮肤营养，促进皮肤腺体的分泌，消除肌肉的代谢废物，改善疲劳，提高肌力，促进淋巴循环和水肿的吸收。然而，关于推拿作用原理的研究尚处在初级阶段，还需进一步探索。

推拿手法有很多，现介绍常用的几种推拿手法如下。

（一）推法

推法是用指、掌或其他部位着力于人体一定部位或穴位上，做前后、上下、左右的直线或弧线推进的手法。

（二）拿法

拿法是以拇指与其他四指相对，捏住某一部位或穴位行提拿揉捏的手法，此法适用于肌肉比较发达的部位。

（三）拍法

拍法是用虚掌拍打的手法，运用于肩、背、胸、腹和手臂、腿等处。

（四）击打法

击打法是用拳、指或掌背，或用器械击打患处，治疗疾病的手法，其中掌打适用于躯干和四肢，拳打适用于背部。

（五）点法

点法是以指端或关节突起部点按治疗部位的手法，适用于周身各部，其作用为以指代针，刺激作用部位。

（六）捏法

捏法是拇指和其他手指在治疗部位做相对性挤压的手法，适用于肌肉比较发达的部位。

（七）压法

压法是用手指、手掌或尺骨鹰嘴突用力向下进行按压的手法，适用于头面和躯干各部位。

（八）按法

按法是用手指、手掌、拳尖、肘尖在穴位或痛点按压一定时间的手法。使患者有酸、胀感觉，而不觉疼痛。切忌突然用力，以防损伤。

（九）摩法

摩法是将手指或手掌放在体表的一定部位，做环形而有节奏抚摩的手法。施术时要轻柔，有节奏，使患者有舒适轻快感，患部有微热感。此法适用于肿胀、硬结、寒滞、挛急等部位。

（十）抹法

抹法是用拇指螺纹面或掌面在治疗部位做上下或左右直线或曲线的移动的手法，操作时紧贴体表，用力均匀柔和，要求做到轻而不浮、重而不滞，适用于头面、胸腹和四肢等部位。

二、应用

（一）癌性疼痛

疼痛是多种肿瘤晚期中最常见的临床症状之一。肿瘤疼痛的治疗，目前主要靠药物，但癌性疼痛往往较难控制，止痛药的使用种类和剂量越用越大，疗效却不甚满意。推拿疗法通过推拿手法疏经通络，活血化瘀，缓解疼痛，对人体不会产生依赖性，属于自然疗法。

推拿止痛施术部位集中在肩颈部、背部、四肢、足底等；肩颈部常用穴位有肩髃、肩髎、肩贞、臑俞、天宗、肩外俞、肩中俞、巨骨等；背部常用穴位有肺俞、心俞、肝俞、脾俞、胃俞等；四肢常用穴位为内关、神门、合谷等。根据施术部位、病情、体质状况，灵活采用推法、拿法、点法、摩法、抹法、拍法等手法。如肩背疼痛，先行点法点肩井、肩髃、天宗、巨骨等穴约半分钟，然后行拿法，捏拿肩部肌肉约 1 分钟，最后用缓和而有节律的摩法，如此重复数次，直至患者整个肩背部发热，辅之轻拍法，有助于患者进入安睡状态，此法能活血祛瘀，通络止痛。

应用推拿疗法止痛，手法简便，操作容易，疗效较好，患者乐于接受。但对极度消瘦、身体虚弱的患者，手法宜轻，以免造成损伤。

（二）术后并发症

妇科恶性肿瘤术后下肢深静脉血栓（DVT）的发生率较高，如晚期卵巢癌和外阴癌术后约45%的患者发生DVT，运用推拿手法可有效预防妇科恶性肿瘤术后DVT的发生。针对腹部手术后患者的特点，选用摩、捏、推、拿、拍法等中医常用推拿手法，并配合下肢运动。施术者先用热毛巾擦洗患者双下肢，然后用手掌根、大鱼际肌、小鱼际肌对患者双足、小腿、大腿皮肤进行直线来回摩擦；两手握住患者足掌部，做踝关节伸、屈活动及旋转摇晃运动；抬高大腿约60°，做膝关节屈伸运动；抬高下肢30°，操作者手呈杯状，轻快有节律地拍击小腿后侧肌群；操作者大拇指与其余四指相对，由跟腱开始从远端向近端对小腿、大腿肌肉进行挤捏；操作者用手掌，从足背沿下肢外侧向髋关节推挤，从足跟沿下肢内侧向大腿根部推挤。操作时注意保暖，每步操作重复8～10遍。此操作具有疏通经络、舒筋整复、活血祛瘀等作用，能够预防深静脉血栓的形成。

乳腺癌手术切除后，患者仍然面临着长期上肢淋巴水肿的发生。有研究表明，术后约29%的患者一年内会发生淋巴水肿，严重影响着患者的生活质量。推拿疗法应用于乳腺癌患者术后上肢淋巴水肿的防治，也逐渐被人们所认可。在日常生活护理和功能锻炼的基础上，增加推拿治疗，从远端到近端推拿松解患侧上肢10分钟，然后沿着手少阳三焦经循行的方向，点按其主要穴位10分钟；最后，自下而上向心性推上肢3～5遍，每天一次，可有效预防乳腺癌术后患侧上肢淋巴水肿，促进患侧上肢功能的恢复。

另外，推拿治疗还有助于治疗妇科恶性肿瘤术后尿潴留，以及胃癌根治术后胃肠功能的恢复，促进食欲。推拿治疗在预防和治疗肿瘤术后并发症有独特的疗效，需要广大医务工作者进一步挖掘。

（三）化疗副作用

化疗是治疗恶性肿瘤的重要方法之一，但化疗药物在杀伤肿瘤细胞的同时，会引起患者恶心、呕吐等不良反应，严重危害患者身心健康，影响患者的生活质量。大多数抗癌药物能引起程度不等的恶心、呕吐、倦怠乏力、便秘、腹泻等症状。有研究表明，指压穴位对外邪入侵、内伤七情及脾胃虚弱等引起的呕吐效果明显，如指压内关穴能通降三焦逆气，止呕吐；点按足三里穴，具有调理脾胃、和肠消滞、扶正培元等作用，可治疗呕吐、脘痛胀满、肠鸣、便秘或腹泻、食欲缺乏等症，经常按摩有防病保健和强壮作用；点按天枢穴主治腹胀、肠鸣、便秘等。中医学指导下的推拿治疗能改善化疗毒副作用，提高机体免疫力，增强体质，提高患者的生活质量。

三、注意事项

推拿是一种安全、有效而基本无副作用的物理疗法，但是如果手法运用不当，患者体位不当或精神过于紧张，也可能出现一些异常情况。推拿医生需要尽量避免异常情况的发生，如果遇到突发情况，必须马上做出正确判断，并进行及时有效的应对处理。

（一）瘀斑

癌痛患者大多气血虚衰，瘀血阻络，推拿治疗时手法应轻柔，每次治疗时间不宜太长。特别是对于血小板减少和毛细血管脆性增加的患者，更应该避免过度治疗，导致皮下出血，出现局部皮肤青紫、瘀斑等现象。如果发生，应及时暂停推拿治疗，针对局部青紫严重者，可先制动、冷敷，待出血停止后，再在局部及其周围使用轻柔的按、揉、摩等手法治疗，并配合湿热敷，以消肿、止痛，促进局部瘀血的消散、吸收。

（二）晕厥

患者在接受推拿手法治疗时，因患者体质特别虚弱、精神过度紧张、饥饿状态、过度劳累、患者体位不当、手法不当等，都有可能导致患者突然出现头晕目眩、胸闷恶心、心慌，严重者发生四肢厥冷、冷汗，甚至出现昏厥、晕倒等症状，即晕厥。如果出现晕厥情况，应立即停止手法操作，使患者平卧于空气流通处，采取头低足高位，并让患者精神放松，配合深呼吸，轻者静卧片刻，饮温开水或糖水后即可恢复；重者，可配合按揉内关、合谷，掐人中、十宣，拿肩井等，可以恢复，必要时应配合其他急救措施。

（三）骨折

对于骨癌、骨质疏松患者应该尽量避免过强的手法刺激，以免较强刺激的手法引起患者骨折。如果出现骨折，应立即停止手法操作，采取制动、固定，并做 X 线、CT 或 MRI 等检查以明确诊断，并请骨科医生会诊，做必要的针对性处理，及时进行整复和固定。

综上，严格掌握推拿手法应用的禁忌证，可以确保患者的治疗安全，预防医疗纠纷的发生，保护医患双方的合法权益。以下情况不适合运用推拿治疗：各种传染性疾病，所操作的部位皮肤有烧伤、烫伤或有皮肤破损的皮肤病，胃及十二指肠等急性穿孔，骨折及较严重的骨质疏松症患者。

第三节　中药疗法

中药疗法是以中医学整体康复观及辨证康复观为指导，根据中药的四气五味、归经等药性理论和方剂的组成原则，采用内服或外用的方法，扶正祛邪，调整阴阳，减轻或消除肿瘤患者的形神功能障碍，促进其身心康复的方法。

一、概述

肿瘤的综合治疗中，中药的应用相当广泛。相关研究发现，中药及其制剂中含有十几种甚至几十种生物活性成分，其抗肿瘤的作用包括抗肿瘤增生、诱导分化和凋亡、增强宿主免疫功能、抑制肿瘤新生血管形成、抑制肿瘤耐药性等，具有多方位、多靶点、多效性、不易产生耐药性等特点。与西药相比，中药在减轻肿瘤患者的临床症状、提高其生存质量、防止复发转移、延长肿瘤患者的生存期、提高患者的免疫力、增强放化疗敏感性、减轻放化疗不良反应等方面发挥着重要作用。

从中医学角度看，不同的中药因其偏性和归经的差异而有着不同的治疗作用，不同的配伍方式也使各类方药有其特定功效。康复阶段的肿瘤患者往往有以下几个病理特点：部分患者进行了根治手术，切除了病灶和部分脏器组织，正气受伤较为显著，此时体质常较为虚弱，同时还可能因手术而造成不同程度的病残或伤残；部分患者接受抗肿瘤化学药品或放射线治疗，此类疗法常会带来明显的恶心、呕吐等消化道症状，或是出现骨髓抑制、头发脱落、局部皮肤损害等不良反应，此时患者除了正气受伤外，常伴有脾虚湿阻或热毒伤阴等病机特点；未采取根治手术的患者，大多进行了放化疗或其他治疗，但肿瘤组织一般很难完全清除，此时患者往往表现为正虚邪实，痰瘀互结的病机特点。中药疗法针对肿瘤患者邪实正虚、痰瘀交阻、阴阳失调等病机特点，兼顾各类肿瘤的病理特征和患者个体的病理生理状态。在肿瘤的不同阶段，根据病情的轻重缓急，或以祛邪为主，或以扶正为主，或攻补兼施，分别起到扶正固本、清热解毒、化痰散结、活血化瘀、消肿止痛等作用，同时中药的治疗立足于证候，通过改变肿瘤的生存环境，从整体角度调整人的生理病理过程，使肿瘤患者在中药的支持帮助下，改善临床症状，达到新的"阴阳平衡"，不仅提高了肿瘤的总体临床疗效，而且提高了患者的抗肿瘤能力，以获得预期的康复治疗效果，使各类肿瘤患者或康复如初，或带瘤长期生存。

二、运用原则

肿瘤是一种全身性疾病的局部表现，其共性是"局部为实，整体为虚"，全身的虚损与局部肿瘤的增长不仅同时存在，而且常常互为因果。不同肿瘤所在的部位不同，所主脏腑有别，治疗时需明辨脏腑所属，注意患者体质的差异性，以患者的具体病情为依据，谨守病机，以法遣药。

（一）辨证用药

辨证论治是中医治疗一切疾病的基本法则，肿瘤患者采用中药治疗同样需遵循这一原则。肿瘤病情复杂，非简单辨证所能概括，要灵活运用各种辨证方法，当以整体辨证为主，不可拘泥于肿瘤属有形毒邪而一味攻伐。首先针对肿瘤患者多年龄较大、正气不足，兼有痰瘀交阻等病理特点，中药内治常在扶助正气，补益气血的前提下，适当配合化痰散结、活血化瘀、清热解毒等疏通祛邪之法，切忌"见瘤不见人"。其次，肿瘤的病因病机复杂多样，所处阶段不同，证候表现也各不相同，早期多以邪实为主，虚证亦可见到；晚期虽正气大虚，但多虚中夹实，临床应通过分析症状、病邪、正气，根据标本缓急分阶段、有步骤地进行调治。如胃癌患者若见面色无华、胃脘隐痛、喜温喜按、四肢欠温、朝食暮吐、暮食朝吐、舌淡胖、脉沉等症状，当属脾胃气虚为主，治以温中散寒，健脾和胃为要，兼以祛邪，可选理中汤合六君子汤加减；再如大肠癌若见消瘦乏力、口干舌燥、大便干结、舌红少苔、脉细无力等症状，当属肝肾阴亏，治当补益肝肾，扶正祛邪，可选用六味地黄汤加减。再次，肿瘤患者大多不仅有形体之伤，尚伴有神情之损，采用中药疗法时当形神兼顾。值得注意的是肿瘤属慢性消耗性疾病，病程较长，往往非数日之间能毕其功，只要辨证准确，遣方用药得当，应坚持守方，切忌信手更方。

（二）辨证结合辨病

运用中药对肿瘤患者进行辨证治疗的基础上，还应与辨病有机地结合。辨病有利于认识不同肿瘤的特异性，依据西医学理论来辨明肿瘤的具体部位、生长方式、病理类型、转移的迟早远近、是否容易复发等，选用不同的方药可以更好地提高临床疗效。如肺癌常可选用石见穿、石打穿、急性子等；胃癌常可选用白花蛇舌草、半枝莲、铁树叶等；肝癌常可选用垂盆草、龙胆草、三白草等；乳腺癌常可选用蒲公英、王不留行、八月扎等；喉癌常可选用山豆根、瓜蒌皮、枸橘叶等；宫颈癌常可选用漏芦、核桃枝、紫草根等；甲状腺癌常可选用黄药子、浙贝母、夏枯草等。辨病并不脱离辨证，如中医认为体内湿毒痰凝是肿瘤发病的基本病机之一，临床和动物实验证明，通过化痰除湿不但可减轻临床症状，对多数肿瘤尚可控制其发展。肿瘤进入中晚期，由于瘤体的快速增长和转移，可以刺激局部或压迫神经，患者常出现疼痛、局部肿胀等症状，中医学认为，肿胀与疼痛是由于气滞、血瘀、痰凝等因素相互交织而成，通过行气活血化痰药的有机结合，可有助于畅通血行，通络化痰，达到消肿止痛的目的。

（三）辨证结合辨"法"

目前，西医学治疗肿瘤的传统方法仍为手术、放疗、化疗，此三种方法在有效治疗肿瘤的同时，均可能对机体造成各种生理或病理改变乃至功能障碍。因此，运用中药对肿瘤患者进行康复治疗时，在辨证用药的同时，除了要结合辨病以针对不同肿瘤的特异性外，尚需结合西医学的传统治疗方法。有目的、有计划或前瞻性地运用一些相应的中药方剂，能改善手术、放疗、化疗等西医学治疗方法对患者机体带来的不良反应或后遗症，提高患者的免疫功能，扩大手术适应证，增强放化疗的敏感性，减轻毒副作用。如手术前可选用健脾和胃、气血双补等作用的中药以改善患者的体质和整体功能，增强患者对手术损伤的修复能力；手术后可运用益气、活血、解毒等作用的中药，以增强患者免疫功能，减少复发转移，提高远期疗效。放疗则属中医火热邪毒，患者接受放射疗法时常常出现热盛阴伤，气阴两亏的临床表现，故可通过运用清热养阴、益气生津等作用的中药以减轻放疗的毒副作用。化疗常可损害脾胃肝肾功能，出现消化道不良反应与骨髓抑制，化疗过程中患者常出现呕吐、纳呆、脱发等症状，此时可从脾肾入手，一方面可选用桔梗、法半夏、陈皮、枳壳、竹茹、厚朴、薏苡仁等中药以调畅脾胃气机，降逆止呕，减轻患者消化道反应；另一方面可选用菟丝子、鹿角胶、女贞子、枸杞子、阿胶、当归、补骨脂等滋肾养血的中药以促血再生，改善骨髓抑制，同时可选用七叶一枝花、夏枯草等中药以促进化疗药物的排出。因此辨证与辨"法"结合，可进一步提高手术成功率，在增强放化疗作用的同时减轻放化疗的不良反应，改善肿瘤患者的内环境，巩固临床疗效。

三、应用

中药疗法治疗肿瘤主要通过内服和外用两种途径。

（一）中药内服

中药内服是针对肿瘤患者形神受损，正气不足，通过内服中药以补养脏腑气血，祛除邪毒，调理阴阳。临床可根据患者的具体情况，灵活选方遣药，制成汤、丸、散、膏等剂型。具体应用时，一是根据辨证的结果，针对肿瘤患者的病理特点，选用相应的方药，注意补虚祛邪，形神兼顾，耐心守方，各类方剂均可随证化裁。除辨证使用汤剂外，传统中成药如大黄䗪虫丸、六味地黄丸、十全大补丸、桂枝茯苓丸等因其服用方便，并被临床实践证明具有一定的抗肿瘤作用，亦可酌情选用。二是选用合适的单方验方，在长期的临床实践中，人们认识到某些中药对某些肿瘤具有特殊的疗效，这就是药物的专能。清代医家徐大椿在《医学源流论·药性专长论》中言："如性热能治寒，性燥能治湿，芳香能通气，滋润能生津，此可解者也……同一解毒也，而雄黄则解蛇虫之毒，甘草则解饮食之毒，以有不可尽解者。至如鳖甲之消痞块，使君子之杀蛔虫，赤小豆之消肤肿，薏仁生服不眠，熟服多睡，白鹤花之不腐肉而腐骨，则尤不可解者，此乃药性之专长。"单方验方就是基于中药专能这一原理上，产生的一批疗效确切的新型抗癌中药和制剂（包括单体、复方、口服液等），如六神丸、西黄丸、平消胶囊、鹤蟾片、参一胶囊、槐耳颗粒等正在成为肿瘤临床内服药物的新主角，临证时可根据肿瘤特异性及中药作用的特性有针对性地选择运用。

（二）中药外用

中药外治是将中药经过一定的加工炮制后，对患者全身或局部施以熏、洗、蒸、贴、敷等不同方法，使药物经皮肤毛窍吸收入体内，达到疏通经络，调和气血，燮理阴阳，濡养脏腑，发挥康复治疗作用。

肿瘤患者大多正气不足，恶性肿瘤更是病情多变，症状复杂，尤其是进入中晚期后，患者多出现疼痛、淋巴结肿大等并发症。此时，中医辨证多为本虚标实，虚实夹杂，然因患者此时体质较差，口服药物恐受到一定限制而难以坚持，外治法则可弥补内服的不便，并能灵活调整，同样可以起到相应的治疗作用。诚如中医外治鼻祖吴师机在《理瀹骈文》中所言："外治之理，即内治之理，外治之药，即内治之药，所异者法耳。"相关研究表明，中药外治法因其用药量少、不良反应小、疗效明确、患者易接受等优势，已成为肿瘤临床治疗的专科特色技术之一。特别是针对癌性疼痛、恶性胸腹水、口腔溃疡、化疗性周围神经病变等方面，越来越被广泛运用。肿瘤临床康复治疗中，常用的中药外治法主要有敷贴、涂擦、浸泡、熏洗等，近年也引进了雾化吸入、离子导入等新技术，临床应用较多的为中药贴敷及中药熏洗。

1. 中药贴敷

中药贴敷是将鲜药捣烂或将干药研成细末，制成膏药或药饼，直接敷于体表的一种外治方法。此法包括直接贴敷、膏药外贴。直接贴敷大多采用新鲜生药，捣成泥状，外敷于体表等病变部位，如用芦荟和马铃薯以适当比例捣成泥状外敷患处，可治疗化疗引起的静脉炎。膏药外贴是将中药按膏剂的制作方法制成膏药，使用方便，吸收面积固定，持续时间长，可减少用药次数，有硬膏和软膏的不同，临床以软膏使用更为广泛。

2. 中药熏洗

中药熏洗是将中药煎汤，趁热在患部进行熏蒸、淋洗或浸浴的治疗方法。此法借助药力和热力的综合作用，可使毛窍疏通，腠理开发，气血调畅，并可祛腐生肌，如肿瘤手术后的并发症或肛周病变等常选用此法。

四、常用中药

根据中药的功效及其作用特点，结合临床实际，常用的抗肿瘤中药主要有以下几类。

（一）扶正固本类中药

中医学认为，肿瘤是正气亏虚，邪毒内侵凝聚而成，所以在治疗中应注重扶正固本。扶正固本类中药通过扶助正气，调整机体内环境，提高患者免疫功能，有助于机体抗御和祛除病邪，为进一步治疗创造条件。尤其当肿瘤患者术后或放化疗后出现体质下降，毒副反应明显时，及时应用扶正培本类中药，或益气健脾，或滋阴养血，或滋补肝肾，或温肾助阳，以增强患者体质，保证放化疗顺利进行。中晚期患者，恰当运用扶正固本类中药对延长患者的生存期，提高生存质量有明显作用。临床常用的扶正固本类中药主要有党参、黄芪、人参、黄精、茯苓、白术、白芍、甘草、山药、当归、枸杞、天冬、麦冬、天花粉、石斛、玉竹、南北沙参、百合、枸杞子、山茱萸、附子、肉桂、杜仲、菟丝子、肉苁蓉等。

（二）清热解毒类中药

恶性肿瘤特别是中晚期肿瘤有转移者常见发热、肿块增大、局部红肿灼热、疼痛、口渴、便秘、舌质红、苔黄、脉数等症状，中医学认为此类症状多属邪热瘀毒之候，当投以清热解毒之品。相关研究表明，清热解毒类中药大多有抗菌消炎、解热的作用，能控制和消除肿瘤及其周围组织的炎症和水肿，改善局部及全身的热毒之候。现代研究还显示清热解毒类中药具有较强的抗癌活性，能在一定程度上抑制肿瘤，诱导癌细胞凋亡，如与扶正固本类中药配伍运用，更是相得益彰。临床常用的清热解毒类中药主要有蒲公英、紫花地丁、败酱草、半枝莲、大青叶、金银花、连翘、野菊花、白花蛇舌草、夏枯草、土茯苓、鱼腥草、龙葵、红藤、黄芩、黄连、黄柏、苦参、栀子、山豆根、黄药子、猫爪草等。

（三）行气活血类中药

中医学认为气滞血瘀与肿瘤的发生密切相关，大多数实体瘤都不同适度地表现出气滞血瘀的证候。现代研究也认为肿瘤患者的血液易形成高凝状态，为肿瘤细胞着床、生长、转移创造了条件，晚期肿瘤患者的疼痛亦与此有一定关联，故行气活血类中药在肿瘤防治中也有一席之地。该类中药能改善肿瘤患者的血液流变学，缓解血液的高凝状态，使癌细胞不易在血液中停留、聚集、着床。同时该类中药通过改善微循环，增加局部血流量，使抗癌药物易于发挥作用，对放化疗有减毒增效作用。研究表明，多数活血化瘀类中药对肿瘤细胞具有抑制作用，有的甚至能直接杀伤肿瘤细胞，如莪术、水蛭、苏木等。少数活血化瘀类中药具有免疫抑制作用，如红花。此外，活血化瘀类中药也有不同程度的镇痛、抗炎、抗感染作用，可用于中晚期肿瘤患者并发感染及癌性疼痛等。临床常用的行气活血类中药主要有八月扎、柴胡、木香、青皮、枳壳、厚朴、沉香、延胡索、全蝎、水蛭、川芎、桃仁、红花、丹参、赤芍、石见穿、三棱、莪术、乌药、大黄、鸡血藤、乳香、没药、血竭、泽兰、蒲黄、五灵脂等。

（四）化痰散结类中药

肿瘤特别是实体瘤的成因除与血瘀有关外，与痰同样有着密切联系。尤其是起病缓慢，无声无息中日渐增大者，更多责之于痰。金元名医朱丹溪就曾指出"凡人身上、中、下有块者多是痰"。痰也是肿瘤难以消除、治疗困难的重要原因，一旦形成还可阻碍血液的运行而致瘀，以致痰瘀互结，胶着难解，使肿瘤的治疗更加困难。因此，化痰散结类中药常可明显提高其他治疗方法的疗效。临床常用的化痰散结类中药有象贝母、葶苈子、山慈菇、茯苓、陈皮、生薏仁、苍术、厚朴、猪苓、半夏、防己、黄药子、瓜蒌等。

（五）攻毒祛邪类中药

邪毒结聚于体内是肿瘤的根本原因之一，由于肿瘤形成缓慢，毒邪深居，非攻不克，故肿瘤临床治疗中也会使用有毒类中药，即所谓"以毒攻毒"。研究表明，有毒类中药的抗癌机制，主要是通过对癌细胞的直接杀伤，诱导凋亡及诱导分化而发挥细胞毒的作用。但此类药物的特点是有效剂量和中毒剂量很接近，安全性小，易引起中毒反应，甚至致人死亡，故临床应用此类中药防治肿瘤时需慎重掌握有效剂量，适时顾护患者的正气，并以此为依据确定用量和用药时间，适可而止，或通过炮制以减轻其毒性。临床常用的攻毒祛邪类中药主要有斑蝥、蜂房、全蝎、蜈蚣、水蛭、蟾蜍、土鳖虫、守宫、常山、生半夏、生南星、马钱子、独角莲、芫花、雄黄、轻粉等。

第四节　情志疗法

情志疗法是指医生通过语言或表情、姿势、态度等非语言手段，影响或改变肿瘤患者的情绪和行为，减轻或改善患者的异常情志反应，消除导致其情志异常变化的主客观因素，调整患者形神紊乱的病理状态，提高患者抵御不良刺激的能力，达到治愈、缓解或控制病情，促使患者身心向愈的一类康复治疗方法。在肿瘤的综合治疗中，情志疗法有着其他疗法不可替代的重要地位。

一、概述

情志即七情五志，中医学概称为"神"，是中医情志学说的核心内容。中医学认为"形为神之基，神为形之主"，神旺则形强，神伤则形弱。《素问·移精变气论》更有"得神者昌，失神者亡"的著名论述，历代名家也一再提倡"善医者，必先医其心，而后医其身"。绝大多数肿瘤患者从被确诊开始，伴随着局部或全身症状的出现、治疗的进行，乃至处于长期适应状态，均会出现程度不等、性质不同的情志反应。从最初的震惊、恐惧、焦虑、怀疑或否认，到其后的愤怒、悲伤、抑郁、孤独、绝望等，这些不良的情志反应如过激或持久存在，不仅会加重病情，且给正在进行的治疗及康复带来极为不利的影响。《素问·汤液醪醴论》早就有"精神不进，意志不治，故病不可愈"的论述，因此肿瘤患者的治疗除根据病情采用必要的手术、放疗、化疗以及药物等主要针对躯体病理状态的传统治疗方法外，心理干预在肿瘤的康复治疗中也是非常需要的。中医的情志疗法作为独特的心理干预方法，通过其特有的"说理开导""导引行气""移情易性""以情胜情"等情志疏导手段，减轻患者的不良情志反应，帮助患者对疾病有全面正确的认识，引导患者振作精神，树立战胜疾病的信念，保持乐观向上的心态，最大限度地挖掘生命的潜能与肿瘤进行斗争。实践证明，其他治疗方法如果能与情志疗法相配合，通过身心联动效应，能减轻患者过度表达的异常情志反应，平复患者内心的伤痛，使患者能更好地面对疾病，显著提高其他治疗方法的临床疗效，利于患者更好地康复。

有学者指出，导致恶性肿瘤患者死亡的原因多数并不是肿瘤本身，而是被恶性肿瘤吓倒，致使精神崩溃，免疫机能急骤下降，以致并发症百出而死亡。良好的情绪，坚定的信念及应有的社会支持，能增强免疫功能，有利于肿瘤患者的病情向好的方向转变，可使恶性肿瘤处于"自限状态"，甚至自然消退。任何不良的情绪都可作为一种输入信息被人感知，产生一定的生理和心理变化，继而使中枢神经系统和内分泌系统功能紊乱，降低和抑制机体的免疫力，削弱免疫系统识别和消灭异常细胞的能力，为肿瘤的发生提供温床。因此，有人认为情绪可能是肿瘤细胞的活化剂。有学者曾对肿瘤患者的个性进行研究，结果表明：肿瘤患者大多是惯于克制、郁郁寡欢、忧虑重重、情感压抑的人。中医学认为情志不舒，气郁不伸，可致血瘀、痰结、食积、火郁，乃至脏腑不和而引起多种病变，《黄帝内经》中就有"百病皆生于气也"的经典论述，精神情志因素被认为是肿瘤致病因素中"最强烈的因素"。情志疗法通过养性安神、修德养神、娱乐怡情等措施给予患者良性刺激，使患者摒除杂念，心静神安，提高患者调节情绪，抵御不良刺激的能力，帮助患者以乐观的情绪、开朗的性格、高尚的涵养、振奋的精神，应对自若，心安不惧，神静不恼，始终保持积极的、主动的、肯定的正性情绪，消除潜在的致病性情志因素，促进身心和谐，如此则利于身心健康，更利于病情向好的方向发展，最终达到康复目的。

二、运用原则

肿瘤患者的发病与自身的精神情绪有关，而且患者情志的状态也会对治疗效果产生极为重要的影响。因此，对肿瘤患者躯体病变进行治疗的同时，应当根据患者的个性和精神情绪的变化特点，采用各种方法对其进行精神情绪的调适，能够提高患者战胜病魔的信心，最大程度地挖掘生命的潜能，激发机体自身的抗病能力，促进患者生存质量的提高，促进疾病向好、痊愈的方向发展。临床中，在运用情志疗法时应遵循以下原则。

（一）以人为本，真情关爱

《素问·五脏别论》中曾有"病不许治者，病必不治，治之无功"的论述，强调治疗疾病一定要取得患者的配合，即要有良好的医患关系。无论采用何种形式的情志疗法，都必须通过医患双方的配合来完成，良好的医患关系是运用情志疗法的重要前提和基础。以人为本，真情关爱，既见瘤，更见人，通过望、闻、问、切传递医务工作者对患者的人文关怀和对人性的尊重与关注，进而建立良好的医患关系，使患者感受到自己被尊重和被重视。良好的医患关系本身就具有康复治疗作用，如此不仅能明显减轻患者的焦虑情绪，增强患者的信心，间接或直接解除紧张情绪所造成的躯体症状，同时还能增进患者与医生的配合度，有时甚至能出奇制胜，收到意想不到的效果。

（二）详察病情，因人择法

应用情志疗法时，医生应深入细致地了解患者的病情以及与病情有关的具体细节，如肿瘤的类型、部位、分期，西医学相关治疗后可能带来的功能障碍，以及对今后生活的影响，同时还要了解患者的性格特点、兴趣爱好、生活境遇、人际关系等，据此灵活选用适宜的情志疗法，才能使情志疗法有针对性地运用于不同的患者，起到相应的康复治疗作用。

三、应用

中医的情志疗法由来已久，根据古代文献记录，结合临床实际，按其作用特点，主要归纳为以下几种方法。

（一）开导法

开导法是指医生巧妙地运用语言，对患者进行耐心细致地说理疏导，减轻患者的异常情志反应，消除致病情志因素，达到康复目的的一类情志疗法。如《灵枢·师传》就强调曰："人之性，莫不恶死而乐生，告之以其败，语之以其善，导之以其所便，开之以其所苦，虽有无道之人，恶有不听者乎？"《东医宝鉴》亦指出"欲治其疾，先调其心，以正其心，乃资于道，使病者尽去心中疑虑思想，一切妄念，一切不平……能如是则药未到口，病已忘矣"，说明了开导的重要性。开导最常用的方法包括解释、鼓励、安慰、保证等。

（二）顺意法

顺意法是指通过顺从、满足患者的某些意愿，以解决其致病因素的一类情志疗法。《素问·异法方宜论》指出"数问其情，以从其意"，因为"意有未遂，所求不得"是导致形神病变的重要原因，也是促使病症发展、加重或产生变症的重要因素。因此，顺从、满足患者的某些意愿是康复治疗过程中的权宜之计，也是"求本"之治。在运用此疗法时，医生应具有敏锐的判断力，能洞悉患者的各种意愿，正确分析其合理性，对于患者某些不合理或者客观条件尚不允许、难以实现的意愿、要求等，则要配合开导法以疏导说服。

（三）移情法

移情法也称转移法，即通过一定的方法和措施改变人的思想注意焦点，以摆脱不良情绪的影响。肿瘤患者一旦被确诊后，往往将注意力集中在自身肿瘤这件事上，整天胡思乱想，不仅影响病情，还影响其他治疗手段的疗效。因此，分散患者的注意力，使患者的注意焦点转移，或改变其生活环境，可有利于疾病的治疗与康复。移情法的具体方法很多，如娱乐移情、运动移情等，应用时当根据患者不同的心理、环境和条件，灵活选用。

（四）养性法

所谓"性"即指人格，主要包括气质、性格、自我认知风格等方面，是具有一定倾向性和比较稳定的心理特征的总和。良好而健全的人格有助于人的心理健康，在生活中能够做到"恬淡虚无"的境界，如此则气血和畅，利于身心健康，更利于疾病的治疗和康复。反之，不良的人格特征则易于导致情志过激，既不利于内守精神，维护健康，更不利于疾病的治疗与康复。在人格的形成过程中，文化对人格的影响极为显著，生活中的许多文化活动，如绘画、书法、阅读、音乐、种花、旅游等，能起到陶冶情操、怡情养性、调神健身等作用。养性法就是借助此类文化活动，使肿瘤患者通过人格的修养、重塑而调神治神，达到"真气从之，病安从来"的康复治疗目的。

（五）以情胜情法

这是中医学独特的情志康复方法，是指医生根据情志之间存在的五行生克制化规律，有目的地通过语言或非语言等多种手段，激发相应的情志活动，以此来调控或纠正患者原有的、持久而强烈的病理性情感活动，以恢复或重建精神平和状态的情志疗法。金元时期的著名医家张子和在《儒门事亲》一书中言"悲可以治怒，以怆恻苦楚之言感之；喜可以制悲，以谑浪亵狎之言娱之；恐可以制喜，以恐惧死亡之言怖之；怒可以制思，以污辱欺罔之事触之；思可以制恐，以虑彼志此之言夺之。凡此五者，必诡诈谲怪，无所不至，然后可以动人耳目，易人听视"。情志相胜法主要是根据中医学五脏情志相胜理论而制定的，运用时应灵活掌握，不可生搬硬套。

第五节　饮食疗法

一、概述

肿瘤的发生是正邪双方相互作用的结果，正气虚弱，邪毒乘虚而入，致使脏腑功能障碍，气血紊乱，阴阳失调，痰瘀毒邪凝滞，久则形成癥瘕积聚甚至癌瘤。饮食疗法是中医学的重要组成部分，既能扶助正气，滋补人体的营养不足和消耗，同时又能借助食物自身的偏颇特性，调理脏腑的功能障碍和气血紊乱，最大限度地恢复阴阳平衡，改善消瘦、乏力等恶病质状态，对肿瘤的防治有重要的意义，其主要作用如下。

（一）强壮身体

提供人体所需的各种营养成分是食物的基本特性，饮食是维持身体健康的重要保证。在肿瘤治疗的不同阶段，合理地使用食物疗法，除了能够扶助正气，补充肿瘤对气血阴阳的损耗，使机体营养充足，脏腑功能协调，气血运行通畅，阴阳趋于平衡；还能有效地提高人体对放化疗的耐受性，利于肿瘤的顺利治疗。

（二）抑瘤抗癌

近年来，关于食物防癌抗癌的研究越来越多，相关研究认为，某些食物有一定的抑瘤抗癌效应，如无花果、猕猴桃、番薯、胡萝卜、魔芋、薏苡仁、菱角、芦笋等；另外，熏烤类、腌制类等食物有明确的致癌作用，应尽量避免食用。

（三）寓治于食

饮食疗法最显著的特点之一，就是"有病治病，无病强身"，对人体无任何毒副作用。也就是说，利用食物（谷肉果菜）性味方面的偏颇特性，能够有针对性地用于某些病证的治疗或辅助治疗，调整阴阳，使之趋于平衡，有助于疾病的治疗和患者心身的康复。饮食疗法不仅有强身健体、防病治病的作用，而且饮食物的色香味形还能给人感官上、精神上的享受，寓治疗于营养和美味之中，使人在享受美食同时，达到防治疾病之目的。饮食是我们生活的一部分，须臾不可缺也，患者较易接受，能够长期坚持。

二、运用原则

饮食疗法虽然重在补充营养，调和阴阳气血，长期应用无毒副作用，但为了有针对性地进行调理，提高其调养疗效，在具体运用时，尚需注意以下原则。

（一）五味调和

五味，一是泛指各类食物（药物），二是指具体的食味。所以五味调和，包括两方面的含义：一为多种食物的搭配，如五谷、五菜、五畜、五果等；二是指食味的调和，即辛、甘、酸、苦、咸五味的合理调配。早在《黄帝内经》中已明确提出了"五谷为养，五果为助，五畜为益，五菜为充，气味合而服之，以补益精气"的膳食搭配原则。五谷，为稻、麦及其他杂粮类食物的泛称；五果、五菜则分别指古代的五种蔬菜和果品；五畜，泛指肉类食品。谷、肉、果、菜这四大类食物，分别为人体提供所需要的各种营养物质，满足人体基本代谢的需要及脏腑功能活动的需求。

食物五味与相应的脏腑有特定的联系和亲和力，可以选择性地发挥其补益和滋养作用，即酸入肝、苦入心、甘入脾、辛入肺、咸入肾。五味能增强五脏之气，因此应用饮食疗法要做到五味调和，膳食平衡。

（二）辨证施食

中医学认为，不同的肿瘤以及肿瘤发展的不同阶段，其临床表现各异，有以正气虚为主的，有以邪毒盛为主的，还有寒热证候之别。所以，肿瘤患者的康复治疗应根据患者的具体情况，分清病证的寒热虚实阴阳属性，遵循"热者寒之""寒者热之""虚者补之""实者泻之"的基本原则，如寒证宜益气温阳散寒，常用温热性质的食物，忌用寒凉、生冷之物；热证宜清热养阴生津，常用寒凉性质的饮食，忌用温燥伤阴之品；虚证当补益正气，阳虚者宜温补忌用寒凉，阴虚者宜清补忌用温热燥烈之类；实证则当祛除邪气。只有注重辨证施食，才能取得较好的效果。

食物主要作用是提供人体代谢所需要的营养物质，中医认为，药食同源，食物与药物一样，也有寒热温凉、酸苦甘辛咸等特性或偏性，有扶正祛邪之功效，针对肿瘤患者的虚实寒热证候，有针对性地给予相应的食物，对其治疗预后大有裨益。

（三）阶段调理

根据肿瘤患者的不同情况，有需要手术治疗的，有需要放射治疗或化学药物治疗的。在不同阶段以及采取不同治疗措施的患者，临床表现往往多种多样。故而，中医食物疗法在调理身体，防治放疗、化疗引起的毒副反应时，需要有针对性地分阶段进行调理。

1. 手术前的饮食

肿瘤患者手术前的饮食，重在均衡营养，谷肉果菜合理搭配，保证充足的营养，扶助正气，也可用符合患者证候的食疗方，有利于手术的顺利进行。

2. 手术后的饮食

肿瘤患者手术后，大多表现为疲倦乏力、多汗、气短懒言、面色无华等正气不足、气血虚弱的征象。有的患者，尤其是消化道肿瘤的患者，则往往出现食欲不振、脘腹胀满等消化不良症状。因此，对于肿瘤术后的患者，既要补益气血，常用鸡、鸭、鱼等动物性食物进行滋补，又要兼顾脾胃的运化功能，切忌大力滋补，以免补益太过，有碍脾胃的运化，反而不利于疾病的康复。当然，还应针对不同系统、不同部位的肿瘤予以化痰宣肺、健脾和胃、利尿、解毒等食疗方法，如桔梗、杏仁、陈皮、茯苓、薏苡仁等组成的食疗方。

3. 放疗时的饮食

接受放射治疗的肿瘤患者，常常呈现口干咽燥、身体消瘦、纳食不香，甚至低热不退、舌质红绛等阴伤津少的临床表现，故而在食疗时，应以养阴生津为法，且以汤类、汁类饮食为宜，如绿豆、梨、银耳、百合、荸荠、罗汉果等制成的汤、饮等，能够在一定程度上改善放疗后引起的不适感受。

4. 化疗时的饮食

肿瘤患者使用化学药物治疗时，主要出现两方面的毒副反应，一是消化道反应，一是骨髓抑制。消化道常见反应如恶心、呕吐、腹胀等，宜用健脾和胃的食物进行调理，如陈皮、山楂、麦芽、谷芽、茯苓、薏苡仁、砂仁、白扁豆等；如若神疲倦怠、气短，可酌情加入西洋参、人参等益气之品扶正固本；骨髓抑制的诸多表现，如血细胞减少、腰酸腿软等，则属于中医肝肾受损、气血亏虚之证，食疗宜补肝肾、益气血，常选用黑芝麻、枸杞子、桑椹、阿胶、龟甲胶、海参等制成的食疗方，经常食用，能改善或缓解化疗引起的虚弱症状。

（四）饮食禁忌

中医学认为，脾胃为后天之本，脾胃调和，受纳运化正常，升降有序，则饮食物能够转化为人体所需要的各种养分。否则，脾胃失和，无以纳谷消食，则饮食不归正化，不仅不能化生人体需要的营养物质，反而酿生痰湿，影响气机运行，有碍肿瘤患者的康复。况且肿瘤患者在化疗中，大多数患者有不同程度的消化道反应，因此在饮食疗法应用时，必须照顾脾胃功能，注意饮食禁忌，包括生冷饮食，如冷饮、冷食、生蔬菜和水果等；黏滑之物，如糯米、小麦等；油腻荤腥之品，如荤油、肥肉、煎炸食品、乳制品（奶、酥、酪）等；腥膻发物，包括海鱼、虾、蟹、羊肉、狗肉、鹿肉等以及煎炸炙烤类食物。

第六节　传统体育疗法

一、概述

传统体育疗法是以肢体运动为主，与呼吸、意念等方法紧密结合，促进身体和心理功能康复的方法。该方法能恢复身体功能，改善不良情绪，是肿瘤患者康复的一种非药物治疗方法，其主要作用如下。

（一）恢复身体健康

人体五脏功能的正常发挥在于精气的流通，而血脉运行瘀滞会导致疾病的发生。传统体育疗法通过锻炼形体，促进局部和全身气血流通，改善血液循环，达到疏通经络、调和气血、强筋健骨的作用。肿瘤形成的重要病机是气血不畅，瘀血凝滞。传统体育运动能改善肿瘤患者循环系统的功能，使副交感神经兴奋，减缓心率，降低血压。通过长期坚持传统体育运动，肿瘤患者的血黏度等血液流变学指标能够得以改善，将利于预防肿瘤的形成及肿瘤的复发转移。

肿瘤患者因手术或放、化疗，脏器和肢体受到损伤，易于出现功能障碍。康复医学认为通过残存肢体的运动能代偿患者的功能，如肺癌患者出现通气功能障碍，通过练习传统健身功法，用柔和缓慢的动作影响呼吸，使呼吸与动作相对应，利用腹式呼吸提高膈肌收缩和舒张能力，增强肺泡壁纤维弹性，通过膈肌和腹肌的运动代偿呼吸功能，改善肺的通气功能。传统体育疗法还能调整脏腑功能，有助于提高脾胃的消化能力，有助于气血的流通，达到增强肿瘤患者免疫力，扶助正气，加快身心功能的康复。

肿瘤患者容易出现骨质疏松和肌肉松弛，传统健身功法能够使脊柱得到充分运动，腰部及四肢受到良好的刺激，从而增强肢体的柔韧性和协调性，有利于骨骼关节的正常运动，改善患者的平衡协调性。一侧肢体功能丧失后，健侧肢体通过运动锻炼，也能部分代偿患侧肢体的功能。

肿瘤的疼痛症状严重影响患者的生存质量，传统体育疗法的锻炼过程中有许多缓慢柔和且大幅度的伸展运动，配合气息，能使身体的肌肉纤维得到舒适伸展，起到一定程度减轻疼痛的作用。患者在练习中精神完全放松，意念集中，有助于分散其注意力，减轻疼痛感。

（二）改善不良情绪

肿瘤患者极易出现精神抑郁、悲观或急躁易怒等不良情绪。这些异常的情志因素，反过来进一步损伤人体脏腑功能，妨碍肿瘤的康复，甚至会导致症状加重或肿瘤复发。运动能解除消极情绪对免疫系统的影响，起到心理治疗的作用。传统体育疗法能畅达人体气机，改善人的情绪，减少不良情志的刺激。在练习健身功法时，往往辅以优美的音乐，能加强放松效果，改善肿瘤患者的不良情绪。传统体育疗法通过练习深沉、缓慢的腹式呼吸，消除肿瘤患者的焦虑状态，减轻心理压力，有助于稳定患者情绪。传统体育疗法还能使脑血流量增加，使脑细胞及脑组织获得充足的营养，脑细胞功能增强，改善其记忆力、注意力等认知能力。因此，肿瘤患者在临床治疗的基础上，如果能接受适宜的传统体育疗法，主动积极地锻炼，能够增强其康复的信心，从而提高治疗效果，减少复发率，提高其生存质量。

二、运用原则

（一）辨证论治指导运动方案

肿瘤患者在疾病不同阶段会出现不同的功能障碍，在设计运动方案时需要充分考虑患者的实际功能障碍情况，辨证论治，制定适合患者的运动处方。在实施运动疗法的过程中，应注重定期评定，适时调整运动处方，为患者提供最适宜的传统体育疗法。

（二）注重循序渐进与持之以恒

传统体育疗法对于初学者有一定的难度，尤其是呼吸和意念的练习。因此，患者应遵循循序渐进的治疗原则，切忌急于求成。在功法练习上，应先简后繁，从易到难。康复医师要根据肿瘤患者的功能障碍情况，制定适合个体的阶段性训练计划，有步骤地分段练习，逐渐提高身体功能。

传统体育疗法在短时间内难以奏效，需要长期坚持才能提高患者的功能水平。肿瘤患者应遵循持之以恒的原则进行运动锻炼，在病情稳定期，以练习某种适合自己功能的传统功法为主。当然，如果在运动过程中，出现运动不适的症状，或是出现急性病症，应暂停锻炼，治疗疾病，或者更改运动计划，减少运动量，待身体恢复正常后再进行运动疗法。

三、应用

（一）静功

静功是一种运用意念引导，配合呼吸运动以及身体的姿势，达到放松形体、协调呼吸、宁心安神等作用的一类功法。静功非常适合肿瘤患者，尤其是体质虚弱、活动能力受限、功能障碍严重者。它能够使肿瘤患者心情平静，气血调和，经络通畅，增强机体免疫功能，促进患者对疾病的适应。适宜肿瘤患者练习的静功，有放松功、内养功等。

放松功适合精神紧张的肿瘤患者，通过形神合一，以意念放松全身各部位，把身体调整到自然、轻松、舒适的状态。该功法能达到排除杂念，安宁心神，协调脏腑，增强体质的作用，且不受环境的限制，具有易学、易练、易见效等特点。患者的练功体位，采用卧、坐或站式均可，通过全身放松，把身体调整到自然、轻松、舒适的状态，使身心放松，消除身体和大脑的疲劳，恢复体力和精力。在功法练习时要善于运用意念默念"松"，以引导心身的全面放松。

三线放松法是放松功的一种，是将身体划分成两侧、前面、后面三条线，练功时以意识导引全身自上而下依次放松。第一条线：依次经过头部两侧、颈两侧、两肩、两上臂、两肘关节、两前臂、两手，最后将注意力集中在中指尖的中冲穴，并静养 1～2 分钟。第二条线：依次经过面部、颈前、胸部、腹部、两大腿前面、两膝关节、两小腿前、足背、足大趾端，最后将注意力集中在大脚趾大敦穴，并静养 1～2 分钟。第三条线：依次经过后脑、后颈、背部、腰部、大腿后面、小腿后面、足跟、足心，最后将注意力集中在脚心涌泉穴上，并静养 3～5 分钟。做完三条线的放松练习后，将意念收回，注意力集中在肚脐下丹田处，意守 3～5 分钟结束。

（二）动功

动功是一种运用肢体活动，配合呼吸和意念以达到调畅气机，益气活血，强筋壮骨，协调脏腑，促进肢体功能恢复的一类功法，对肢体功能障碍者的康复有非常重要的作用。五禽戏、八段锦、太极拳、易筋经等都是流传至今，被人们广为习练的动功。肿瘤患者应根据其具体病情和功能障碍的情况选择某一功法的几个动作进行练习，也可进行一套功法的整体应用练习。

（三）娱乐保健功

娱乐保健功是将传统体育疗法与娱乐的元素结合起来，使康复过程充满趣味，既能改善患者的功能状态，又能调动患者康复的主动性，从而达到功能康复的目的。舞蹈就是一种娱乐保健功，通过肢体的活动运动形体，同时音乐的艺术感染力也会影响肿瘤患者的心理状态，使生理和心理共同达到功能康复。

四、注意事项

（一）做好练功前准备

练习功法前要做好准备，情绪要安宁下来，衣服要宽松合体，布料柔软。练功前不可过饥过饱，以免胃肠不适；练功前还应排便，不可久忍二便。情绪稳定十分重要，练功前必须保持稳定的情绪，遇到大怒、大喜、烦恼等情绪时，应调节情绪，不宜立即练功。进行传统体育疗法前应做一些活动关节的准备运动，以利于气血运行。练功环境应选择整洁、幽静处，光线柔和，空气流通，注意保暖，避风寒。

（二）注意运动安全

如果在进行体育疗法过程中或者运动后，患者出现倦怠乏力、肌肉疼痛、胸闷心慌或呼吸不畅等，应停止运动，平卧休息。再次进行运动疗法时，需要降低运动强度，调整运动方案。

（三）收功活动要做好

收功活动要把意念转移到丹田，让气息慢慢集中于丹田，逐渐恢复自然呼吸，做一些自我保健按摩，慢慢睁开眼睛，然后再进行其他活动。练功后不可以冷水洗浴，如有汗出，宜用毛巾擦干。如果冷水洗浴，肢体受到冷刺激后，皮肤肌肉中的血管会骤然收缩，加重心脏负担。练功后，不能立即吃冷饮，以免胃肠血管急剧收缩，导致肠胃功能紊乱，引起腹痛、腹泻等。

第七节　音乐疗法

一、概述

音乐疗法是综合音乐、医学、心理学等多学科，通过音乐作用于人体，使人的行为、情感及生理功能产生变化，促进身体和心理功能康复的一种治疗方法。在肿瘤治疗的过程中，患者会遇到很多难以完全靠药物缓解的症状，比如癌性疼痛，手术、放化疗出现的副作用，这些都会使患者产生恐惧、抑郁、焦虑、孤独等心理问题，严重影响患者的生存质量。肿瘤治疗带来的经济负担以及对复发的恐惧也会使患者容易出现心理障碍。相比其他疾病，肿瘤患者普遍存在着不同程度的心理压力，这种心理压力通过降低机体的免疫力，影响睡眠和进食而降低机体的抗病能力，促进肿瘤的发展；心理压力小的患者，治疗效果较好。因此，如何调节肿瘤患者的心理状态是肿瘤治疗中的一个重要内容。

作为一种非药物疗法，音乐疗法能减轻术后疼痛及轻、中度癌痛，提高肿瘤患者的睡眠质量，增强免疫功能，促进患者手术后康复，改善因为放化疗的毒副作用而产生的不良情绪，帮助患者管理情绪，优化其生存质量。

（一）音乐的生理作用

音乐通过声波传入人体，能调节人体的呼吸频率、心率，能促进神经内分泌系统分泌活性物质，促进人体的新陈代谢。音乐与机体的反应状态密切相关，节奏平缓的音乐能使呼吸道平滑肌松弛，减少呼吸的阻力，改善气喘症状，使高血压患者的血压下降；节奏明快的音乐能加快心率和脉搏。肿瘤患者情志不畅，朝气蓬勃、充满生命力的音乐能陶冶情操，促进康复。音乐声波作用于大脑，能提高神经细胞的兴奋性，通过神经和体液调节，增强人体的免疫功能。相关研究表明，音乐疗法能减轻妇科恶性肿瘤化疗期患者出现恶心和呕吐的程度。

（二）音乐的心理作用

音乐对人体心理活动有明显的调节作用。音乐能帮助维持心理平衡，缓解患者焦虑和紧张的情绪。音乐还有良好的疏泄作用，能够把心中的不良情绪宣达发泄出去，以尽快恢复心理平衡。音乐的感染力很大，激昂的音乐能消除抑郁、焦虑等不良情绪，人们在音乐中寄托情怀，怡养心神，排除不良情绪的干扰。活泼、轻松、欢快、悠扬婉转的音乐能消除悲愁、抑郁的情绪，能够稳定患者的心情，防止紧张，减轻疼痛，减少止痛药物的使用量。庄重平和的乐曲具有安神、改善患者睡眠质量等作用。

围手术期患者出现焦虑等负面情绪会导致其伤口愈合缓慢，增加感染的风险，影响术后恢复程度。相关研究表明，音乐疗法作为一种行之有效的非药物治疗方法，能降低肿瘤患者围手术期出现的应激反应，显著提高患者的舒适度。还有研究显示，音乐疗法能减轻胃癌根治术后化疗患者的抑郁、焦虑等情绪，提高患者舒适度，改善其生存质量。

二、应用

（一）接受式音乐治疗

接受式音乐治疗是选择合适的治疗乐曲，让患者通过聆听优美的音乐进入自身体验的精神活动中，达到心理疏导、促进身心康复的目的。音乐欣赏应结合冥想，排除杂念，体会音乐表现的意境，做到身心平静。音乐疗法的音量应当控制在 25 分贝左右，以患者感觉舒适为宜。

肿瘤患者常用的音乐治疗曲目有以下几种。①抗抑郁类：宜选择旋律欢快、活泼轻松的乐曲，如《喜洋洋》《步步高》《星期六的晚上》《心花怒放》等。②抗焦虑类：宜选择使人镇静、放松的乐曲，如《江南好》《平沙落雁》《春江花月夜》等。③增强食欲类：宜选择曲调沉静、庄重的乐曲，如《花好月圆》《北国之春》《欢乐舞曲》等。④改善睡眠类：宜选择具有镇静安神作用的乐曲，如《摇篮曲》《汉宫秋月》《二泉映月》等。

（二）演奏音乐作品

演奏音乐作品是音乐治疗中患者主动参与治疗的形式，包括演奏现有的音乐作品和即兴演奏。这种方法能提高患者对生活的兴趣，促进视听等运动协调，提高自信力，培养患者积极参与的精神，有利于病情的好转。一般选择操作相对简单的乐器，以打击乐器为主，如鼓、木鱼、铃鼓等，在医生的指导下进行集体音乐演奏。这种音乐康复方法能起到情感宣泄、自我表现的心理康复作用。选择演奏的曲目难度不可太大，应注意循序渐进。

（三）音乐电疗法

音乐电疗法是音乐与电流治疗的综合应用，即在患者听音乐的同时，用仪器将音乐信号转换成电流，使输出的电流随音乐的旋律、节奏和音高的变化而变化，再将这些音乐信息放大功率后输出，经电极导入人体，使电和声两种物理因素同时作用于人体，达到治疗目的。一方面，听觉器官听音乐，通过大量接受声音的信息，调节人体的心理功能；另一方面，音乐旋律转换为电流作用于运动神经和感觉神经，使肌肉收缩，恢复肢体运动。音乐电疗法对肌肉和神经组织都有良好的康复作用。

（四）音乐气功疗法

音乐气功疗法是做健身气功时辅以音乐，有助于从生理和心理两方面调节肿瘤患者的功能。常用的医疗保健气功都配有音乐，患者在进行全身运动的同时，听音乐以调节精神状态，更易于进入气功锻炼状态。

三、注意事项

（一）选择合适的治疗乐曲

音乐的形式多种多样，对人体的影响也不尽相同。人体素质各有差异，对音乐的理解能力也不同。进行音乐疗法前，应当对治疗乐曲进行严格的选择。中医乐疗的选曲原则是以五脏与五音相对应的理论为基础，根据五音的表现特点，分别对应相应的脏腑，达到一定的治疗作用。比如以"土"为特征的音乐具有稳定情绪、促进消化功能的作用，对肿瘤患者出现的胃肠道症状有良好的康复疗效；同时，"土"乐对肺气虚弱、卫外功能降低者也有调节作用。

不适合患者的音乐可能会造成人体损伤，如节奏过快、声音嘈杂的乐曲会使神经系统受到刺激，还会使人心率加快、血压升高。

（二）营造良好的治疗环境

环境对人的感官有刺激作用，会使人出现相应的心理活动。鸟语花香让人心情舒畅，大小合适的空间给人稳定、舒适的感觉。音乐治疗的场地应整洁、安静、美观，避免噪声污染。色彩是和乐疗密切相关的一个环境因素，对患者的情绪也有很大的影响。暖色调能让人感到温暖，心情愉悦，冷色调给人以镇静的感觉。乐疗房间的墙面、窗帘、治疗床、盆景花卉等的色彩都要营造一个适合病情，促进患者康复的色彩环境。

第五章　常见肿瘤的治疗与康复技术 ▷▷▷▷

第一节　胶质瘤

一、概况

胶质瘤（glioma）是由神经外胚叶衍化而来的胶质细胞发生的一大类原发颅内肿瘤的总称，是颅内肿瘤中最常见的一种，占颅脑肿瘤的40%～50%，年发病率为3～8人/10万人，每年新发病例超过14000例，65岁以上人群发病率较高。从神经外胚叶衍化而来的胶质细胞有星形胶质细胞、少枝胶质细胞和室管膜细胞等，它们都可以发生肿瘤，属于恶性肿瘤。

二、诊断

（一）病因

胶质瘤同其他原发性脑肿瘤一样，其确切病因尚不明确，目前认为胶质瘤是由于先天的遗传因素和后天的致癌因素相互作用所导致。胶质瘤的发生可能与遗传因素、生化环境、电离辐射、亚硝基化合物、污染的空气、不良的生活习惯、感染等因素有关，比如暴露在高剂量电离辐射中。对于高剂量电离辐射，可以加大防护力度，避免客观人为地暴露，以减少胶质瘤的发病率。一些已知的疾病，例如神经纤维瘤病（I型）、结核性硬化疾病等为胶质瘤的遗传易感因素。胶质瘤的发生也与基因突变、癌基因和抑癌基因表达异常有关，对于基因突变遗传，可以运用基因检测手段，通过减少高外显率基因突变胶质瘤的携带者，从而减少胶质瘤的发病率。虽然大部分的胶质母细胞瘤患者都曾有巨噬细胞病毒感染，并且在绝大部分的胶质母细胞瘤病理标本都发现有巨噬细胞病毒感染的证据，但是这两者间是否存在因果关系，目前也不是十分清楚。由于胶质瘤的确切病因不明，因此目前还难以预防。

（二）分类

1. 根据胶质瘤的组织起源

按胶质瘤的组织起源可以分为星形细胞瘤、胶质母细胞瘤、髓母细胞瘤、室管膜瘤、少枝胶质瘤、松果体瘤、混合性胶质瘤、脉络丛乳头状瘤、未分类胶质瘤及神经源性肿瘤等，其中星形细胞瘤和髓母细胞瘤最多见。

2. 按肿瘤细胞的恶性程度

目前虽然有很多关于胶质瘤的分级系统，但是最为常用的还是世界卫生组织（WHO）制定的分级系统。根据这一分级系统，将脑胶质瘤分为1级（恶性程度最低、预后最好）到4级（恶性程度最高、预后最差）。其中，传统细胞病理学所谓的间变胶质瘤与WHO的3级相对应，胶质母细胞瘤与WHO的4级相对应。根据此分级系统，胶质瘤按肿瘤细胞在病理学上的恶性程度，可以进一步分类：低级别胶质瘤（WHO1～2级）为分化良好的胶质瘤，虽然这类肿瘤在生物学上并不属于良性肿瘤，但是患者的预后相对较好；高级别胶质瘤（WHO3～4级）为低分化胶质瘤，这类肿瘤为恶性肿瘤，患者预后较差。

3. 按肿瘤的生长部位

胶质瘤可以根据其在大脑所处的位置进行分类。小脑幕将脑组织分为幕上和幕下区域。据此，脑胶质瘤也分为幕上胶质瘤和幕下胶质瘤，幕上胶质瘤位于小脑幕上，主要是大脑半球，为成人最常见脑胶质瘤，约占70%；幕下胶质瘤位于小脑幕下，主要是小脑半球，为儿童最常见脑胶质瘤，约占70%。桥脑胶质瘤位于脑干，脑干包括间脑、桥脑和延髓三个部分，其中桥脑包含呼吸等重要生命功能。各型胶质瘤的好发部位不同，如星形细胞瘤在成人多见于大脑半球，儿童则多发在小脑；胶质母细胞瘤几乎均发生于大脑半球；髓母细胞瘤发生于小脑蚓部；室管膜瘤多见于第4脑室；少枝胶质瘤大多发生于大脑半球。

（三）临床表现

胶质瘤的临床表现因其病理类型、发生部位、生长速度之不同差异很大，主要包括颅内压增高及局灶性神经功能损害的症状和体征两部分。

1. 颅内压增高的症状和体征

胶质瘤由于其在空间的"占位"而导致的头痛、呕吐和视乳头水肿被称为颅内压增高三主症。头痛部位一般多为前额部和颞部，为持续性头痛阵发性加剧，晨起时头痛明显，幕下胶质瘤一般后枕部头痛明显，老人因脑萎缩和反应迟钝出现头痛症状比较晚。呕吐呈喷射性，多伴有恶心，幕下胶质瘤由于呕吐中枢受刺激，呕吐出现早并且比较严重。视乳头水肿是颅内压增高的客观体征，幕下和中线部位胶质瘤视乳头水肿出现早。颅内压增高除了导致三主症外，还可以出现头晕、视力下降、黑矇、复视、淡漠、意识障碍、血压增高、脉搏减慢和大小便失禁等。

2. 局灶症状和体征

局灶症状是由胶质瘤导致的局部神经功能紊乱造成，可以分为刺激性症状和局部组织受压或破坏导致的功能丧失。局灶症状取决于胶质瘤的生长部位，因此可以根据胶质瘤患者特有的症状和体征做出胶质瘤的定位诊断。大脑半球胶质瘤症状主要表现为癫痫发作，出现反应迟钝和记忆力下降等精神症状；中央区胶质瘤可以引起患者运动与感觉的障碍；语言区胶质瘤可以引起患者语言表达和理解的困难；视神经胶质瘤可以导致患者视觉的丧失；幕下胶质瘤可以出现患侧肢体共济失调；小脑半球胶质瘤主要表现为患侧肢体共济失调；小脑蚓部胶质瘤主要表现为躯干性和下肢远端的共济失调；脊髓胶质瘤可以使患者产生肢体的疼痛、麻木以及肌力弱等症状；脑干胶质瘤特征性的临床表现为出现交叉性麻痹，如中脑病变多，表现为病变侧动眼神经麻痹，桥脑病变可表现为病变侧眼球外展及面肌麻痹，同侧面部感觉障碍以及听觉障碍，延髓病变可出现同侧舌肌麻痹、咽喉麻痹、舌后 1/3 味觉消失等。胶质瘤由于恶性程度不同，其所产生症状的速度也不同，例如低级别胶质瘤患者的病史往往在几个月甚至一年，而高级别胶质瘤患者的病史往往在几个星期至几个月。临床上，根据患者的病史、症状以及体征，可以初步推断出病变的部位以及恶性程度。

（四）检查方法

1. 头部 CT

头部 CT 检查可以初步判定是否有颅内占位。胶质瘤往往表现为脑内、低信号的病变，I 级星形细胞瘤大多表现为密度较均匀的低密度病灶，境界较清楚，常位于脑凸面皮质或皮质下白质内；II 级星形细胞瘤偏良性者多表现为低密度或低、等混合密度病灶；I、II 级星形细胞瘤少数可有钙化。低级别胶质瘤一般无瘤周水肿，占位效应较轻。I 级星形细胞瘤常无强化或轻度强化；部分偏良性的 II 级星形细胞瘤仅有轻度强化，与 I 级相似。III、IV 级星形细胞瘤大多表现为低、等混合密度病灶，瘤内常见坏死、囊变，有时伴出血及点状钙化，境界不清，形态不规则，高级别胶质瘤往往伴有瘤周水肿，占位效应均较明显，肿瘤多位于脑白质深部。部分 II 级星形细胞瘤也有类似 III、IV 级的表现，仅根据其 CT 表现难以分级。部分 II 级和 III、IV 级星形细胞瘤一般均有明显强化，多表现为不规则环状强化，环壁厚而不均匀，可伴有壁结节。幕下小脑星形细胞瘤多位于小脑半球，少数在蚓部，可为囊性或实质性。囊性肿瘤平扫为均匀低密度，边界清楚；增强扫描囊壁有不规则强化或结节状强化。实质性肿瘤平扫以低密度为主，多数有坏死囊变区，为不规则强化，常有第四脑室受压移位及幕上脑积水。少枝胶质瘤最显著特点是钙化，钙化常出现在肿瘤周边部，非钙化部分表现为等、低密度影。此外，CT 在发现是否有肿瘤出血以及钙化，优于磁共振。瘤卒中发生的出血，在 CT 上表现为高信号，提示肿瘤的恶性程度较高。

2. 核磁共振

核磁共振在显示肿瘤的部位、性质等方面，要优于 CT 检查。低级别胶质瘤在磁共振上往往表现为 T1 低信号、T2 高信号的脑内病变，主要位于白质内，与周围脑组织在影像上往往存在较为清晰的边界，瘤周水肿往往较轻，病变一般不强化，少数可有周边斑点状强化，部分低级别胶质瘤可表现为囊性或瘤内出血。高级别胶质瘤一般信号不均一，T1 低信号、T2 高信号；但如有出血存在，则 T1 有时也有高信号，肿瘤往往有明显的不均一强化，肿瘤与周围脑组织界限不清，瘤周水肿较为严重。胶质母细胞瘤常表现为中央坏死区不增强，周边增生血管区不规则的环形、岛形或螺旋形强化。室管膜瘤在 T1 加权为低或等信号，质子加权与 T2 加权呈高信号，增强有中度至明显强化影，部分为不规则强化。少枝胶质瘤表现为 T1 加权低信号，T2 加权呈高信号，钙化区有信号缺失现象。有时，胶质瘤与其他的病变，例如炎症、缺血等，不是很容易区分。

3. 其他检查

胶质瘤的诊断可能还需要做其他的检查，包括正电子发射断层扫描（PET）、磁共振波谱（MRS）等检查，进一步了解病变的糖代谢及其他分子代谢情况，从而进行鉴别诊断。此外，有时为了明确病变与周围脑组织功能的关系，还要进行所谓的功能磁共振检查（fMRI）。通过这些检查，一般可以在手术前，对胶质瘤的部位以及恶性程度级别，有初步的临床判断。但是最终的诊断，还要依赖手术后的病理诊断。

三、治疗

（一）西医治疗

1. 手术

手术是胶质瘤治疗的基础，肿瘤的切除程度与患者的预后密切相关。手术不仅可以提供最终的病理诊断，而且可以迅速去除大部分的肿瘤细胞，缓解患者症状，并为下一步的其他治疗提供便利。对于一些低级别胶质瘤，如毛细胞星形细胞瘤，手术的完整切除，可以使患者得到根治以及长期存活。但由于胶质瘤呈浸润性生长以及脑功能的特殊性，绝大多数胶质瘤很难做到真正意义上的生物学全切除。因此手术的主要目的是在尽可能切除肿瘤和尽可能保护脑功能之间取的平衡。

目前，采用多种先进技术进行的胶质瘤手术，更为安全，创伤更为小，肿瘤切除也更为完全。其中，显微手术是术者借助光学显微镜进行胶质瘤手术切除的治疗方法，与传统手术切除治疗相比，其优势在于手术操作空间大、视野清晰，术者在光学显微镜的帮助下，能够更加清晰地辨别肿瘤与脑组织的边界，以及周围重要的神经血管等结构，可以在更大范围内切除肿瘤，而且创伤相对小，同时最大范围的肿瘤切除能为患者带来更好的预后。在过去的二十年出现了很多手术切除辅助技术，如弥散张量成像辅助下胶质瘤手术，可以帮助术者术前做好手术计划，帮助术中功能脑区的辨认；术中唤醒与皮质电刺激，是指在切除术中定位胶质瘤时，通过严格的麻醉技术使者意识清醒，应用皮质体感诱发电位以及运动区或语言区皮质刺激术明确手术部位，在术中用神经电生理监测仪进行脑功能区的定位，从而确定手术范围，这样可以最大限度地保护患者的语言、运动、感觉等功能区，减少术后的并发症，对认知功能恢复意义重大；神经导航手术治疗，通过术前、术中 MRI 等技术，在计算机系统中进一步明确肿瘤范围，确定手术边界，从而指导手术计划的制定，在术中实现最大程度的肿瘤切除。神经导航手术可以实现更加彻底的肿瘤切除，从而进一步降低患者的复发率，提高生存质量，延长生存时间；荧光标记手术通常需要共聚焦显微镜等配合，通过口服荧光剂标记脑胶质瘤的范围，增强对瘤周境界的辨识，实现肿瘤更彻底的切除。近年来出现的术中磁共振，可以进一步提高手术切除的完整程度，并减少患者术后功能缺陷等并发症的产生。术中皮层刺激电极的应用，可以完善术中对于运动区、语言区的辨认，从而帮助外科医生更好地保护脑的重要功能。

2. 放疗

放疗是胶质瘤治疗的重要手段，在接受外科手术治疗后，对于高级别胶质瘤患者，往往需要进一步的放疗。对于低级别胶质瘤患者，若存在高危因素，如肿瘤体积超过6厘米、手术切除不完全等因素，也要考虑进行放疗，但低级别胶质瘤放疗的最佳时机和远期放射性神经毒性的风险一直存在争议。放疗包括局部放疗和立体定向放疗，对于首次发现的胶质瘤，一般不采用立体定向放疗；局部放疗根据所采用技术的不同，又可以分为适形调强放疗，图像引导放射治疗以及螺旋断层放射治疗。高级别胶质瘤尤其是胶质母细胞瘤的恶性程度高，增殖速度快，术后应尽早放疗。复发脑胶质瘤再程放疗时，要考虑初次放疗的剂量、与初次放疗间隔的时间、复发肿瘤的部位与体积等诸多因素，选择合适的患者进行再程放疗；对于功能区复发胶质瘤的患者，可以考虑进行立体定向放疗。

3. 化疗

自20世纪90年代末替莫唑胺问世，到2005年确立了以替莫唑胺同步放化疗为基础的方案成为胶质母细胞瘤的标准治疗模式，标志着胶质瘤替莫唑胺时代的来临。化疗以及靶向治疗在胶质瘤的治疗中，发挥着越来越重要的作用。对于高级别胶质瘤，替莫唑胺的应用可以显著延长患者的生存预后。对于初治高级别胶质瘤患者，替莫唑胺在与放疗同时应用后（同步放化疗阶段），还应继续单独服用一段时间（6～12周期）。其他化疗药物，如尼莫司丁等，对于复发胶质瘤的治疗，可能有一定疗效。新近出现的血管靶向药物贝伐单抗阿瓦斯汀，也是治疗复发高级别胶质瘤的选择之一，可以显著延长患者的生存期。

4. 靶向和基因治疗

脑胶质瘤的靶向治疗已取得可喜的成绩，但胶质瘤发生和发展的机制非常复杂，涉及多种免疫分子、多个信号传导通路，选用具有协同作用的靶向药物可能会提高脑胶质瘤的治疗效果。胶质瘤被认为是一种基因疾病，抑癌基因的失活和/或原癌基因的激活是胶质瘤发生和发展的关键。基因精准治疗目前尚处于萌芽阶段，这种治疗手段可能是未来治疗发展的主要趋势之一。

（二）中医治疗

中医学并无"胶质瘤"之病名，根据其病灶部位及临床表现，可将其归为"头风""头痛""癫痫""偏枯"等范畴。其病因病机较复杂，历代医家均有各家之言，但总不离正虚及邪盛两个方面。正虚主要可见气血亏虚，肝肾不足。邪盛主要可见痰湿、瘀血、肝风、邪毒等。其治疗法则也分为"扶正"和"祛邪"两个方面。扶正多以益气养血、补益肝肾为法，祛邪多以消痰软坚、活血化瘀、平肝息风、清热解毒等为法。

胶质瘤的常见中医辨证有痰蒙清窍、肝风内动、瘀阻脑络、气血双亏、肝肾阴虚五种类型，具体辨证论治如下。

1. 痰蒙清窍

临床表现为头痛如裹，昏蒙，眩晕，呕恶，胸脘痞闷，如痰湿重可兼见纳呆食少，舌淡胖，苔白腻，脉滑；如痰热重可兼见口苦，心烦，便秘，舌红，苔黄厚腻，脉滑。治当祛痰利脑开窍，方选半夏白术天麻汤加减，痰湿重可合升阳益胃汤，痰热重可合涤痰汤。药用半夏、天麻、茯苓、橘红、白术、甘草、菖蒲、枳实、竹茹、甘草等。湿重多加人参、黄芪、羌活、独活、苍术、泽泻、厚朴、防风等；热重多加胆南星、海浮石、青礞石、黄芩、土茯苓、生石膏、野菊花、天竺黄等；呕吐者加佛手、代赭石、藿香等，以芳香和胃降逆；食欲不振者加鸡内金、青皮、焦三仙等，以消食化积；头痛剧烈者加川芎、细辛、蔓荆子等，以祛风止痛；视物昏花者加石决明、茺蔚子、川贝母等，以平肝清热。

2. 肝风内动

临床表现为眩晕耳鸣，头疼目胀，烦躁易怒，肢体麻木，抽搐震颤，语言不利，舌红，苔薄黄，脉弦数。治当平肝潜阳息风，方选镇肝熄风汤合羚角钩藤汤加减。药用天麻、羚角片、钩藤、桑叶、菊花、生地黄、白芍、川贝母、竹茹、茯神、生甘草、怀牛膝、生赭石、生龙骨、生牡蛎、生龟板、生杭芍、玄参、天冬、川楝子、生麦芽、茵陈、全蝎、僵蚕、地龙等。肢体麻木，震颤抽搐者加蜈蚣、全蝎、磁石等，以镇肝息风，通络止痉；烦热口渴者加黄芩、知母、天花粉等，以滋阴清热除烦。

3. 瘀阻脑络

临床表现为头痛如刺、如裂，固定不移，口角歪斜，舌强不能语，四肢运动不利或肢体不遂，舌质紫暗，有瘀斑，脉沉涩或弦紧。治当活血化瘀通络，方选通窍活血汤加减。药用赤芍、川芎、桃仁、红枣、红花、生姜、麝香、怀牛膝、丹参、葛根、焦山楂、琥珀、三七末（冲）等。头痛剧烈者重用生石膏、川芎、细辛、犀角粉等，以凉血止痛，亦可加全蝎、蜈蚣、地龙等，以平肝息风，通络止痛；夜寐不安加酸枣仁、夜交藤等，以宁心安神。

4. 气血双亏

临床表现为神疲乏力，面色㿠白，头晕头重，眩晕耳鸣，四肢无力，恶心呕吐，纳呆食少，舌质淡苔白，脉细弱。治当益气养血，方选八珍汤加减。药用人参、白术、茯苓、当归、川芎、白芍、熟地黄、甘草、黄精、桑椹、益智仁、鹿角胶、山药等。口干欲饮者加麦冬、石斛、玉竹等，以滋阴清热，益胃生津；自汗或盗汗者加浮小麦、白芍、乌梅等，以敛阴止汗。

5. 肝肾阴虚

临床表现为头痛绵绵，眩晕虚烦，失眠多梦，耳鸣目干，手足心热，口干不欲饮，腰膝酸软，大便偏干，小便短赤，舌红少苔，脉细。治当滋养肝肾，化痰开窍，方选杞菊地黄汤合一贯煎加减。药用枸杞子、菊花、川楝子、熟地黄、山茱萸、山药、泽泻、茯苓、牡丹皮、北沙参、麦冬、当归等。失眠多梦者可加珍珠母、生龙骨、生牡蛎、酸枣仁、黄连、肉桂等；大便干结者可加肉苁蓉、锁阳、火麻仁等。

四、康复

(一) 西医康复

1. 运动作业疗法

该康复疗法是改善肢体功能的重要手段，对存在肢体功能障碍的术后患者有助于肌张力的恢复，从而形成正常的运动模式。适量的运动对胶质瘤术后患者的预后有益，但剧烈的、不适当的康复运动会加重痉挛状态，诱发异常运动模式，导致病情进一步恶化。常规康复治疗中的关节控制、跟腱牵伸、站立体位适应、平衡功能、上下肢负重、行走及步态等功能性动作训练包含多肌群、多关节的参与，可以有效提高患者上下肢运动功能、肌力、行走能力等，易被患者及家属接受。

2. 高压氧治疗

尽管手术是恶性胶质瘤最主要的治疗措施，但对脑组织也会造成创伤。术后脑水肿、手术切除所致的神经功能缺损等是手术常见的并发症。高压氧治疗手术并发神经功能障碍的机理，包括促进血管新生、改善局部微循环、促进缺血组织恢复血য়、抑制炎性因子释放等。

3. 心理康复

胶质瘤患者对于恶性肿瘤的恐惧、生活质量的担忧以及术后效果的期待等都会造成患者的各种心理异常，严重者甚至有抑郁、自杀等倾向。通过对有心理、精神、情绪和行为等异常的患者进行心理调整，可使患者保持健康的心理状态，从而更好地配合治疗，提高疗效。

4. 语言认知训练

该方法主要针对失语、构音障碍及听觉障碍等的患者。语言认知训练评估系统是利用多媒体电脑提供声音和影像来刺激患者，引发兴趣，提高注意力及参与能力，增进学习效率，让患者重新获得生活能力的康复系统。这个训练系统能够提供大量的训练及评估测试方案，同时也能将其功能扩大，治疗师可以根据患者的个体差异编辑有针对性的训练及评估内容，让训练内容更加多样化和个性化。

5. 生物反馈疗法

生物反馈疗法是对肌电、脑电、心率、血压等生物学信息进行处理，通过视觉和听觉等方式显示给患者并训练患者，使其能够有意识地控制自己的心理活动，从而调整机体功能，防病治病。该疗法利用现代科学仪器，通过人体生理或病理信息的自身反馈，消除病理过程，从而达到身心健康的目的。生物反馈疗法主要包括两方面的内容，一是通过放松训练，缓解患者的过度紧张，放松身体；二是让患者学会放松后，通过生物反馈仪，使其了解并掌握自己生理功能改变的信息，进一步加强放松训练，直到形成条件反射，解除影响正常生理活动或病理过程的紧张状态，恢复正常的生理功能。生物反馈疗法对多种与社会心理应激有关的身心疾病都有较好的疗效，治疗设备包括肌电反馈仪、皮肤湿度反馈仪、脑电反馈仪及脉搏反馈仪等。

（二）中医康复

1. 中药外用

（1）外敷疗法　取生天南星20g，白芷、防风各50g，蜂房30g，共为细末，分2次，以猪胆汁调和，敷于囟门及头顶部，以纱布包扎，干者可洒醋少许。3～4天换1次，4～8个月为1个疗程。

（2）外敷药、吸剂、药枕合用法　①外敷药：用金剪刀、鲜仙人掌，不拘量，洗净，捣烂，敷于肿瘤部位，药厚2cm，每天取下换鲜。②吸剂：用炒苍耳子、远志、石菖蒲、白蚤休等各60g，冰片20g，加水适量，小火煮沸约10分钟，将药液装入两个杯子中，放在患者头部两侧，使其自然吸入药气。③药枕：取白蚤休、浙贝母、黄药子、蒲公英、莪术等各100g，研末，用布袋装入枕头制成药枕，另用冰片100g，麝香1g，研末，制成小药袋，一并放入药枕中，以蜈蚣散（蜈蚣、冰片）备用，头痛剧烈时由鼻孔吸入少许药面。

2. 针灸疗法

（1）头痛　取列缺、百会、神庭、印堂、陷谷或太冲、涌泉、风池、风府等，每次选主穴2～3个，配穴3～4个，多采用平补平泻手法。

（2）呕吐　取内关、中脘、下脘、气海、天枢、大横、足三里、阴陵泉等穴，多平补平泻。

（3）便秘　选支沟配照海，董氏奇穴中的其门、其角、其正均可选用。董氏奇穴的三重、正筋、正宗、正士等穴对脑部疾患均有一定作用。

（4）神志不清　三棱针点刺十二井穴，可通调十二经脉，对防止病情进一步恶化有一定的作用。

3. 饮食疗法

低盐饮食，摄入足够的蛋白质、维生素、纤维素等，保证营养均衡。因为有部分脑瘤患者合并神志异常或吞咽困难，需要叮嘱家属及护理人员，给患者的食物要易于咀嚼和吞咽，否则食物不小心呛入气管会导致患者窒息。建议经常食用有防癌、抗癌作用的健康保健食品，如无花果、荸荠、核桃仁、薏苡仁、生姜、绞股蓝、香菇、胡萝卜、大枣、芦笋、小米、马铃薯、柠檬、木瓜、菠萝、蘑菇、南瓜、豌豆、豆芽菜、葡萄等。有脑水肿者，可食西瓜、冬瓜等利尿食品。

4. 中医运动康复

推荐八段锦的"背后七颠百病消"，具体动作：两脚跟提起，头上顶，动作稍停，目视前方，两脚跟下落，轻震地面，目视前下方。注意脚跟上提时脚趾要抓地，脚跟尽力抬起，双脚并拢，百会穴上顶，略有停顿，掌握好平衡，脚跟下落时，咬牙，轻震地面，动作不要过急，沉肩舒臂，周身放松。

第二节　鼻咽癌

一、概况

鼻咽癌（nasopharyngeal carcinoma，NPC）是我国常见的恶性肿瘤之一，在头颈部恶性肿瘤中占首位。鼻咽癌的分布具有明显的地区性差异，我国南方的广东、广西、福建、湖南、江西等地为高发区。有一定的种族易感性和家族高发倾向，与 EB 病毒感染、环境致癌因素等都有关系。鼻咽癌可发生于任何年龄段，其中 30 岁以上呈增长趋势，40 ～ 60 岁为发病的高峰年龄，60 岁以后呈下降趋势。男性多于女性。由于鼻腔解剖位置复杂，邻近周围正常器官，手术治疗困难，放射治疗成为最佳选择方案，早期放疗后患者的生存率可高达 90% 左右。

二、诊断

（一）临床表现

鼻咽癌部位隐蔽，与耳、鼻、咽喉、眼、颅底及颅神经等重要组织器官紧密相邻，病情发展容易侵及周围正常的组织器官，因而会出现邻近组织器官受侵的临床表现和体征。

1. 局部症状

（1）耳鸣、耳聋　咽鼓管隆突及鼻咽侧壁肿瘤压迫或侵犯耳咽管，可引起一侧耳鸣、耳聋，是鼻咽癌的早期症状之一。

（2）鼻塞、出血　涕中带血或回缩性血涕，尤以清晨起床后回吸血涕为多见，是鼻咽癌的早期症状之一。原发肿瘤可逐渐增大至堵塞或侵入后鼻孔，引起单侧或双侧鼻塞，严重者会出现张口呼吸，多见于晚期鼻咽癌患者。

（3）口咽症状　肿瘤向底壁及口咽侵犯，引起软腭下陷、咽后壁或侧壁隆起，严重者可造成吞咽困难、呼吸困难等。肿瘤由鼻咽腔向咽旁间隙浸润，病变累及翼内、翼外肌致张口困难。

（4）眼部症状　肿瘤直接侵犯眼眶、侵及或压迫第 II ～ VI 对颅神经时，出现眼球突出、视力障碍、复视，或斜视。

（5）头颈痛　为鼻咽癌常见症状，常为单侧性，呈间歇性或持续性。多数是由肿瘤直接侵蚀颅底引起，也可因肿瘤压迫颅底组织、三叉神经受侵或合并感染引起。肿瘤外压或侵及颈内静脉血管、上颈深淋巴结压迫颈血管，均可导致同侧搏动性头痛。鼻咽癌沿后壁向下浸润到椎前肌肉可引起颈部运动受碍和颈痛。

（6）颈淋巴结肿大　发生率很高，初诊时以颈部肿块为主诉的达 45% ～ 50%，治疗前颈部淋巴结转移率达 70% ～ 80%。常发生于颈深上组淋巴结，初起无痛，活动，增多、增大可融合成团，可出现坏死液化、破溃。

2. 颅神经受损症状

颅神经受损征象表现为颅神经麻痹并出现相应的症状和体征，主要包括以下几种。

（1）眶上裂症候群　肿瘤侵犯Ⅲ、Ⅳ、Ⅴ、Ⅵ颅神经出颅处，出现患侧眼球固定伴轻微外突、上眼睑下垂、复视等症状。

（2）岩蝶症候群　又称海绵窦综合征或破裂孔综合征，是肿瘤侵及破裂孔、岩骨尖后继续往前外卵圆孔和海绵窦发展，出现Ⅴ1、Ⅴ2、Ⅴ3、Ⅲ、Ⅳ、Ⅱ颅神经麻痹。

（3）眶尖症候群　肿瘤侵犯眶尖视神经管，引起Ⅲ、Ⅳ、Ⅵ、Ⅴ、Ⅱ颅神经麻痹，表现为患侧眼外肌麻痹、眼球固定、视力下降、眼盲及眶上裂等症候群表现。

（4）颈静脉孔症候群　肿瘤从破裂孔岩骨尖往后入颅，或茎突后间隙受侵均可侵到后颅凹颈静脉孔，出现Ⅸ、Ⅹ、Ⅺ颅神经麻痹，表现为咽反射减弱或消失、吞咽困难、声嘶等症状。

（5）Horner综合征　当肿瘤直接侵犯或肿大的淋巴结压迫颈交感神经节时，可出现Horner综合征，表现为同侧瞳孔缩小、眼球内陷、眼裂变小、同侧分布区无汗等。

（6）桥脑小脑角受侵症状　肿瘤侵入后颅凹的桥脑小脑角，先出现Ⅵ、Ⅴ和Ⅻ颅神经麻痹，后出现Ⅶ、Ⅷ颅神经麻痹，并常伴有走路不稳、颅内高压、锥体束征等症状。

3. 远处转移症状

最常见的转移部位依次为骨、肺、肝。骨转移以椎骨、肋骨、骨盆最多见，其次为股骨、肩胛骨、肱骨、颅面骨和颌骨等。椎静脉系统播散是骨转移的重要途径。鼻咽癌肺转移多数无明显症状，有些会出现轻度咳嗽，晚期可出现痰中带血、胸痛或呼吸困难等。肝转移可见单发或多发转移结节，转移灶的增大、肝小管的堵塞可出现全身黄疸，晚期可出现腹水。其他部位转移会出现不同的症状及体征。

（二）检查方法

1. 无创检查

（1）CT和MRI　作为常规和必要的诊断措施之一，能清楚显示鼻咽腔内病变累及的范围。MRI对鼻咽癌的诊断更具优势，尤其是在早期鼻咽癌的诊断、颅底斜坡的早期破坏、椎前肌受累、咽后淋巴结转移、斜坡后硬脑膜受侵、肿瘤侵入后颅窝、辨别副鼻窦内肿瘤入侵和鼻窦内感染等方面都明显优于CT。对放疗后的肿瘤残留、复发或放射性组织纤维化，MRI有一定的鉴别帮助。

（2）氟脱氧葡萄糖正电子发射断层显像检查（FDG-PET）　可检测原发灶、颈部的潜在转移灶、远处转移灶及肿瘤的局部复发或转移，特别是在鼻咽癌经放射治疗后肿瘤复发的早期定性诊断上具有优势，若结合CT和MRI多种综合分析，更能提供局部病变结构与代谢改变的综合信息。随着FDG-PET临床应用的日益成熟，已成为放射治疗计划制定中不可缺少的重要组成部分。FDG-PET的检出更能将形态显像和功能显像融合在一起，更有利于肿瘤靶区的勾画和调强放疗计划的设计。

（3）彩色多普勒超声检查　彩色多普勒超声检查在血流动力学上有特征性的表现，可鉴别复发和纤维化。颈部复发灶血流丰富，Ⅱ～Ⅲ级血流占90.5%，而纤维化肿物以

0～Ⅰ级血流为主，占 82.3%。彩色多普勒超声可作为鉴别鼻咽癌颈部淋巴结复发和纤维化的主要诊断依据。

2. 有创检查

（1）间接鼻咽镜或光导纤维镜检查　间接鼻咽镜或光导纤维镜检查是一种简便、快速、有效的检查，也是诊断鼻咽癌必不可少的基本检查。间接鼻咽镜（后鼻镜）检查，经口腔后鼻镜检查，一般可以观察到鼻咽腔内有无新生物及鼻咽部的结构情况，如咽隐窝是否对称、局部有无隆起等。光导纤维镜检查，是经鼻腔表面麻醉后由鼻腔置入光导纤维鼻咽镜，可以清楚地观察到鼻腔及鼻咽腔内的结构和病灶，光导纤维镜检查的阳性率明显高于间接鼻咽镜及 CT 检查。鼻咽镜活组织病理检查是确诊的金标准，治疗前必须先取得病理结果。

（2）血清免疫学检查　鼻咽癌与 EB 病毒感染有一定的相关性，用血清免疫学测定血清抗 EB 病毒（EBV）、抗病毒壳抗原（VCA）、抗早期抗原（EA）等指标，鼻咽癌患者的滴度明显增高，可作为辅助诊断的手段。有研究认为，EBV-DNA 检查比临床检查可以提早 6 个月发现鼻咽癌复发，并认为外周血 EBV-DNA 检测可以作为诊断鼻咽癌复发有价值的指标之一。

三、治疗

（一）西医治疗

鼻咽部位置较深，肿瘤多向邻近正常组织浸润，易发生双侧颈淋巴结转移，且鼻咽癌大多为低分化鳞癌，对放射线敏感，针对鼻咽癌最适合、最有效的治疗手段是放射治疗。早期患者可给予单纯体外放射治疗，也可采用以体外放射治疗为主，辅以腔内近距离放疗。

晚期患者应采取放疗与化疗综合治疗，即新辅助化疗或同步化疗或放疗后化疗。手术治疗鼻咽癌无法彻底清除的原发灶及颈部转移灶，达不到根治的目的，仅适用于放疗后鼻咽部局限性残存病灶、颈部淋巴结残留或复发者等，可作为一种补救性措施。其他辅助治疗方法有热疗、免疫增强剂、生物调节剂等。

1. 放疗

放疗以体外放疗为主，腔内近距离放疗为辅。近年来，应用适形调强放疗（可用于全程或后半程推量照射），或立体定向放疗补量。外照射应选用高能射线（6～15MV高能 X 线），颈部淋巴区先用高能射线，再加电子线（4～15MeV）或深部 X 线混合照射。鼻咽腔内近距离放疗可作为补充剂量的一种方法，不能单独应用。照射野范围应先大后小，采用多野、缩野、多方位投照技术，在保证肿瘤组织高剂量的同时，尽量保护正常组织。根据病情，因人而异进行个体化放疗。

2. 化疗

鼻咽癌的淋巴转移率高，放疗后仍有较高的远处转移。相关文献报道，鼻咽癌初诊时远处转移率为 5%～11%，中期患者中约有 40% 存在亚临床转移灶，尸检资料证实晚期鼻咽癌患者约 87% 有远处转移。鼻咽癌的治疗仅依靠单纯放射治疗是不够的，尤其是对中晚期鼻咽癌患者来说要考虑在放疗前、放疗中或放疗后辅予化疗，甚至靶向治疗，进一步提高鼻咽癌的局部控制，减少远处转移的发生率，从而提高疗效。常用的化疗方案有：PF 方案（DDP+5-FU）、PFB 方案（DDP+5-FU+BLM）、PFA 方案（DDP+5-FU+ADM）、CBF 方案（CTX+BLM+5-FU）、EAP 方案（VP16+ADM+DDP）、CAP 方案（CTX+ADM+DDP）、CAO 方案（CTX+ADM+VCR）、CO 方案（CTX+VCR）、TP 方案（Taxol+DDP）、TPF 方案（Taxol+DDP+5-FU）等。

3. 手术

手术仅适用于放疗后鼻咽部局限性残存病灶、颈部淋巴结残留或复发等，作为一种补救性措施。

（二）中医治疗

中医学并没有鼻咽癌的病名，"上石疽""恶核""失荣""鼻衄""鼻渊""鼻痔""真头痛"等病证的记载与该病有一定的相关性。中医学将鼻咽癌发生的根本原因总结为"正气虚则成岩""正虚邪盛"等，即正虚肝脾受损，营气内虚，邪盛痰瘀火结，为基本病机，并且以气阴两虚为发病基础，进而导致邪毒结聚，为其病机特点，治法以补虚驱邪为主。

鼻咽癌临床常见的证型，包括热毒内盛、肝郁痰凝、瘀血阻络、气阴两虚等，具体辨证论治如下。

1. 热毒内盛

临床表现为鼻塞，回吸性血涕，口苦咽干咽痛，胃纳如常，尿黄便秘，舌质红，舌苔黄，脉滑或数。治当清热解毒，软坚散结，方选普济消毒饮加减。药用牛蒡子、黄芩、黄连、甘草、桔梗、板蓝根、射干、连翘、玄参、升麻、柴胡、陈皮、僵蚕、薄荷、金银花、蒲公英、栀子、半枝莲、石上柏等。涕血甚者，加仙鹤草、墨旱莲、侧柏叶等；五心烦热者，加地骨皮、牡丹皮等；鼻塞者，加川芎、白芷、石膏、苍耳子等；咳嗽无痰者，加北沙参、百合、川贝母等。

2. 肝郁痰凝

临床表现为胁肋胀满，口苦咽干，烦躁易怒，头晕目眩，颈核肿大，时有涕血，舌质淡红或舌边红，舌苔薄白、白腻或黄腻，脉弦或滑。治当疏肝解郁，化痰散结，方选消瘰丸及海藻玉壶汤加减。药物用浙贝母、川贝母、玄参、牡蛎、生黄芪、海藻、昆布、半夏、青皮、当归、川芎、连翘等。鼻塞者加苍耳子、辛夷；颈部淋巴结肿大者，加胆南星、夏枯草。

3. 瘀血阻络

临床表现为头晕头痛，痛有定处，视物模糊或复视，面麻舌歪，心烦不寐，舌质暗红、青紫或见瘀点瘀斑，舌苔薄白、薄黄或棕黑，脉细涩或细缓。治当活血祛瘀，祛风通络。方选通窍活血汤加减。药用赤芍、桃仁、红花、八月札、苍耳子、川芎、当归、郁金、蜂房、地龙等。头痛加白芷、羌活、防风、藁本等；面麻、舌歪、复视加白附子、蜈蚣、僵蚕等。

4. 气阴两虚

临床表现为口干咽燥，咽喉不适，间有涕血，耳鸣耳聋，气短乏力，口渴喜饮，舌质红或绛红，苔少或无苔，或有裂纹，脉细或细数。治当益气养阴，清热生津。方选生脉散合增液汤加减。药用太子参、玄参、麦冬、生地黄、女贞子、石斛、天花粉、白花蛇舌草、半边莲、五味子、甘草等。气血亏虚甚者，加制首乌、黄精、黄芪、当归等；口干欲饮者加葛根、乌梅等。

四、康复

（一）西医康复

1. 全身性症状

主要表现为食欲不振、恶心、呕吐、乏力、头晕、精神萎靡等，采取对症支持治疗。

2. 口腔、口咽黏膜症状

可表现为充血、糜烂、白色伪膜形成，尤以软腭、腭弓、咽后壁区较为明显。多数患者可以耐受，嘱保持良好的口腔卫生习惯，用软牙刷和碱性牙膏每餐后刷牙，避免吃过硬、过热及刺激性食物。少数患者表现严重时，用口腔溃疡糊剂局部涂拭、维生素 B_{12} 含服等，此外还可以适当加强支持疗法、抗炎及对症处理等，最好不要中断放疗。

3. 腮腺急性放射反应

患者照射 1～2 次即可发生，主要表现为腮区肿胀、张口困难、局部疼痛。一般不需特殊处理，待照射 3～4 次后可自行消退。

4. 皮肤反应

有干性反应和湿性反应，干性反应表现为皮肤色素沉着或粗糙，一般不必处理；湿性反应可表现为皮肤肿胀、水泡、溃破，应保持局部干燥、清洁，避免理化刺激，可用松花粉、贝复济等，忌用膏药、胶布、酒精等。

5. 面颈部水肿

由于颈部组织受照射后淋巴回流不畅，颈部、颌下、颏下常出现肿胀，一般不需处理，一年左右可逐渐消退。由于局部免疫功能低下，易因风吹、日晒、雨淋、感冒等诱发面颈部急性蜂窝组织炎，可在放疗后任何时候发生，起病急、来势凶猛，可伴有寒战高热、头痛、呼吸困难。延误诊治可致死亡，及时得当的处理可完全康复，但常常会反复发生感染，发作时应即刻使用抗生素，必要时加用皮质激素。

6. 口干

放射治疗过程中唾液腺（腮腺、颌下腺、舌下腺）受到不同程度的照射，导致唾液腺萎缩，唾液分泌量减少所引起。所有放疗过的患者都会有不同程度的口干，且常持续多年。

7. 中耳炎及听力减退

当外耳道受照射 DT50Gy 左右时，可出现耳道黏膜湿性反应或中耳积液，用抗感染治疗、耳咽管通气、经鼓膜抽液等方法可减轻症状。中耳和内耳受辐射损伤后，血管和结缔组织发生变性改变，导致纤维变性及听骨坏死，引起耳聋（常为混合性耳聋）。

8. 张口困难

咀嚼肌和颞颌关节纤维强直，表现为张口时颞颌关节处发紧、疼痛，甚至牙关紧闭，影响进食。制定放疗计划时，应采用多野照射，避免高剂量区集中颞颌关节和咬肌处，放疗后嘱患者进行张口锻炼。

9. 放射性龋齿和颌骨坏死

放疗前修补龋齿或拔除，放疗后由于口腔内环境的改变及对牙齿本身的影响，造成放射性龋齿，放疗后原则上不允许拔牙，若要拔牙应在放疗后 3～5 年，可分批拔除龋齿，拔牙前、后应常规抗感染治疗 3～7 天。放射性龋齿多发生在牙齿颈部，牙齿断裂留有的齿根可引起感染，只能进行消炎和止痛对症处理。一旦发生放射性颌骨炎或骨坏死，可作死骨清除、抗炎及高压氧舱治疗。

10. 放射性脊髓病及颞叶脑病

放射性脊髓早期反应的潜伏期为 1～10 个月，早期出现一过性低头时触电样感觉，经适当休息及营养神经药物治疗 3～6 个月症状可以完全消失，少数可能发展为放射损伤。当脊髓受量达 40～50Gy 以上时，可出现脊髓晚期反应，即放射性脊髓病，表现为一侧或双侧下肢麻木，浅感觉减退，症状由而上发展，严重者可出现完全截瘫。放射性脑病最常见的损伤部位是双侧颞叶，临床表现为记忆力下降、反应迟钝、呆滞、头晕等，部分患者出现颅内高压症状，少数患者可无临床症状。CT 或 MRI 检查可见颞叶底部水肿或液化、坏死。放射性脑干损伤，临床上常有头晕、复视、语言不清、吞咽困难和共济失调等表现。早期用大剂量皮质激素、B 族维生素、血管扩张剂、能量合剂及高压氧舱等可望恢复，一旦出现脑坏死可考虑手术切除。

11. 放射性颅神经损伤

据报道颅神经损伤发生率可高达 5.3%，这与耳前野和上颈前切线野的组合有密切的关系，主要是上颈前切线野与耳前野的后下角之间有不同程度的重叠剂量，使后组颅神经（Ⅸ～Ⅻ）穿过颈动脉鞘区接受过高的放射剂量，照射野的组合设计时应慎重考虑重叠问题。

（二）中医康复

1. 中药外治

鼻咽部肿瘤可尝试使用以下外用药，但需注意下列外用药多有毒，应当在医师指导下使用。

（1）鼻咽癌吹药　取甘遂末 3g，甜瓜蒂粉 3g，硼砂 1.5g，飞辰砂 1.5g，混匀吹入鼻内，切勿入口。

（2）三生滴鼻液　取生南星、生半夏、紫珠草各等量，制成滴鼻液，每日数次滴鼻。

（3）中药外敷　取二甲基亚砜 3g，冰片 8g，大黄、制马前子各 10g，没药、乳香各 15g。3 日为 1 个周期，1 个周期换药 1 次。

2. 针灸疗法

（1）提高免疫力　神阙用灸法，中脘、气海、关元、足三里等穴或灸，或刺，皆用补法。董氏奇穴中的三重穴有抗癌作用。

（2）放疗中咽痛　液门、鱼际、合谷、太冲等穴用泻法，少商放血。

（3）放疗后口干　董氏奇穴中的通胃、通肾、通背三穴位任取两穴，中白、下白、下三皇平补平泻。

（4）张口受限　董氏奇穴中的火硬穴可改善颞颌关节功能紊乱，可以尝试使用。

（5）头痛　取百会、上星、风池、风府、攒竹、丝竹空、小海、阳溪、大陵、后溪、合谷、腕骨、中冲、中渚、昆仑、阳陵泉等穴，以上诸穴、随证选用。

3. 饮食疗法

平衡饮食、均衡营养是鼻咽癌放化疗后的主要环节之一。从中医学角度，建议选用清凉滋阴补益类食品为主，忌大热、油腻类食物。可选用山药、莲子、大枣、无花果、银耳、雪梨、山竹、荸荠、枇杷、竹笋、猴头菇等。

4. 中医运动康复

（1）叩齿、搅沧海、咽津　先叩齿几十次，再用舌体沿着唇齿之间，左右反复搅动，再鼓漱口腔中的唾液，然后咽下。此功法有助于增加唾液腺分泌，改善因放疗后咀嚼肌群粘连引起的张口受限及口干、龋齿等后遗症。

（2）五劳七伤向后瞧、鹤首龙头功　"五劳七伤向后瞧"为八段锦中的动作。鹤首龙头功的做法是，身体直立，两脚并拢，两手呈叉腰状，用下巴从正向和反向两个方向画圆圈（先正向，后反向，正反向的次数要一样多），每画完一个圆圈，用百会穴用力向上顶一次，称为"鹤首"，寓意是模仿鹤的头部动作；"龙头"的做法是在"鹤首"之后紧接着进行，身体立直，两脚并拢，两手叉腰，首先想象头上有两只角，然后头向左边稍歪，用右"角"上顶，头向右边稍歪，再用左"角"上顶，反复习练，次数由少到多，循序渐进。此功法有助于减轻放疗后颈部肌群萎缩，预防放射性颈椎病及放射性脑病。

第三节　舌癌

一、概况

舌癌是最常见的口腔颌面部恶性肿瘤，占口腔肿瘤的 1/3 ～ 1/2，好发于中年，男性多于女性，近年来其发病率逐年增加。舌癌可分为舌体癌（舌前 2/3）与舌根癌（舌后 1/3），其中舌体癌的发病率高于舌根癌，绝大部分舌癌为上皮来源的鳞状细胞癌，以中、高分化者多见，腺癌少见。

舌癌的致病因素主要有化学致癌物、物理致癌因素、生物致癌因素等，与各种不良的生活习惯有关，如吸烟者舌癌的发病率显著高于不吸烟者，长期饮酒者易导致口腔黏膜化学损伤，不刷牙人群的患病比例显著高于刷牙人群，习惯咀嚼槟榔者口腔黏膜上皮细胞癌变风险亦增加，黏膜白斑、扁平苔藓等黏膜病为舌癌的癌前病变，此外 HPV 感染者的癌变倾向更大。目前，还无明显证据证明遗传因素在舌癌发生发展过程中起重要作用。

二、诊断

（一）临床表现

1. 早期症状

早期不易发现，多于后侧缘舌缘见局部溃疡或无症状突起结节。对于恶性度高、生长迅速、浸润性强的舌部肿块常波及舌肌影响舌体运动。

2. 浸润扩散

舌癌沿舌内肌束浸润舌深面，晚期沿舌外肌扩散至舌骨、下颌骨附着处，也可沿黏膜下层蔓延至口底、舌底、扁桃体及咽侧壁，使全舌固定。舌癌向后发展可侵犯腭舌弓及扁桃体，如继发感染或侵犯舌根常发生剧烈疼痛，疼痛可放射至耳颞部及整个同侧头面部。

3. 转移

舌癌常早期发生淋巴结转移、淋巴结中心液化坏死和包膜外侵犯，且病灶越厚转移率越高。舌癌的颈部淋巴结转移常发生在一侧，但发生舌背或越过舌体中线的舌癌可向对侧淋巴结转移；位于舌侧缘的肿瘤多向下颌下及颈深淋巴结上、中群转移；舌尖部肿瘤可以转移至颏下或颈深中群淋巴结；此外舌癌可发生远处转移，最常见的转移部位为肺。

（二）无创检查

通过 CT 与 MRI 检查明确病灶的部位、形态、大小、肿块密度以及强化程度，评估是否侵犯周围组织、颈部淋巴结或发生远处转移等情况。

舌主要由软组织组成，缺乏自然密度对比，加之邻近牙齿影响，CT 平扫图像易产生伪影，因此平扫很难准确显示舌癌的病变范围；但增强扫描可较清晰显示病灶边界。

MRI 无骨伪影，具有较高的软组织分辨率，可多方位、多序列成像，更易显示肌肉、血管以及肿瘤的大小、形态与范围，可充分显示病变全貌及立体定位，且无电离辐射。此外，因舌癌易发生肺转移，因此需常规行胸部 CT 检查。

（三）有创检查

舌癌发生部位表浅易于活检，为明确诊断的金标准。

三、治疗

（一）西医治疗

1. 手术治疗

对舌尖、舌背及舌前 2/3 边缘部分的小而分化良好的早期肿瘤，可采取局部手术切除或低温消融治疗，切缘或消融范围为距肿瘤外 1.5 ～ 2cm 正常组织，因瘤体各个方向浸润的深度不尽相同，因此利用病理学方法检测切缘是否阴性，以确保局部治疗的彻底性。

对于早中期舌癌，多数主张根治性手术，即病灶切除加颈部 I 期或 II 期颈清术。

对于可能有肿瘤浸润的下颌骨的切除方式及切除量存在一定的争议。临床上，舌癌尚未侵犯口底、没有临床或影像学证据显示下颌骨已受肿瘤侵犯或虽已波及口底但尚未侵犯下颌骨骨膜者可行下颌骨矩形切除，以保存下颌骨的连续性；但也有学者认为，下颌骨内侧矢状切除更有利于舌癌可疑浸润组织的清除。

对舌癌范围广泛、颌下淋巴结转移并与下颌骨粘连、原发灶侵犯口底并波及下颌骨者，需切除下颌骨。

对波及口底及下颌骨的舌癌，在施行一侧舌、下颌骨切除的同时需行颈淋巴结联合清扫术。由于选择性颈淋巴结清扫术比根治性颈淋巴结清扫术总生存率更高，所以一般主张行选择性肩甲舌骨上或功能性颈淋巴结清扫术，除非对侧颈部有淋巴结转移，要行双侧颈淋巴结清扫，但一般不行双侧同期淋巴清扫。

舌癌切除后的软硬组织重建能使患者获得更好的面部外观、改善咀嚼功能、提高其生活质量。超过 1/2 以上的舌体缺损均应行一期舌再造术。

舌缺损量较小者可选用游离植皮或游离前臂桡侧皮瓣，两者对修复后的功能影响均较小；舌缺损较大时，最简单的修复方法是胸大肌肌皮瓣，具有制取方便、抗感染能力强、提供组织量大、成活率高等优势。

2. 综合治疗

化疗可作为晚期病例手术前后的辅助治疗，目前主张先行诱导化疗，待肿瘤降期后再手术切除及术后放疗。

（二）中医治疗

舌癌的中医临床证型主要是热毒蕴结、痰热上扰、阴虚毒蕴三种。中医康复治疗时，需遵循辨证论治。

1. 热毒蕴结

临床表现为舌体红色硬结突起，疼痛不适，饮食言语受限，伴病变侧牙龈或面颊部肿痛；或见心烦失眠，溲赤便秘；或见口臭烦渴，多喜冷饮；或见口苦，胁肋部胀痛，急躁易怒，舌红或暗红，苔黄，脉滑。治当清热泻火，解毒散结。方选导赤散合黄连解毒汤加减，另当详辨病位，脾火旺可加泻黄散，胃火旺可加清胃散加减，肝胆火旺可加龙胆泻肝汤。药用生地黄、车前子（包煎）、夏枯草、玄参、黄连、黄芩、龙葵、石上柏、淡竹叶、升麻、当归、牛膝、牡丹皮、半枝莲、生甘草等。心烦失眠者，加珍珠母、远志等，以宁心安神；大便燥结者，加厚朴、火麻仁、芒硝等，以通腑降浊。

2. 痰热上扰

临床表现为舌癌表面溃疡，糜烂，流涎恶臭，时伴头痛，纳差，颌下、颈部可触及肿大之淋巴结，舌红或红绛，苔黄或干黄，脉弦滑数。治当清热解毒，化痰散结。方选黄连解毒汤合清气化痰丸加减。药用茯苓、陈皮、法半夏、黄芩、枳实、牛膝、桃仁、栀子、黄连、蒲公英、白花蛇舌草、土鳖虫等。触及颌下、颈部淋巴结者，加猫爪草、夏枯草等，以散结消肿；头痛者加天麻、钩藤等，以平抑肝阳。

3. 阴虚毒蕴

临床表现为身体消瘦，舌部癌肿溃烂，触之出血，张口困难，舌体伸展不行，颈部淋巴结肿大，口干咽燥，烦躁，头晕耳鸣，腰膝酸软，舌红苔少，脉细数。治当滋阴降火，化瘀解毒。方选知柏地黄丸合封髓丹加减。药用生地黄、山药、山茱萸、茯苓、泽泻、丹皮、知母、黄柏、砂仁、石斛、茯神、灯心草、龙葵、生甘草等。出血多者，加地榆、白及粉等，以止血；颈部淋巴结肿痛，加夏枯草、海藻、威灵仙等，以消肿止痛散结。

四、康复

（一）西医康复

舌是口腔内的重要器官，在语言、咀嚼、吞咽、吮吸、味觉和一般感觉等功能中起到重要作用，并且在建立牙齿咬合内外动力平衡中，舌体是与唇、颊等形成对抗的内侧动力提供者。舌癌患者的术后康复系列治疗中，吞咽、咀嚼、语音功能训练都是必不可少的重要环节，可使患者治疗后与他人正常交流，表达自己的意愿，调动生活积极性，从而提高生活质量。

1. 唇部训练

一般术后两周开始进行唇部训练，此时由于刚拆线不宜剧烈运动，可进行相对轻松的唇部训练，比如发出“呜”“一”“吧”“啪”声，鼓颊、噘嘴等，以患者感觉不疲惫为宜，建议每日 3 次，每次 10 分钟，此外可以练习吞咽动作，每次 10 ～ 15 下，每日 5 次。

2. 张口训练

为了防止长期颌骨固定造成的颞下颌关节强直，形成张口受限，一般术后 4 周行张口训练。具体训练方法：取下颌间固定物，让患者张口咬住梯形训练辅助器材，每日训练 2 次，直至患者稍有不适即可，逐步增加难度，改善患者术后因为张口受限造成的发音和饮食障碍。

3. 舌体训练

一般术后 3 ～ 4 周进行舌体训练，具体方法有如下几种。

（1）舌肌功能训练　使用口香糖进行舌体上抬训练，每天 15～20 次。将口香糖嚼软后形成球状放置在舌体前部。舌尖上抬将口香糖贴附在硬腭部。舌体紧贴硬腭部的口香糖将其摊平。舌体压住口香糖同时做吞咽运动（吞咽后口香糖的面积呈扩大状态）。用力咀嚼口香糖（注：咀嚼肌功能过弱者主要训练此步骤，咀嚼肌功能过强者不做此步骤）。

（2）伸舌—缩舌练习　根据患者的术后时间，以及病情的严重程度等自身情况，进行舌体的伸缩练习，速度由慢到快，频率逐渐上升增加舌的活动度。

（3）顶舌练习　利用舌尖交替顶上前牙以及下前牙，增加舌尖的感觉力度。

（4）弹舌练习　患者舌部顶硬腭前部发出"马蹄声"，根据自身情况加快速度，反复练习，增加舌头肌肉的强度。

（5）舌体运动　患者的舌体在口腔内进行一定的运动，增加舌头的敏感度和灵活度。①舌拱桥：舌尖顶住下齿后舌面逐渐上翘。②舌横摆：利用舌尖在口腔左右壁之间横摆。③舌竖摆：舌尖在上下牙齿内壁扫动。④舌转圈：舌尖在口腔内部转圈。⑤舌出洞：舌尖伸出口外后的前伸展、左右伸展和上下伸展。⑥舌弹响：舌尖和硬腭以及口唇之间的弹响。⑦舌打响：舌尖与上齿龈先接触后打响和舌根与软腭先接触后打响。

（6）舔舌练习　分别从下前牙正中、右侧口角、上前牙正中、左侧口角舔食，对舌体的肌肉进行运转能力训练。

（7）吸管练习　将舌牵制于口腔后部，进行深层次练习。

以上训练可以交替进行，每日累计训练 1～2 小时，每次持续 30 分钟。可根据患者的个人特点进行更改，后期逐步增加训练方式以及延长训练时间。

4. 语音训练

术后 4 周～12 周进行语音训练，包括以下几种。

（1）发音训练　按照汉语语音普通话测试字表作为评价标准，从简单到困难进行分层次、持续的训练。一般先从单元音、辅音进行训练，之后进行多音节训练，以及单词、语句，之后加快说话速度，以及单独练习。

（2）纠正异常发音　纠正患者术后因为舌头的缺损造成发音异常，在每次训练中进行语音录制，10 天作为一个周期进行比较，并且可以播放训练者的正确发音，以及指导的发音部位方式等。

（3）困难发音　舌体缺损的条件下，患者常常对于卷舌音、舌尖音，以及利用软腭、硬腭发音的这些声音发音困难，可以将这些词语列为表格，进行针对性训练。一般为每日 3 次，每次半小时，随着时间的推移可以增加频率和练习难度。

（二）中医康复

1. 中药外治

（1）消肿止痛　取青黛 3g，细辛 1g，黄柏 1g，地骨皮 1g，研末为散，每取少许抹在患处，以消肿止痛，有痰涎即吐之。

（2）止血止痛　取云南白药少许涂于局部，以止血止痛。

（3）**清热解毒**　取金银花、连翘、蒲公英、黄芩、薄荷、菊花、淡竹叶、甘草等清热解毒药物，煎煮后用来漱口，有保持口腔清洁、防治细菌感染、抗癌等作用。

2. 针灸疗法

常用穴为承浆、地仓、颊车、足三里、合谷、三阴交、曲池、劳宫等，热毒蕴结者，加内庭、行间、大都、少府等；痰热上扰者，加丰隆、太冲、涌泉、悬钟等；阴虚毒蕴者，加尺泽、太溪、血海、解溪等。

3. 饮食疗法

舌癌患者饮食应以新鲜、易消化、富含优质蛋白质、矿物质、维生素等食物为主，忌食肥甘厚味、煎炒辛热、生冷酸辣等。放疗期间阴伤热毒较明显，可多食用石榴、甘蔗、苹果、香蕉、白木耳等；化疗期间，脾胃功能较弱，可多食用扁豆、香菇、莲子、山药等；平时多吃有一定防癌抗癌作用的食物，如薏苡仁、菜花、芦笋、卷心菜、西兰花、蘑菇类、海参等。

第四节　甲状腺癌

一、概况

甲状腺癌（thyroid carcinoma，TC）是最常见的甲状腺恶性肿瘤，来源于甲状腺上皮细胞，甲状腺癌大约占所有肿瘤的1%，在地方性结节性甲状腺肿的流行区，甲状腺癌特别是低分化甲状腺癌的发病率也很高。绝大部分甲状腺癌起源于滤泡上皮细胞，按病理类型可分为乳头状癌（60%）、滤泡状腺癌（20%），但预后较好。其中，滤泡状腺癌，肿瘤生长较快，属中度恶性，易经血运转移；未分化癌，预后很差，平均存活时间3～6个月。性别分布方面，男性的发病率每年低于3/10万，而女性确要高2～3倍。年龄分布方面，各种类型的甲状腺癌年龄分布各异，乳头状腺癌的年龄分布最广，可发生于10岁以下儿童至百岁老人，滤泡状癌多见于20～100岁，髓样癌多见于40～80岁，未分化癌多见于40～90岁。

甲状腺癌早期的临床表现并不明显，多为患者或家人与医生偶然发现颈部甲状腺有质硬而高低不平的肿块，多无自觉症状，颈部肿块往往为非对称性硬块，甲状腺结节肿块可逐渐增大，随吞咽上下活动，并可因侵犯气管而固定，肿块易较早产生压迫症状，如伴有声音嘶哑、呼吸不畅、吞咽困难，或局部压痛等压迫症状，颈静脉受压时，可出现患侧静脉怒张与面部水肿等体征，为甲状腺癌的特征之一，以及肺转移与骨转移等相关症状，甚至发生病理性骨折，晚期多出现甲状腺功能减退。

二、诊断

（一）临床表现

1. 症状

大多数甲状腺结节患者没有临床症状，通常在体检时通过甲状腺触诊和颈部超声检查而发现甲状腺小肿块，合并甲状腺功能异常时可出现相应的临床表现，如甲状腺功能亢进或甲状腺功能减退。晚期局部肿块疼痛，可出现压迫症状，常可压迫气管、食管，使气管、食管移位。肿瘤局部侵犯严重时可出现声音嘶哑，吞咽困难或交感神经受压引起霍纳综合征，侵犯颈丛可出现耳、枕、肩等处疼痛等症状。颈淋巴结转移引起的颈部肿块在未分化癌发生较早，髓样癌由于肿瘤本身可产生降钙素和 5- 羟色胺，可引起腹泻、心悸、面色潮红等症状。

2. 体征

甲状腺癌的体征主要为甲状腺肿大或结节，结节形状不规则，与周围组织粘连固定，并逐渐增大，质地硬，边界不清，初起可随吞咽运动上下移动，后期多不能移动。若伴颈部淋巴结转移，可触诊颈部淋巴结肿大。

3. 侵犯和转移

（1）局部侵犯　甲状腺癌局部可侵犯喉返神经、气管、食管、环状软骨及喉等，甚至可向椎前组织侵犯，向外侧可侵犯至颈鞘内的颈内静脉、迷走神经或颈总动脉。

（2）区域淋巴结转移　本病易早期发生区域淋巴转移，大部分患者在确诊时已存在颈淋巴转移。本病的淋巴结转移常见原发灶同侧，沿淋巴引流路径逐渐转移，其淋巴引流一般首先引流至气管旁淋巴结，然后引流至颈静脉淋巴结和颈后区淋巴结，或沿气管旁向下至上纵隔。少见的淋巴结转移部位有咽后或咽旁淋巴结。

（3）远处转移　肺部是甲状腺癌常见的远处转移器官，甲状腺癌也可出现骨转移和颅内转移。分化型甲状腺癌较未分化甲状腺癌或分化差的甲状腺出现远处器官转移的可能性低。

4. 常见并发症

大部分的甲状腺癌是分化型甲状腺癌，生长相对较缓慢，极少出现并发症。MTC因分泌降钙素和 5- 羟色胺，可引起患者顽固性腹泻，从而引起电解质紊乱。未分化癌生长迅速，可引起重度呼吸困难等并发症。

（二）检查方法

1. 超声检查

超声检查是甲状腺癌原发病灶诊断最有价值的方法之一。高分辨率颈部超声检查可检出甲状腺内直径＞ 2 mm 的微小结节，清晰地显示其大小、数量、位置、囊实性、形状、边界、钙化等信息，可证实甲状腺结节的血供及与周围组织的关系，同时评估颈部有无异常淋巴结及其部位、大小、形态、血流和结构特点等。甲状腺结节恶性征象中特异性较高的为：微小钙化、边缘不规则、纵横比＞1等。其他恶性征象，包括实性低回声结节、晕圈缺如、甲状腺外侵犯、伴有颈部淋巴结异常超声征象等。颈部淋巴结异常征象，主要包括淋巴结内部出现微钙化、囊性变、高回声、周边血流等，此外还包括淋巴结呈圆形、边界不规则或模糊、内部回声不均、淋巴门消失或皮髓质分界不清等。

甲状腺影像报告和数据系统（TI-RADS）对甲状腺结节恶性程度进行评估见表5-1。超声造影技术及超声弹性成像可作为超声诊断PTMC的补充手段，但不建议常规应用。

表 5-1　甲状腺结节恶性程度评估 TI-RADS 分类

分类	评价	超声表现	恶性风险
0	无结节	弥漫性病变	0
1	阴性	正常甲状腺（或术后）	0
2	良性	囊性或实性为主，形态规则、边界清楚的良性结节	0
3	可能良性	不典型的良性结节	<5%
4	可疑恶性	恶性征象：实质性、低回声或极低回声、微小钙化、边界模糊/微分叶、纵横比 >1	5%～85%
4a		具有 1 种恶性征象	5%～10%
4b		具有 2 种恶性征象	10%～50%
4c		具有 3～4 种恶性征象	50%～85%
5	恶性	超过 4 种恶性征象，尤其是有微钙化和微分叶者	85%～100%
6	恶性	经病理证实的恶性病变	无

2. 电子计算机断层成像（CT）

如无碘对比剂使用禁忌证，增强 CT 扫描对评价甲状腺肿瘤的范围，与周围重要结构如气管、食管、颈动脉等的关系及有无淋巴结转移有重要价值。对于甲状腺再次手术的病例，了解残留甲状腺，评估病变与周围组织的关系及评价甲状腺局部及颈部的复发很有帮助。薄层图像可以显示较小的病灶，可清晰显示病变与周围组织、器官等的关系。

3. 磁共振成像（MRI）

目前在甲状腺的影像检查方面应用不多。

4. 甲状腺癌功能代谢显像

如果核医学检查甲状腺同位素扫描为冷结节，则 10%～20% 为癌肿。PET-CT不推荐作为甲状腺癌诊断的常规检查方法，主要用于以下几种情况：①分化型甲状腺（differentiated thyroid carcinoma，DTC）患者随访中出现 Tg 升高（＞10ng/mL），且碘诊断性全身显像（Dx-WBS）阴性者查找转移灶；②甲状腺髓样癌（medullary thyroid carcinoma，MTC）治疗前分期以及术后出现降钙素升高时查找转移灶；③甲状腺未分化癌治疗前分期和术后随访；④侵袭性或转移性 DTC 患者进行碘[131]治疗前评估（表现为 PET-CT 代谢增高的病灶摄取碘能力差，难以从碘[131]治疗中获益）。

5. 实验室检查

（1）电解质检查　甲状腺癌患者通常可伴有钙、磷和镁等离子的代谢异常，血清钙、磷、镁等水平测定，有助于甲状腺功能的评估。

（2）甲状腺激素检测　包括血液中甲状腺素（T4）、三碘甲状腺原氨酸（T3）、游离 T4（FT4）、游离 T3（FT3）以及 TSH 等的测定。

（3）肿瘤标志物检查　甲状腺自身抗体检测，在分化程度低的 DTC 患者中，血清甲状腺球蛋白（Tg）低，测定抗甲状腺球蛋白抗体（TgAb）有助诊断。尤其是甲状腺结节或可疑颈部淋巴结穿刺冲洗液中 Tg 水平，可有助于提高确诊率。MTC 患者同时检测血清降钙素（CT）和癌胚抗原（carcinoembryonicantigen，CEA），如果超过正常范围并持续增高，特别是当 CT ≥ 150pg/mL 时，应高度怀疑病情有进展或复发。血清 CT 和 CEA 检测，有助于髓样癌患者的疗效评估和病情监测。

6. 穿刺活检

穿刺细胞学检查不但有助于鉴别肿瘤的良恶性，而且可进一步明确恶性甲状腺癌的病理类型，超声引导下细针穿刺活检（US–FNAB）是评估甲状腺结节最精准且性价比最高的方法。但此项检查有一定假阴性及假阳性率。结合分子标志物，如 BRAF、RAS、RET/PTC 和 PAX8/PPARγ 突变的检测可以提高诊断的准确率。检测术前穿刺标本的 BRAF 突变状况，还有助于甲状腺乳头状癌的诊断和临床预后预测，便于制订个体化的诊治方案。但此项技术仅在少数几家国内医疗机构中开展，尚未得到推广。

三、治疗

甲状腺癌多数疗效较好，但少数甲状腺肿瘤，转移快，疗效差，应引起足够重视。对于甲状腺癌的治疗，笔者认为应从整体出发"标本兼治"，一方面有效消灭可见病灶，另一方面进行全身性针对癌细胞的治疗；同时对患者进行针对体质的全面治疗，以期在消灭可见肿瘤，抑制癌细胞生长的同时，对产生肿瘤的"土壤"进行改良。因此，其治疗包括肿瘤局部治疗、全身治疗以及改善体质等方面。

（一）西医治疗

1. 放疗

放疗，即外照射治疗，对控制甲状腺癌的残留病灶及某些转移灶有一定疗效，特别是对一些不摄取核素碘的病灶，如梭形细胞、巨细胞癌等更是理想的治疗方法，可与核素碘治疗联合应用，可采用放射线治疗，亦可用外放射治疗。放射治疗的最佳指征是经过手术但残留了不摄碘的病灶，对完全不能手术切除的病灶疗效较差。

以下情况是放射治疗的常用指征：不摄取核素碘的颈中部；脑转移及其他疗法无效的肝转移病灶；软组织压迫所致致命症状者，如上腔静脉受压综合征；对某些巨大甲状腺癌为增加切除率及提高疗效的某些术前治疗；作为贯序或联合化学疗法的一部分，如甲状腺淋巴瘤。

放射治疗对骨转移所致的疼痛及区域转移所致的症状有一定的缓解作用。甲状腺未分化癌的预后极差，1 年生存率在 20% 以下，单独放射治疗的疗效也不满意，中位生存期 3 ～ 7 个月，部分病例甚至在 6 周内应用 60Gy 仍无效，1 年生存率仅 6%，以维持治疗期间的气道通畅；有生存期延长数年的报道，但治疗的并发症甚多，而且能手术切除，特别是未侵及甲状腺包膜者，能明显延长生存期，对局限于腺体内的未分化癌仍以手术为主，放射治疗作为辅助治疗，不能延长生存期。

2. 化疗

甲状腺癌对化学治疗的敏感性及疗效不及核素碘及放射治疗，大多只能起局部缓解作用，单药治疗的疗效更差，特别是对核素碘及放射治疗不敏感者，可用于甲状腺癌综合性姑息治疗，对晚期甲状腺癌或未分化癌可试用环磷酰胺。毛霉素（manumycin）为法尼基（famesyl）蛋白转移酶抑制药，常单独或与其他药物，如 paclitaxel，联合用于治疗未分化性甲状腺癌。近年来，开始试用的单克隆抗体靶向治疗（targeted therapy of monoclonal antibodies），可能是治疗甲状腺癌（主要是髓样癌）的一种新途径，如抗 CEA 放射标记的抗体。甲状腺未分化癌的预后极差，虽对化学治疗的疗效较差，但仍有一定的反应，反应率达 33%，而单用多柔比星、阿霉素等的反应率仅 5%。因此，对治疗方法匮乏的进展期未分化癌，在放射治疗无效或不宜应用时，化学治疗不失为可能有效的方法。

3. 手术

甲状腺癌一经诊断或高度怀疑甲状腺癌患者，一般均需尽早手术治疗，可使手术操作更容易，同时也有抑制肿瘤细胞扩散的作用。有学者主张进行颈部淋巴结清除术，有利于降低术后复发率及复发的病死率，也可确定远处的转移灶。

外科手术切除原发灶和转移灶，是甲状腺癌手术的基本原则，一般标准术式是甲状腺近全切（near-total thyroidectomy），仅遗留 2 ～ 4g 上叶组织，并清扫全部可疑淋巴结，术后不必行局部放疗，但对肿瘤直径大于 1cm 的"低危复发"患者和所有"高危复发"患者，在术后必须进行放疗，或给予治疗量的放射性碘，行外放射治疗。对于乳头状腺癌，一般主张进行甲状腺全切除术，否则会遗留病灶，造成复发；残留的恶性程度低的乳头状腺癌能转化为恶性程度高的未分化癌，全甲状腺切除可预防此种转化，且甲状腺全切除为远处转移癌进行放射性碘治疗打下了基础。

4. 消融疗法

消融疗法是指在 DTC 进行甲状腺近全切除术后，应用核素碘销毁残留的正常甲状腺，达到甲状腺全切除的目的，而不遗留甲状腺全切除术的众多并发症，如甲状旁腺功能减退。消融疗法不需要另外再服用核素碘及其他准备，通常可发现以 2mCi 小剂量 I^{131} 所做的诊断性扫描不能探及的病灶，可发现 24% ～ 39% 术中及胸片不能发现的转移灶，故兼有进一步诊断转移灶的作用。

甲状腺癌本身系多病灶性，根据甲状腺全切除标本的连续病理切片证实，对侧腺体的隐性癌肿发生率高达 10% ～ 25%，甚至 80%，因此可选择以核素碘消融甲状腺近全切除术后残留的腺体，既可达到全切除的目的，消除所有腺内隐性病灶，又无众多的甲状腺全切除的并发症，还可达到早期诊断难以发现的转移病灶，并及早进一步治疗，若术后采用消融治疗，也可减少此种转化的可能。

5. 内分泌治疗

多数甲状腺癌细胞仍保留正常细胞的特点，受各种内分泌因子的影响。因此，运用内分泌治疗可以起到一定的全身治疗效果，尤其是促甲状腺素抑制分化型甲状腺癌的促甲状腺素抑制疗法。常用的治疗如下。

（1）促甲状腺素 DTC术后正确应用促甲状腺素（TSH）抑制疗法可使多数患者获得良好的疗效，使局部复发率及远处转移率明显下降，30年生存率也明显提高。尽管现已发现许多刺激甲状腺生长的因子以及与甲状腺肿瘤有关的基因，如表皮生长因子（EGF）及其受体（EGFr），但仍以TSH最为重要。促甲状腺素（TSH）抑制疗法的主要作用机制在于刺激甲状腺滤泡摄碘及促进碘的有机化，通过腺苷环化酶（adenylate cyclase）使细胞内的单磷酸环化酶（cyclic adenosine monophosphate，cAMP）增加，使胞浆蛋白磷酸化，增加细胞核的复制能力，从而加速肿瘤恶化，腺苷环化酶已增高，再抑制TSH时，反应性便降低。TSH抑制疗法对已形成的癌肿并无治疗作用，但可延缓其发展，而且只有去除了原发灶，抑制疗法才可能有较好的疗效。甲状腺素对TSH具负反馈作用，是实施抑制疗法的基础，但生理功能相当于T4的3～5倍。但有的学者反对抑制治疗，而比较30年生存率，抑制疗法组明显高于对照组，如抑制疗法使甲状腺乳头状及滤泡状腺癌的复发率及与甲状腺癌相关的死亡率减少，甚至在老年进展期患者中已获证实。

（2）生长抑素 生长抑素（Somatostatin）具有抑制肿瘤细胞中几种生长因子及激素的分泌，而且50%的髓样癌有生长抑素受体，生长抑素可使因这些激素造成的症状减少。亦有报道称，生长抑素能使肿瘤稳定数月，对已有转移的APUD肿瘤也有某些疗效，可阻断肿瘤细胞在G0～G1期的分裂，并可激活免疫调节系统。

（3）干扰素 干扰素在治疗神经内分泌肿瘤时，主要症状的改善率达64%。奥曲肽与干扰素联合应用：Joensuu联合应用奥曲肽和干扰素（重组干扰素α-2b）治疗终末期转移性类癌发现，血清肿瘤标记物的水平下降，甚至正常，提示在治疗其他神经内分泌肿瘤时也可能有效。

（4）髓样癌的生物制剂疗法 甲状腺髓样癌由滤泡旁细胞发展而来，属神经内分泌肿瘤，分泌肽类物质，如血清素、P物质等，导致髓样癌特有的某些临床症状，应用对抗这些肽类的生物制剂进行治疗，有对症治疗的作用。

6. 核素碘治疗

核素碘均可被γ照相机探测，组织对γ射线的吸收甚微，而对甲状腺滤泡或癌肿起毁坏作用的都是高能量且射程仅0.5cm的β射线。口服核素碘后上消化道能迅速吸收，经血循环到达某些组织并聚集，且以功能性钠-碘迁移表达，最后由尿排除。病变组织的滤泡越多，摄碘较好，疗效也越好，如乳头状腺癌摄碘较好，疗效也较好；髓样癌摄碘甚少或几乎不摄碘，故疗效更差；因未分化癌不摄碘，故几乎不用核素碘治疗。

某些DTC，如乳头状腺癌，核素碘治疗具有良好的疗效，但必须在去负荷手术后才能发挥其最大作用，即只能作为DTC的辅助治疗。由于核素碘治疗伴有一定的不良反应，因此 DTC 术后是否均行核素碘治疗仍有争论。近年来，越来越多的学者重视核素碘的治疗，但因其对低分化及未分化甲状腺癌的疗效极差而较少应用。根据治疗目的，核素碘的治疗可分为甲状腺切除术后的消融疗法，及发现转移而无法再手术的内照射治疗两种。

7. 分子靶向治疗

近年来，随着基因测序技术的快速发展，甲状腺癌的分子靶向治疗为各种晚期患者提供了另一种重要的治疗途径。分化型甲状腺癌靶向治疗的研究包括：靶向 VEGF 通路、新靶向 MAPK 通路及新靶向 PI3K 通路，研究最多的靶向药物如下。

（1）索拉菲尼　索拉菲尼是一种同时作用于 VEGFRs、RET/PTCs 及 BRAF 的口服小分子酪氨酸激酶抑制剂。2013 年 12 月 22 号，经美国食品及药物管理局（FDA）批准索拉菲尼用于治疗局部复发或者转移、放射碘抵抗的进展期 DTC，推荐剂量为 400mg，一日两次。

（2）帕唑帕尼　帕唑帕尼是一种酪氨酸酶抑制剂（TKI）。该药经过 37 位分化型甲状腺癌患者的无对照多中心 II 期临床试验，提示其治疗反应率在滤泡癌及 Hürthle 细胞癌中显示较高，分别是 73%、45%；在乳头状癌中显示较低，为 45%。一年无进展生存期和总生存率分别为 47% 及 81%。但是，最近一项关于帕唑帕尼单药治疗 ATC 的多中心 II 期临床试验的最终结果令人失望。研究结果提示单独使用帕唑帕尼几乎没有疗效，可能在联合药物疗法中起一定的作用。

（3）凡德他尼　凡德他尼是一种口服的小分子多靶点酪酸激酶抑制剂（TKI），可同时作用于肿瘤细胞 VEGFR-1、VEGFR-2 和 RET。2011 年 4 月，凡德他尼成为第一个被 FDA 批准的治疗症状性或者进展性甲状腺髓样癌。此次批准是基于一项国际的随机化、双盲、安慰剂对照 III 期临床试验的最终结果。在此临床研究中，331 名受试对象按 2∶1 随机化分为两组，其中一组接受凡德他尼，另一组接受安慰剂治疗。此研究的首要观察终点是比较两组延长的无进展生存期，次要观察终点包括客观反应率、总死亡率、生化反应（CT and CEA 降低），及疼痛加剧的时间。

（4）卡博替尼（Cabozantinib）　Cabozantinib 是一种口服的小分子多靶点靶向治疗药物，可同时作用于 VEGFR-1 及 VEGFR-2、MET 还有 RET，其半数最大抑制浓度分别是 5.2 ± 4.3、0.035 ± 0.01 和 1.3 ± 1.2 nmol/L。2012 年 12 月 Cabozantinib 被 FDA 批准为治疗进展期转移性甲状腺髓样癌的药物。2013 年 1 月，欧洲药物管理局（EMA）通过了对 Cabozantinib 治疗进展期、不能切除、局部高级别或者转移的甲状腺髓样癌的营销批准的申请，批准 Cabozantinib 是基于一项随机、双盲、安慰剂对照 III 期国际临床试验。

（5）乐伐替尼（Lenvatinib）　Lenvatinib 是一种口服的选择性受体酪酸激酶抑制剂（TKI），可同时作用于肿瘤细胞 VEGFR-1 及 VEGFR-3、FGFR1-4、PDGFR-b、KIT 和 RET，从而影响血管的生成及肿瘤增殖。2014 年日本卫材公司公布了实验性抗癌药物 Lenvatinib 的 III 期 SELECT 研究达到主要终点的数据，与安慰剂组相比，Lenvatinib 在治疗放射性 I^{131} 抵抗的分化型甲状腺癌的疗效上显示有显著的统计学意义。

（二）中医治疗

甲状腺癌属于中医学"瘿瘤""石瘿"的范畴，中医学认为本病病机为本虚标实，标实以气郁、痰阻、血瘀、热毒为主，本虚包括气血阴阳俱虚。治宜扶正解毒，标本兼治。甲状腺癌的中医临床辨证主要有四种类型，即气郁痰凝、痰瘀互结、肝火旺盛、气阴两虚等，具体辨证论治如下。

1. 气郁痰凝

临床表现为颈前喉结两旁结块肿大，质软不痛，颈部觉胀，胸闷，喜太息，或兼胸胁窜痛，病情常随情志波动，苔薄白，脉弦。治当理气舒郁，化痰散结。方选逍遥散合四海舒郁丸加减。药用柴胡、当归、白芍、半夏、茯苓、昆布、海藻、海螵蛸、海蛤壳、浙贝母、郁金、枳壳、青陈皮等。肝气不舒而见明显胸闷、胁痛者，加香附、延胡索、川楝子等，以疏肝理气；喉部不适、声音嘶哑者，加桔梗、牛蒡子、木蝴蝶、射干等，以利咽消肿。

2. 痰瘀互结

临床表现为颈前喉结两旁结块肿大，按之较硬或有结节，肿块经久未消，胸闷，纳差，舌质暗苔厚腻，脉弦或涩。治当理气化痰，活血祛瘀。方选海藻玉壶汤加减。药用海藻、昆布、海带、青皮、陈皮、半夏、胆南星、浙贝母、连翘、甘草、当归、赤芍、川芎、丹参等。纳差、便溏者，加白术、茯苓、山药等，以健脾益气；肿块较硬或有结节者，可酌情加黄药子、三棱、莪术、蜂房、僵蚕等，以活血软坚，消瘿散结；若肿块坚硬不移，可酌情加贝母、莪术、山慈菇、半边莲等，以散瘀通络，解毒消肿。

3. 肝火旺盛

临床表现为前喉结两旁轻度或中度肿大，肢体颤抖，面部烘热，口苦咽干，容易出汗，急躁易怒，眼球突出，消谷善饥，或失眠，或头晕目眩，大便秘结，舌质红，苔薄黄，脉弦数。治当清肝泻火，消瘿散结。方选栀子清肝汤合消瘰丸加减。药用柴胡、栀子、牡丹皮、当归、白芍、牛蒡子、生牡蛎、浙贝母、玄参等。毒热炽盛、大便秘结者，加桃仁、玄参、首乌等，以润肠通便；火毒伤阴，症见口干多饮、小便短赤者，加墨旱莲、石斛、沙参、麦冬等，以清热滋阴。

4. 气阴两虚

临床表现为颈前喉结两旁结块或大或小、质软，病起较缓，或术后、放射性核素治疗后，见汗多，神疲乏力，眠差，气短懒言，五心烦热，肢体颤动，咽干口渴，眼干目涩，或干咳少痰，皮肤干燥多汗，舌红少苔，脉细数。治当益气养阴，清热散结。方选生脉散合沙参麦冬汤加减。药用太子参、山药、白术、生地黄、沙参、玄参、麦冬、桑叶、茯苓、五味子、天花粉、夏枯草、生牡蛎、青皮等。虚风内动，手指及舌体颤抖者，加钩藤（后下）、白蒺藜、鳖甲（先煎）、白芍等，以滋阴清风；病久正气伤耗，精血不足，而见消瘦乏力，面色萎黄，妇女月经量少或经闭，可酌情加黄芪、当归、黄精、山茱萸、熟地黄等，以益气养血。

四、康复

（一）西医康复

甲状腺癌术后除常规补液之外，为减轻神经水肿，可给予地塞米松、营养神经等药物辅助治疗。全甲状腺切除的患者术后注意复查甲状旁腺素、血钙等，有低钙症状者注意补充钙剂，能进食后及时给予口服维生素 D 及钙制剂。一侧喉返神经损伤的患者急性期常有进食进水呛咳，对于一些高龄患者有必要时可予鼻饲，以减少吸入性肺炎的发生。必要时在床旁置气管切开器械包备用。双侧喉返神经损伤的患者一般术中即行气管切开，带气管套管，术后注意气管切开口的护理。颈部淋巴结清扫的患者，术后注意颈肩部的功能锻炼。术后应根据病理分期及危险分层制订辅助治疗方案，并告知患者。

（二）中医康复

1. 中药外治

（1）瘿瘤膏　蜈蚣 3 条，全蝎 3g，壁虎尾 3g，儿茶 3g，黄升 1.5g，凡士林 20g。诸药共研为细末，凡士林调和备用。视肿瘤的大小取药膏适量涂于纱布上，贴于肿块处。贴后若皮肤发红、瘙痒，则暂停使用，皮肤恢复正常后再用。适用于甲状腺癌的肝郁痰湿。

（2）独角莲外敷　鲜独角莲 100g，去皮，捣为糊状，敷于肿瘤部位，上盖玻璃纸，包扎固定 24 小时更换一次。适用于肿块处疼痛灼热者。

2. 针灸疗法

针灸治疗甲状腺癌可辨证施治，例如肝郁气滞多选用太冲、行间、百会等；痰浊可选丰隆、足三里；瘀血可选血海、曲池、董氏奇穴的三重等；热毒明显可选内庭、十二井穴等放血；气虚可选气海、关元等；血虚可选血海、膈俞等；阴虚可选太溪、阴陵泉、尺泽等；阳虚可选神阙、涌泉、背俞穴等，用灸法。

3. 饮食疗法

饮食疗法多选用具有理气解郁、调理脾胃功能的食物，如荞麦、萝卜、薏苡仁、芦笋等。甲状腺癌患者放射性治疗期间或放疗后，出现津液亏耗、口干舌燥、舌红少苔等症状，可尽量增加滋阴生津的甘凉之品，如藕汁、荸荠、梨汁、甘蔗汁、枇杷、西瓜等。日常饮食中还需要补充每日必要的营养物质，增加蛋白质、维生素的摄入，多吃新鲜水果、蔬菜等，以增强脾胃功能。需忌滋腻助湿生痰的荤腥油腻之品，以及伤阴动血的烟、酒、辛辣等刺激性食物。平时可食用海带、薏苡仁、百合、银耳、木耳、山药、萝卜、紫菜、大蒜、茶叶、芋头、小麦、茄子、绞股蓝等。伴有甲亢症状者还需忌海鲜、加碘盐等含碘量较多的食品。

第五节　乳腺癌

一、概况

乳腺癌是女性最常见的恶性肿瘤，发病率位居第一并呈逐年上升趋势。乳腺癌首发临床表现以乳房肿块最常见，常呈无痛性、进行性生长，亦可合并乳头溢液。乳头牵拉、回缩、凹陷，乳房橘皮样改变，皮肤溃疡，同侧腋窝淋巴结肿大均是乳腺癌的体征。通过乳腺 B 超、钼靶、MRI 等联合检查可进一步提高乳腺癌的检出率。乳腺癌的治疗需要手术，同时联合化疗、靶向治疗、放疗、内分泌治疗等的综合治疗，综合治疗能极大地改善其预后。临床工作中，早期乳腺癌不具有典型的症状和体征，不易引起患者的重视，常通过体检或乳腺筛查发现，早诊早治对乳腺癌诊疗尤其重要。提倡女性 40 岁开始乳房筛查，包括自我检查、专科医生检查以及影像学检查等；乳腺癌高危人群建议提前筛查。乳腺癌的病因尚不清楚。乳腺是多种内分泌激素的靶器官，如雌激素、孕激素及泌乳素等，其中雌酮及雌二醇与乳腺癌发病有直接关系。月经初潮年龄早、绝经年龄晚、不孕及初次足月的年龄等与乳腺癌发病均相关。一级亲属中有乳腺癌病史者，发病危险性是普通人群的 2 ~ 3 倍。另外，环境因素及生活方式与乳腺癌发病也有一定的关系。

二、诊断

（一）临床表现

1. 乳房肿块

乳腺癌早期表现为患侧乳房出现无痛性、单发的肿块，常常是患者无意中发现。肿块一般质硬，表面不光滑，与周围组织分界不清楚，在乳房内不易被推动。

2. 乳头溢液

乳头溢液是指非妊娠期从乳头自发流出血性、浆液性、脓性液体，或者停止哺乳半年以上仍有乳汁流出者。伴有以下因素为乳腺癌高危人群：年龄 ≥ 40 岁、血性液体、单侧或单导管溢液、伴有乳房肿块等。

3. 乳头、乳晕改变

邻近乳头或乳晕的肿瘤因侵入乳管使其短缩，可把乳头牵向癌肿一侧，进而使乳头扁平、回缩、凹陷等。

4. 皮肤改变

肿瘤若累及 Copper 韧带，可使其短缩而致肿瘤表面皮肤凹陷，即"酒窝征"。肿块增大，如皮下淋巴管被堵塞，引起淋巴回流障碍，出现真皮水肿，皮肤呈"橘皮样"改变。晚期癌细胞沿淋巴管、腺管或纤维组织浸润到皮内并生长，在主癌灶周围的皮肤形成散在分布的质硬结节，形成"皮肤卫星结节"，随肿瘤进展可出现肿块破溃，呈"菜花样"改变。炎性乳腺癌患者皮下淋巴管充满癌栓,皮下的癌性淋巴管炎使皮肤呈炎性改变,同时伴有皮肤水肿,其特点是发展迅速,预后差。

5. 区域淋巴结

最常见的淋巴结转移部位为同侧腋窝淋巴结,发生率约 40%～50%。晚期乳腺癌腋窝淋巴结转移可压迫腋静脉,影响上肢的淋巴回流而致上肢水肿。

(二)检查方法

1. 双侧乳腺钼靶

乳腺钼靶 X 线摄影检查主要用于乳腺癌的筛查和早期诊断,是乳腺疾病最基本和首选的检查方法,尤其在检出以钙化灶为主要表现的乳腺疾病方面有明显优势。其病灶良恶性亦遵循美国放射学会制定的 BI-RADS 分类。

2. 超声检查

乳腺超声适用于任何人群的乳腺检查,尤其是不能行钼靶检查的患者。B 超检查表现为边界不规则,可成锯齿状或蟹足状,多为低回声,内部回声分布不均匀,多无包膜回声,后方回声减低或有衰减,内可见沙粒状钙化或坏死无回声区,垂直位生长。

彩色多普勒超声检查提示肿物内血流信号增多,多为高阻、高速的动脉血流,弹性成像显示肿块质硬程度。美国放射学会基于乳腺影像报告和数据系统,根据其对应乳腺癌发生的可能性,将诊断结果分成了未定类别(0 类)和最终类别(1～6 类)。外科医生应根据分类结果,进行临床决策。4 类以上需要进一步证实恶性诊断。

3. 乳腺 MRI

MRI 检查可作为乳腺临床体检、B 超或 X 线检查等发现的疑似病例的补充检查措施,因其软组织分辨率极高和无辐射等特点,使其在乳腺检查中具有明显的优势。乳腺 MRI 对乳腺癌的敏感性高达 94%～100%,其病灶良恶性亦遵循美国放射学会制定的分类标准。

4. 活检

包括细针穿刺抽吸和粗针穿刺活检术两种方法。

(1)细针穿刺抽吸(fine needle aspiration,FNA) 本检查的诊断敏感性为 72%～99%,特异性为 99%～100%。其优点是操作简单、安全快速、经济方便、无须麻醉、易被患者接受等。其缺点是仅能提供细胞学诊断,无法鉴别浸润与原位癌,亦无法行免疫组化检查,假阴性率较高,若肿块太小且部位较深,与周围组织分界不清,穿刺时定位不准确;有些肿瘤组织间质丰富,比如硬癌,造成穿刺过程中抽取的细胞较少或者不易脱落,给诊断造成一定的困难;分化较好的乳腺癌,细胞恶性不明显,易误诊为良性肿块。

(2)粗针穿刺活检(core needle biopsy,CNB) 采用较粗的切割针,一次切割可取得一条圆柱形的组织标本,其准确率> 95%。其优点为定位准确,取材量较大;使用超声、钼靶等影像学引导可进一步增加穿刺的准确率。另外,标本不仅能进行组织学病理检查,又可行免疫组化检测,可为手术前新辅助化疗、内分泌治疗及判断肿瘤预后等提供指导依据，且避免了手术切除活组织检查造成的创伤，已逐步成为乳腺癌早期诊断以及术前活检替代术中冰冻切片的重要方法。其缺点是有一定的假阴性率，如穿刺结果阴性，术中仍需等快速病理结果。

（三）乳腺癌的 TNM 分期

原发肿瘤（T）：T1 ≤ 2cm；2cm < T2 ≤ 5cm；T3 > 5cm；T4 侵犯胸壁和（或）皮肤区域淋巴结（N）；N1mi（微转移，0.2mm <瘤灶≤ 2mm）；N1 可活动的同侧Ⅰ、Ⅱ组腋窝淋巴结；N2 融合或固定的同侧Ⅰ、Ⅱ组腋窝淋巴结或临床发现的内乳淋巴结转移而没有腋窝淋巴结转移的证据；N3 同侧锁骨下淋巴结（Ⅲ组）转移，伴或不伴Ⅰ、Ⅱ组淋巴结转移；或者临床发现内乳淋巴结转移，伴临床发现的Ⅰ、Ⅱ组腋窝淋巴结转移；或同侧锁骨上淋巴结转移，伴或不伴腋窝淋巴结或内乳淋巴结转移。远处转移（M）：常见的远处转移部位为肺、骨、肝等（表 5-2）。

表 5-2　乳腺癌 TNM 分期

分期	T	N	M
0	Tis	N0	M0
IA	T1	N0	M0
IB	T0	N1mi	M0
	T1	N1mi	M0
IIA	T0	N1	M0
	T1	N1	M0
	T2	N0	M0
IIB	T2	N1	M0
	T3	N0	M0
IIIA	T0	N2	M0
	T1	N2	M0
	T2	N2	M0
	T3	N1	M0
	T3	N2	M0
IIIB	T4	N0	M0
	T4	N1	M0
	T4	N2	M0
IIIC	任何 T	N3	M0
IV	任何 T	任何 N	M1

（四）乳腺癌常见病理类型及分子分型

1. 病理类型

（1）非浸润性乳腺癌　导管原位癌、小叶原位癌等。

（2）普通型浸润性乳腺癌　浸润性导管癌、浸润性小叶癌等。

（3）特殊类型浸润性乳腺癌　黏液癌、小管癌、髓样癌、浸润性微乳头状癌、化生癌等。

（4）少见类型　伴神经内分泌特征的癌，如分泌性癌、浸润性乳头状癌等。

2. 分子分型

免疫组化检测及意义见表 5-3。

（1）性激素受体　包括雌激素受体（ER）和孕激素受体（PR）。二者存在于正常乳腺上皮细胞的细胞核内，调节乳腺细胞的生长、分化。其阳性说明细胞分化程度高，恶性程度低，对各种治疗有效，尤其是对内分泌治疗敏感性高。检测 ER、PR 主要用于指导乳腺癌的内分泌治疗，对预后判断也有一定意义。

（2）人表皮生长因子受体 -2（Her-2）　是原癌基因，在正常乳腺细胞中低表达，而在 20% ～ 30% 的乳腺癌中过度表达。其阳性的肿瘤侵袭性强，易早期出现转移，是一个独立于淋巴结状况以外的预后指标。

（3）Ki-67　其表达的高低可评价细胞的增殖状态，Ki-67 的表达与肿瘤的 T 分期（肿瘤大小）、腋窝淋巴结数目、病理类型、局部及远处转移等明显相关，是一种不良预后因子，可作为早期识别具有高浸润和转移潜能的乳腺癌及判断预后的有用指标。

表 5-3　乳腺癌分子分型

	ER	PR	Her-2	Ki-67
Luminal A 型	+	高表达（+）	-	低表达
Luminal B 型	+	低表达或（-）	-	高表达
Her-2 阳性（HR-）	-	-	+	任何
Her-2 阳性（HR+）	+	任何	+	任何
三阴性	-	-	-	任何

注：1. IHC +++：Her-2 阳性；IHC ++：Her-2 不确定，进一步 FISH；IHC+/-：Her-2 阴性

2. PR 20% 阳性作为 Luminal A 型和 B 型的临界值

3. 大部分中国专家认为 Ki-67 < 15% 为低表达；> 30% 为高表达

三、治疗

（一）西医治疗

1. 手术

乳腺癌的手术治疗包括肿瘤原发灶切除和腋窝淋巴结清扫。肿瘤原发灶切除，包括肿瘤扩大切除术（即保乳手术）、乳房切除术、乳房重建术（Ⅰ期或Ⅱ期）等，以及腋窝淋巴结清扫，包括前哨淋巴结活检或腋窝淋巴结清扫术。

乳腺癌的手术方式由具体分期、部位、辅助治疗条件、随访条件以及患者的意愿等因素决定。保乳手术开展的医疗单位要具备相关的技术和设备条件，以及外科、病理

科、影像科、放疗科和内科等的密切合作。部分乳腺癌发现得较晚，可以先行新辅助化疗，再行手术治疗，以提高根治性切除率，改善患者的预后。

淋巴结是原发肿瘤发生淋巴结转移所必经的第一站。前哨淋巴结活检（sentinel lymph node biopsy，SLNB）适用于临床检查腋窝淋巴结阴性的乳腺癌患者。目前认为，乳腺癌患者 SLNB 的禁忌证为炎性乳腺癌以及腋窝淋巴结穿刺证实转移且未接受新辅助治疗，或者腋窝淋巴结阳性新辅助治疗后仍为阳性者。

2. 化疗

浸润性乳腺癌患者如果需要进行辅助化疗，化疗方案的制定应考虑的因素包括肿块大小、病理学特征、患者的身体条件、基础疾病、化疗的可能获益以及不良反应等。免疫组织化学检测的指标，一般包括 ER、PR、Her-2 和 Ki-67 等。

乳腺癌常用的辅助化疗方案以蒽环类与紫杉类联合用药为主，根据乳腺癌的不同分型以及患者具体状况选择合适的化疗药物、给药方案等。常用的化疗方案有：A（E）C（多柔比星＋环磷酰胺）、TC（多西他赛＋环磷酰胺）、A（E）C-T（多柔比星＋环磷酰胺序贯多西他赛）、TAC（多西他赛＋多柔比星＋环磷酰胺）、TCb（多西他赛＋卡铂）、FAC（5- 氟尿嘧啶＋多柔比星＋环磷酰胺）等。

辅助化疗一般不与内分泌治疗或放疗同时进行，化疗结束后再开始内分泌治疗，放疗与内分泌治疗可先后或同时进行。

3. 放疗

如患者需接受辅助化疗，术后放疗应在完成末次化疗后 2～4 周内开始；对于个别存在辅助化疗禁忌证的患者，可以在术后切口愈合，上肢功能恢复后开始术后放疗。此外，患者左侧内乳区放疗的适应证需严格掌握，尽可能采用三维治疗技术，降低心脏照射体积，保证心脏照射平均剂量至少低于 8Gy。

（1）乳腺癌保乳术后 对于浸润性乳腺癌保乳术后的患者，通过全乳放疗都可以降低 2/3 的局部复发率，同时瘤床加量可以在全乳 45～50Gy 剂量的基础上进一步提高局部控制率，瘤床加量对于 60 岁以下的患者获益更显著。CALGB9343 的研究结果显示，70 岁及以上、病理 I 期、激素受体阳性及切缘阴性等的患者鉴于绝对复发率低，全乳放疗后乳房水肿、疼痛等不良反应消退缓慢，可以考虑单纯内分泌治疗而不行放疗。PRIME II 的研究结果提示，65 岁及以上，肿块最大直径不超过 3cm 的激素受体阳性，且可以接受规范内分泌治疗的患者也可以考虑减免术后放疗。

（2）乳腺癌根治或改良根治术后 具有下列预后因素之一，则符合高危复发，具有术后放疗指征，该放疗指征与手术方式无关。①原发肿瘤最大直径大于等于 5cm，或肿瘤侵及乳腺皮肤、胸壁等。②腋窝淋巴结转移大于等于 4 枚。③淋巴结转移 1～3 枚的 T1～2。④ 4T1～2 乳腺单纯切除术，如前哨淋巴结（sentinel lymph node，SLN）阳性，不考虑后续腋窝清扫时，推荐术后放疗；如不考虑放疗，则推荐进一步腋窝清扫。术后放疗可能在包含以下因素的患者中更有意义，即年龄小于等于 40 岁、腋窝淋巴结清扫数目小于 10 枚、激素受体阴性、Her-2 过度表达、组织学分级高、脉管阳性等。

4. 分子靶向治疗

曲妥珠单抗（trastuzumab）是最常用的抗 Her-2 靶向治疗药物。Her-2 阳性是指免疫组织化学法 +++，或原位杂交法（in situ hybridization，ISH）阳性，若免疫组织化学法检测为 ++ 者，需进一步做 ISH 明确是否有基因扩增。予以曲妥珠单抗 6mg/kg（首次剂量 8mg/kg）、每 3 周 1 次方案，或 2mg/kg（首次剂量 4mg/kg）、每周 1 次方案。研究表明，曲妥珠单抗治疗 1 年可显著改善 Her-2 阳性乳腺癌患者的无病生存率和总生存率，此已成为临床常规治疗。曲妥珠单抗有潜在心脏毒性，与蒽环类药物同时使用需谨慎，与非蒽环类化疗、内分泌治疗或放疗等都可以同时使用，治疗期间每 3 个月检测一次心脏功能。

5. 内分泌治疗

辅助内分泌治疗对激素受体 ER 和（或）PR 阳性的乳腺癌患者至关重要，主要包括两类药物。一类是选择性雌激素受体调节剂（SERMs），如他莫昔芬（tamoxifen）、托瑞米芬（toremifen，TOR）；另一类是第三代芳香化酶抑制剂（AIs），如阿那曲唑、来曲唑和依西美坦等。由于卵巢功能的判断对辅助内分泌治疗方案的选择非常重要，因此化疗之前应了解患者的月经状态，以判定患者的卵巢功能状态。绝经，一般是指月经永久性的终止，满足以下条件之一者，可认为达到绝经状态：双侧卵巢切除术后；年龄 ≥ 60 岁或年龄 < 60 岁，自然停经 ≥ 12 个月，在近一年未接受化疗、内分泌或卵巢去势等治疗，促卵泡激素和雌二醇水平在绝经后范围内；年龄 < 60 岁，正在服用内分泌药物者，促卵泡激素和雌二醇水平连续两次在绝经后范围。

药物的选择需要考虑两方面的因素，即肿瘤复发风险高或需要使用辅助化疗；患者相对年轻（< 35 岁），在完成辅助化疗后仍未绝经。使用他莫昔芬的患者，治疗期间注意避孕，每 6 ~ 12 个月行 1 次妇科检查，通过 B 超检查了解子宫内膜厚度，如服用他莫昔芬 5 年后，患者仍处于绝经前状态，部分患者（如高危复发）可考虑延长服用至 10 年。卵巢功能抑制治疗推荐用于下列绝经前患者：高风险患者；接受辅助化疗的中度风险患者伴有危险因素时，如相对年轻、组织学级别高等；对他莫昔芬有禁忌者；卵巢去势，如有手术切除卵巢、卵巢放射及药物去势等；高危患者应用他莫昔芬 5 年后，处于绝经后状态可继续服用芳香化酶抑制剂 5 年，未绝经可继续使用他莫昔芬满 10 年。

第三代芳香化酶抑制剂可以对所有绝经后的 ER 和（或）PR 阳性患者推荐。治疗期间应每 6 ~ 12 个月行 1 次妇科检查，通过 B 超检查了解子宫内膜厚度。芳香化酶抑制剂和黄体激素释放激素类似物可导致骨密度下降或骨质疏松，在使用这些药物前常规推荐行骨密度检测，并在药物使用过程中，每 6 个月监测 1 次骨密度，同时进行骨密度评分（T-score）。T-score 小于 -2.5，为骨质疏松，予以双膦酸盐治疗；T-Score 为 -2.5 ~ -1.0，为骨量减低，给予维生素 D 和钙片治疗，并考虑使用双膦酸盐；T-score 大于 -1.0，为骨量正常，不推荐使用双膦酸盐。

（二）中医治疗

乳腺癌属于中医学"乳岩"的范畴，其临床特点为乳房局部肿块，质地坚硬，溃后凸如放莲或菜花。多因情志不畅，肝郁不舒，气滞血瘀；或冲任失调，经络阻塞；或脾虚失运，痰浊内生，痰瘀互阻所致。中医康复宜疏肝解郁，调理冲任，化痰散络。乳腺癌临床常见痰凝气滞、冲任失调、热毒蕴结、气血两虚、气阴两虚、瘀毒互结等证型，具体辨证论治如下。

1. 痰凝气滞

临床表现为乳房肿块胀痛，两胁作胀，心烦易怒，或口苦咽干，头晕目眩，舌苔薄白或薄黄，脉弦滑。治当疏肝理气，化痰散结。方选海藻玉壶汤加减。药用海藻、昆布、柴胡、青皮、郁金、连翘、白芍、茯苓、半夏、浙贝母、草河车、山慈菇、白芷等。

2. 冲任失调

临床表现为乳房肿块胀痛，两胁作胀，头晕目眩，或月经失调，腰膝酸软，五心烦热，目涩，口干，舌质红，少有龟裂，脉细数无力。治当调理冲任，滋补肝肾。方用逍遥散合左归饮加减。药用郁金、柴胡、当归、生地黄、白芍、牛膝、桔梗、菟丝子、枸杞子、山药、茯苓、夏枯草等。

3. 热毒蕴结

临床表现为乳房肿块迅速增大，疼痛或红肿，甚至溃烂，分泌物臭秽，或伴有倦怠乏力，食少纳差，或发热，心烦，口干，便秘，舌质暗红，舌苔黄白或黄厚腻，脉弦数或滑数。治当清热解毒，消肿软坚。方用仙方活命饮加减。药用金银花、地丁、皂角刺、乳香、没药、浙贝母、赤芍、山慈菇、白芷、蒲公英、玄参、夏枯草、龙葵、当归等。

4. 气血两虚

临床表现为倦怠乏力，精神不振，恶心，食欲不振，失眠多梦，口干少津，二便失调，白细胞下降，舌淡，苔薄白，脉沉细弱。治当益气养血，健脾补肾。方用八珍汤加减。药用生黄芪、太子参、白术、茯苓、女贞子、枸杞子、山茱萸、熟地黄、白芍、鸡内金、焦三仙、鸡血藤、阿胶等。

5. 气阴两虚

临床表现为乏力，口干苦，喜饮，纳差，乏力，腰膝酸软，五心烦热，舌红，少苔或薄苔，脉细数或弦细。治当益气养阴，兼以解毒。方选沙参麦冬汤加减。药用北沙参、麦冬、玉竹、生黄芪、白术、天花粉、女贞子、枸杞子、焦三仙、夏枯草、浙贝母、猫爪草等。

6. 瘀毒互结证

临床表现为肿瘤增长迅速，神疲乏力，纳差消瘦，面色晦暗，或伴有疼痛，多为刺痛或胀痛，痛有定处，或伴有乳房肿物坚韧，若溃破则腐肉色败不鲜，舌淡或淡暗，苔白，脉细数或弦细。治当益气化瘀解毒。方选桃红四物汤加减。药用桃仁、红花、生黄芪、党参、鹿角霜、熟地黄、川芎、龙葵、半枝莲、全蝎、土茯苓、白芍、元胡、水蛭等。

四、康复

（一）西医康复

乳腺癌术后鼓励进行早期功能锻炼。术后第 1 ～ 2 天，进行握拳运动，五指张开，稍用力握拳；手腕运动，上、下活动手腕，内、外活动手腕。术后第 3 ～ 4 天，进行前臂运动，上、下屈伸前臂，肩关节夹紧。术后第 5 ～ 7 天，进行肘部运动，患侧肘部以腰为支撑，手掌尽量触碰对侧肩膀。术后第 8 ～ 10 天，进行抱肘运动，患侧手臂放置胸前，健侧手托住患侧肘关节，帮助抬高至胸前，交替进行。术后 10 天以后，进行耸肩运动，肩关节轻轻往前旋转，含胸，再往后旋转，抬头挺胸；上臂运动，上臂抬高尽量与地面平行。

（二）中医康复

中医康复推荐以下两种食疗方法。

1. 牛蛙金针木耳汤

取牛蛙 1 只（约 150g），金针菇（干品）25g，木耳 25g，生姜 4 片，大枣 4 枚。本品的功效为疏肝养阴，散结通乳。适用于乳腺癌属于肝阴虚、肝气郁结者，症见胸胁不舒，乳房肿痛或心烦易怒，口干，舌红少苔，脉弦。

2. 乳癌血瘀方

取当归尾 12g，三棱 8 g，桃仁 12g，羊肉 120g，陈皮 10g，大枣 10 枚。本品的功效为祛瘀活血，消肿散结。适用于乳腺癌属于血瘀内郁者，症见病侧乳房刺痛，压之疼痛加剧，乳房肿块质硬、表面不光滑、边缘不整齐，乳房外表灰暗，皮肤增厚变粗，乳头高举，乳头常流出暗红色血性液体、量少，面色灰暗，舌质暗红，苔白薄，脉弦涩。

第六节　肺癌

一、概况

原发性支气管肺癌，简称肺癌，是一种很常见的恶性肿瘤，目前为全球发病率和死亡率最高的恶性肿瘤，在我国也呈逐年递增趋势，为第一大肿瘤。其潜伏期和癌前病变一般要经过几年到十几年，一般长达 15 ～ 20 年。从原位癌到浸润癌一般要经过几年到十几年，这段时间一般无症状，被称为"亚临床阶段"，大部分患者无任何症状。一旦确诊多为中晚期，已经失去了最佳的治疗时机。

二、诊断

（一）临床表现

本病的临床表现复杂，早期肺癌可无明显症状，多通过 CT 检查发现。其临床表现大致归纳为由原发肿块、胸内蔓延、远处转移所导致的咳嗽、咯血或痰中带血、疼痛、消瘦等症状和肺外表现，其症状和体征与肿瘤的发生部位、大小、病理类型、病程长短及有无并发症等相关。

（二）检查方法

1. 无创检查方法

（1）影像学检查　CT 是肺癌检查中最重要的方法，尤其是低剂量 CT 体检与高分辨 CT 薄层扫描，它对发现小病灶、鉴别病灶的良恶性有很高的准确性。功能成像如 PET-CT 及 MRI 成像中弥散加权成像（DWI）在鉴别良恶性结节及肿瘤分期方面也发挥着补充作用，DWI 对肿瘤细胞活性显示有时优于 PET-CT。

（2）痰脱落细胞学检查　在中央型肺癌中阳性率高，大多数可进行组织学分类，但有一定的假阳性率，对周围性肺癌的检出率较低。

（3）肿瘤标志物检查　癌性标志物检测，包括检测血液及体液中 CEA、CA153、CA199、NSE、CYFRA21-1、SCC 等的含量，以及血液中循环肿瘤细胞（CTC）、循环肿瘤 DNA（ctDNA）及基因甲基化、b-TMB 等。

2. 有创检查方法

有创检查对肺癌的确诊和分型具有决定性意义，其取材可来自支气管活检、肺内肿瘤穿刺活检以及淋巴组织活检等。

纤维支气管镜、超声支气管镜（EBUS）、自荧光（AFI）及窄带成像（NBI）支气管镜等检查，是确诊肺癌的重要检查方法，还可对手术切除的可能性进行推测。对于有锁骨上淋巴结肿大或转移者，可行淋巴结活检；肺内病灶或纵隔淋巴结肿大或转移者可在 CT 引导或胸腔镜、纵隔镜下进行活检。

三、治疗

（一）西医治疗

1. 治疗原则

（1）非小细胞肺癌（NCLC）　在早期仍采取以手术为主的综合治疗方法，Ⅰ、Ⅱ 及Ⅲa 期病例，凡无手术禁忌证者，应争取手术治疗。术后依据不同病理组织类型和病期，酌情加精准靶向治疗、免疫治疗、放射治疗、化学治疗等。对于中晚期肺癌患者，可采取术前新辅助放、化疗，以及靶向治疗、免疫治疗，待降期后达到手术指征者可再行手术治疗。对于无手术指征者或存有手术禁忌者，有计划、合理地应用局部靶向治疗，如精准放疗、消融、粒子、栓塞化疗、局部理化疗法等，加全身的精准靶向、免疫、化疗及中医中药为主的多种综合治疗。

（2）小细胞肺癌（SCLC）　小细胞肺癌局限期治疗首选化疗加贝伐单抗，在化疗后酌情手术切除受侵的肺叶或加用局部放疗；广泛期治疗为化疗加局部放疗；对于胸骨、颅内病变，以及脊柱等处首选放疗，以尽快解除压迫或症状。对于复发SCLC，使用姑息性放疗或化疗加贝伐单抗解除症状。

2. 治疗方法

（1）手术治疗　手术可分为传统的开胸手术与胸腔镜微创手术两类，近年来机器人辅助手术也获得了成功。手术方式有楔形切除、解剖性亚肺段切除、肺段切除、亚肺叶切除、标准的肺叶切除、袖式或双袖式肺叶切除及全肺切除等。淋巴结清扫是手术的重要部分，而进行淋巴结清扫的主要目的是为了进行准确的病理分期，保证疾病的根治，应根据患者的病变大小、病期状况、患者的全身情况及医生的技术水平等加以综合选择。随着技术愈加娴熟，胸科手术已经变得越来越微创。

（2）非手术治疗　非手术治疗主要为局部靶向治疗，包括消融、粒子、栓塞化疗、精准放疗、局部理化疗法等，加全身的精准靶向、免疫、化疗及中医中药为主的多种综合治疗。

（二）中医治疗

中医学并无肺癌的病名，根据其临床表现，属于中医学"咳嗽""咯血""胸痛""肺痈""肺痿""虚劳""痰饮""肺积""息贲""肺壅"等的范畴。肺癌是由肺气亏虚，或因禀赋，或因六淫，或因饮食，或因邪毒，导致肺失宣降，气机不利，血行瘀滞，痰浊内生，毒邪结聚而成，以咳嗽、痰血，或咯血、胸痛、发热、气急等为主要临床表现。其病位在肺，与脾肾密切相关。中医辨治当以扶正培本，清热宣肺，健脾化痰，益气养阴为法。

1. 肺郁痰瘀

临床表现为咳嗽不畅，痰中带血，胸胁痛或胸闷气急，唇紫，口干，便秘，舌暗红，有瘀斑或瘀点，苔白或黄，脉弦滑。治当宣肺理气，化瘀除痰。方选千金苇茎汤或星夏涤痰饮（周岱翰方）。药用生南星、生半夏、壁虎、薏苡仁、鱼腥草、仙鹤草、夏枯草、桔梗、北杏仁、瓜蒌、三七、浙贝母等。胸胁胀疼者，加制乳香、制没药、延胡索等；咯血者，重用仙鹤草、白茅根、旱莲草等；痰瘀发热者，加金银花、连翘、黄芩等。

2. 脾虚痰湿

临床表现为咳嗽痰多，胸闷气短，疲乏懒言，纳呆消瘦，腹胀便溏，舌边有齿痕，舌苔白腻，脉濡、缓、滑。治当补中健脾，润肺除痰。方选陈夏六君子加减。药用生南星、生半夏、薏苡仁、桔梗、瓜蒌、浙贝母、猪苓、茯苓、党参、白术等。痰涎壅盛者，加陈皮、牛蒡子等；肢倦思睡者，加人参、黄芪等。

3. 阴虚痰热

临床表现为咳嗽痰少，干咳无痰，或痰带血丝，咯血，胸闷气急，潮热盗汗，头晕耳鸣，心烦口干，尿赤便结；舌红绛，苔花剥或舌光无苔，脉细数无力。治当滋肾清肺，化痰散结。方选清金化痰丸合二陈汤加减。药用壁虎、薏苡仁、仙鹤草、夏枯草、桔梗、浙贝母、猪苓、沙参、麦冬、鳖甲、生地黄等。五心烦热者，加知母、牡丹皮、黄柏等；口干欲饮者，加天花粉、天冬等；大便干结者，加生地黄、火麻仁等。

4. 气阴两虚

临床表现为干咳少痰，咳声低微，或痰少带血，颜面萎黄暗淡，唇红，神疲乏力，口干短气，纳呆肉削；舌淡红或胖，苔白干或无苔，脉细如丝。治当益气养阴，扶正祛积。方选生脉散合大补元煎加减。药用薏苡仁、仙鹤草、桔梗、浙贝母、猪苓、沙参、麦冬、百合、西洋参、党参、五味子等。面肢浮肿者，加葶苈子、郁金、桑白皮等；神志昏蒙者，加全蝎、蜈蚣、石决明等。

四、康复

（一）西医康复

外科手术是肺癌治疗的重要手段，而随着快速康复理念的提出和发展，快速康复外科也已经成为外科手术治疗中的重要组成部分，为肿瘤患者外科手术治疗康复带来新的曙光。

1. 术前管理

（1）危险因子干预　如戒烟，高血压、糖尿病等基础疾病的控制，对于既往有心脏病史的患者，要积极予以早期恢复心脏功能药物，同时停用长效抗凝药物阿司匹林及中枢性降压药利血平，对青光眼患者停用后马托品。

（2）营养支持　如增加营养摄入，采取高蛋白饮食。

（3）药物调节　如术前合理应用抗生素、吸氧、祛痰平喘药物及气道管理等。

（4）生理功能康复　如提前进行咳嗽训练，模拟卧床训练。

（5）心理疏导　入院进行肺癌知识宣教。

2. 术中管理

（1）手术选择　如选择 VATS 微创术式以及叶切 / 袖切避免全肺切除。

（2）精准手术　如精准肺段切除，最大限度减少肺损伤。

（3）优化管道管理　如不放胸管或放细管。

（4）麻醉管理　如免插管麻醉，规范镇痛。

（5）优化手术流程　加快手术衔接，缩减等待时间。

3. 术后管理

（1）优化术后管理　缩短拔除胸管时间，尽早拔除尿管。

（2）营养康复　如高蛋白、高维生素饮食，静脉营养。

（3）术后生理功能、生活能力锻炼　尽早咳嗽排痰，下床活动。

（4）药物辅助康复　如镇痛治疗，增强免疫力，预防深静脉血栓。

（5）心理疏导　术后积极沟通，缓解焦虑。

（二）中医康复

1. 中药外治

（1）胸背疼痛　取蟾酥、生川乌、重楼、红花、莪术、冰片等，制成布质橡皮膏，外敷疼处，一般 15～30 分钟起效，每 6 小时更换 1 次，可连用 1～3 天（刘嘉湘方）。

（2）胸腔积液　可用天南星、白芥子、附子、葶苈子、延胡索、败酱草各等分，生黄芪、薏苡仁各 2 倍量于上述单味药，共为细末，以黄酒或蜂蜜调敷胸水体表部位中心，范围视胸水量酌定，每日 1 次，每次 2 小时左右，如有皮肤不适可去之，停一段时间再用，或更换外敷点亦可用（张亚声方）。

（3）肺部肿物　取山栀 30g，藜芦 30g，细辛 30g，生大黄 30g，急性子 30g，轻粉 30g，冰片 20g，黑膏药 500g，诸药研极细末，慢慢调入熔化的黑膏药油内，取 50～70g 摊于白布上，贴在肺肿块所在之胸背体表部位，6～10 小时可见呕痰，如实在不能坚持时可揭去（浦鲁言方）。

2. 针灸疗法

针灸疗法取穴以手太阴肺经腧穴和肺俞、募穴为主，取肺俞、中府、太渊、孔最、膏肓、丰隆、足三里等。肺郁痰瘀证，加膻中、三阴交等；脾虚痰湿证，加脾俞、阴陵泉等；阴虚痰热证，加尺泽、然谷等；气阴两虚证，加太溪、气海等。胸痛加膻中、内关等；胁痛加支沟、阳陵泉等；咽喉干痒加照海；痰中带血加鱼际；咯血者，加阴郄、地机等；盗汗加阴郄、复溜等；肢体浮肿、小便不利，加阴陵泉、三阴交等；肺癌放化疗后呕吐、呃逆加内关、膈俞等；肺癌放化疗后白细胞减少，加大椎、膈俞等。选择常规针刺方法，平补平泻为主，虚证加灸，胸背部穴位不宜刺深。耳针取肺、气管、大肠、胸、肝、脾、神门、轮 4～6 反应点。针双侧，用中等刺激，留针 10～20 分钟，或用王不留行籽压贴，每日 1 次。

3. 穴位注射

穴位注射取大椎、风门、肺俞、膏肓、丰隆、足三里等。每次取 2～4 穴，用胸腺肽等药，注射量根据不同的药物及具体辨证而定。局部常规消毒，在选定穴位处刺入，待局部有酸麻或胀感后再将药物注入，隔日 1 次。

4. 饮食疗法

肺癌发病过程中常有痰湿、热灼、耗气、伤阴等病理特点，形成痰热郁肺，痰湿结肺，肺热阴虚的病机，饮食调理原则为益气除痰，健脾清肺，益气养阴。

放疗患者或者阴虚者可多食养阴润肺功用的食物，如杏仁、百合、荸荠等；放化疗、手术患者多进高热量、高蛋白、高维生素等食物，忌煎炸、油腻、熏制等食物，以新鲜食物为主，如肉类、鱼、牛奶、豆制品、蛋类等；咳血患者多食有止咳、收敛止血等作用的食物，如藕、莲子、柿子、鸭梨、山药、百合、白木耳等。

5. 传统体育疗法

选择适合自身特点的多样化的运动康复方式，如健身操、气功、太极拳、舞蹈等，择其乐而从之，"练身"与"练心"有机结合，持之以恒。如八段锦、太极拳、五禽戏、气功等对于肺癌患者的康复是十分有利的，通过调心、调身、调息等，循经顺气，舒筋活血，强身壮体，调节阴阳。适合不同年龄、体质和性别的人练习，体弱者通过练太极拳可以增强体质，提高抗病能力，帮助康复。

八段锦左右开弓似射雕：两脚平行开立，略宽于肩，成马步站式，上体正直，两臂平屈于胸前，左臂在上，右臂在下；手握拳，食指与拇指呈八字形撑开，左手缓缓向左平推，左臂伸直，同时右臂屈肘向右拉回，右拳停于右肋前，拳心朝上，如拉弓状，眼看左手；然后左右动作交换，如此左右各开弓 4 ～ 8 次。这一动作的重点是改善胸椎、颈部的血液循环。同时，能够对上、中焦内的各脏器，尤其是心肺给予节律性的按摩，增强心肺功能。通过扩胸伸臂，使胸肋部和肩臂部的骨骼肌肉得到锻炼和增强，有助于保持正确姿势，矫正两肩内收、驼背等不良姿势。

第七节　食管癌

食管癌是一种常见的上消化道恶性肿瘤，被列为全球第八大肿瘤，每年新发食管癌病例约 180 万例，因食管癌死亡约 46 万。我国是世界上食管癌的高发地区之一，每年新发病例约 70 万例，占全球新发病例的 39%，而死亡病例更高达 27 万例，占全球的 58%，无论是新发病例还是死亡病例均居世界之首。

一、概况

（一）流行病学调查

食管癌的发病率和死亡率各国的差异很大，欧、美等国的发病率很低，为 2/10 万～ 5/10 万。食管癌的病理类型以腺癌为主，多发生在食管下 1/3 段，并常累及胃食管交界处。亚洲国家的发病率为 1.2/10 万～ 32/10 万。在我国，食管癌的发病率有其独特的地理分布特点，以太行山南段的河南、河北、山西三省交界地区的发病率最高，可达 32/10 万。此外，山东、江苏、福建、安徽、湖北、陕西、新疆等地亦有相对集中的高发区。我国的食管癌的病理类型是以鳞癌占绝大多数，占 80% 以上。食管癌的发病率为男性高于女性，发病年龄多在 40 岁以上，以 40 ～ 60 岁年龄组的发病率最高。

（二）病因

食管癌的确切病因尚不清楚，但吸烟和大量长期饮酒已被证实是食管癌的重要致病因素。相关研究显示，吸烟者食管癌的发生率会增加 3 ～ 8 倍，而饮酒者增加 7 ～ 50 倍。在我国，食管癌高发区的主要致癌危险因素有亚硝胺、某些霉菌及其毒素等。其他可能的病因包括：缺乏某些微量元素及维生素；不良饮食习惯，如食物过硬、过热、进食过快等；食管癌的遗传易感因素。

总之，食管癌的病因是复杂的、多方面的。有些可能是主因，有些可能是诱因，有些或许只是一些相关现象，这些现象有待继续深入研究。

（三）病理

临床上，食管癌的病理分类采用美国肿瘤联合会（ACC）和国际抗癌联盟（UICC）食管分段标准（第8版），以原发肿瘤中心所在部位进行判定。①颈段：自食管入口（环状软骨水平）至胸骨切迹，距门齿约20cm。②胸段：从胸骨切迹至食管裂孔上缘，长度约25cm，又被分为上、中、下三段。胸上段从胸骨切迹至奇静脉弓下缘，距门齿约25cm；胸中段从奇静脉弓下缘至下肺静脉下缘，距门齿约30cm；胸下段从下肺静脉下缘至食管裂孔上缘，距门齿约40cm。③腹段：为食管裂孔上缘至胃食管交界处，距门齿约42cm。在我国，胸中段食管癌较多见，下段次之，上段较少。胃食管交界部癌可向上延伸累及食管下段，肿瘤中心距离胃食管交界≤2cm按食管癌进行分期，如距离胃食管交界>2cm则按胃癌进行分期。

早期病变多限于黏膜（原位癌），表现为黏膜充血、糜烂、斑块或乳头状，少见肿块；至中、晚期肿瘤逐渐长大，累及食管全周，突入腔内，甚至穿透食管壁全层，侵入纵隔和心包。

按病理形态，食管癌可分为四型。①髓质型：管壁明显增厚并向腔内外扩展，使肿瘤的上下端边缘呈坡状隆起，多数累及食管周径的全部或绝大部分，切面呈灰白色均匀致密的实体肿块。②蕈伞型：瘤体呈卵圆形扁平肿块状，向腔内呈蘑菇样突起，隆起的边缘与其周围的黏膜境界清楚，瘤体表面多有浅表溃疡，其底部凹凸不平。③溃疡型：瘤体的黏膜面呈深陷而边缘清楚的溃疡，溃疡的大小和外形不一，深入肌层，梗阻症状相对较轻。④缩窄型：瘤体形成明显的环行狭窄，累及食管全部周径，较早出现梗阻症状。

扩散及转移方面，肿瘤最先向黏膜下层扩散，继而向上、下及全层浸润，很容易穿透疏松的外膜侵犯邻近器官。肿瘤的转移主要经淋巴途径，首先进入膜下淋巴管，通过肌层到达与肿瘤部位相应的区域淋巴结。颈段癌可转移至喉后、颈深和锁骨上淋巴结；胸段癌转移至食管旁淋巴结后，可向上转移至胸顶纵隔淋巴结，向下累及贲门周围的膈下及胃周淋巴结，或沿着气管、支气管至气管分叉及肺门。血行转移发生较晚。

二、诊断

（一）临床表现

早期食管癌的症状不明显，吞咽粗硬食物时可能偶有不适，如胸骨后烧灼样、针刺样或牵拉摩擦样疼痛。食物通过缓慢，并有停滞感或异物感，梗噎停滞感常能通过吞咽水后缓解消失，症状时轻时重，进展缓慢。

中晚期食管癌的典型症状为进行性吞咽困难，即先难咽较硬固体食物，继而半流质食物，最后液体也不能咽下。患者逐渐消瘦、脱水、无力。持续胸痛或背痛表示肿瘤已侵犯食管外组织。当癌肿梗阻所引起的炎症水肿暂时消退，或部分癌肿脱落后，梗阻症状可暂时减轻，常被误认为病情好转。食管癌还可向外侵及周围器官和组织，出现不同的临床症状，例如侵犯喉返神经可出现声音嘶哑，压迫颈交感神经节可产生 Horner 综合征，侵入气管、支气管，可形成食管气管瘘，出现吞咽水或食物时剧烈呛咳，并发生呼吸系统感染。最终，患者由于长期不能正常进食出现恶病质状态。若有肝、脑等脏器转移，可出现相应症状。体格检查时，应特别注意锁骨上有无肿大淋巴结、肝有无肿块、有无腹水、有无胸水等远处转移体征。

食管癌属于中医学"噎膈"范畴，其发病与痰瘀交结、脾肾亏虚等有关。食管癌的中医分类主要有以下几种类型：痰湿内阻者，症见吞咽梗阻，进食不畅，胸膈痞闷，伴有胸痛隐隐，疲倦乏力，纳呆，大便溏，舌质淡胖，苔白腻，脉滑；津亏血枯者，症见进食梗涩难下，甚至水饮难咽，形体消瘦，口干咽燥，五心烦热，大便秘结，舌质红干，或有裂纹，无苔或薄黄苔，脉弦细；气滞血瘀者，症见进食梗阻，食不得下，甚至水饮难下，食后即吐，吐物如豆汁，胸膈疼痛或痛连肩背，便如羊屎，形体消瘦，面色晦暗，肌肤甲错，舌质暗红，或有瘀点瘀斑，苔薄黄，脉涩或弦细。

（二）诊断标准

对可疑病例应行食管气钡双重造影。早期可见：食管黏膜皱襞紊乱、粗糙或有中断现象；小的充盈缺损；局限性管壁僵硬，蠕动中断；小龛影。中、晚期有明显的不规则狭窄和充盈缺损，管壁坚硬，有时狭窄上方食管有不同程度的扩张。

纤维胃镜检查可见食管腔内肿物，多呈菜花样改变，病变活检可以确诊。对于食管黏膜浅表性病变可行碘染色检查法鉴别良恶性病变，即将碘溶液喷布于食管黏膜上，正常食管鳞状上皮因含糖原，与碘反应呈棕黑色，而肿瘤组织因癌细胞内的糖原消耗殆尽，故仍呈碘本身的黄色。

采用食管超声内镜检查（EUS）可以通过确定食管癌的浸润深度以及有无纵隔淋巴结转移进行术前 T 分期及 N 分期。胸腹部 CT 扫描、头颅 MRI 及骨扫描可以帮助确定食管癌外侵及远处转移情况，用于 N 分期和 M 分期。

（三）鉴别诊断

食管癌应与食管良性肿瘤、贲门失弛缓症和食管良性狭窄相鉴别。诊断方法主要依靠食管吞钡造影、纤维胃镜检查和食管测压。

三、治疗

（一）西医治疗

食管癌的西医治疗是以外科手术为主的多学科综合治疗，包括手术、放疗、化疗、分子靶向治疗及免疫治疗等。早期食管癌及癌前病变可以采用内镜下治疗，包括射频消融、冷冻治疗、内镜黏膜切除术（EMR）或内镜黏膜下剥离术（ESD）治疗，但应严格掌握手术适应证。

1. 手术

手术治疗是食管癌的首选治疗方法，术前应进行准确的 TNM 分期。手术方式是肿瘤完全性切除，即切除的长度应在距癌癌上、下缘 5～8cm，消化道重建和胸腹两野或颈胸腹三野淋巴结清扫。

手术的适应证包括：Ⅰ、Ⅱ期和部分Ⅲ期食管癌（T3N1M0 和部分 T4N1M0），随着微创食管外科的发展，以往认为是手术禁忌的Ⅳ期及部分Ⅲ期食管癌（侵及主动脉及气管的 T4 病变）亦能接受手术，目前大多数中心认为无远处转移的食管癌均具有手术指征；放疗后复发，无远处转移，一般情况能耐受手术者；全身情况良好，有较好的心肺功能储备；对较长的鳞癌估计切除可能性不大而患者全身情况良好者，可先采用术前放化疗，待瘤体缩体缩小后再做手术；对晚期食管癌无法手术者，为改善生活质量，可行姑息性减状手术，如食管腔内置管术、胃造瘘术等。

手术的禁忌证包括：远处转移者；心肺功能极重度损害或合并其他重要器官系统严重疾病，不能耐受手术者。

食管癌切除的手术入路包括单纯左胸切口、右胸和腹部两切口、颈－胸－腹三切口、胸腹联合切口以及不开胸经食管裂孔钝性食管拔脱术等不同术式。目前临床常用经右胸的两切口或三切口入路，因其更符合肿瘤学治疗原则。消化道重建的部位也因为食管癌的位置而有所不同，食管下段癌的吻合口部位通常在主动脉弓上，而食管中段或上段癌则吻合口多选择胸顶部或颈部。消化道重建中最常用的食管替代物是胃，也可根据患者的个体情况选择结肠和空肠。各种术式的选择取决于患者的病情和肿瘤的部位。

近年来，以胸腹腔镜为代表的微创技术广泛应用于食管癌外科，纵隔镜、机器人辅助等也逐渐应用到食管癌手术中，一时呈现百花齐放的态势，发展迅速。其中，结合 OrVil 系统的胸腹腔镜联合食管癌 Ivor-Lewis 术因具有微创最大化、适应证广、手术步骤精简等特点，而得到世界各地的胸外科医生推崇。该术式通过特殊的工具利用自然腔道即经口置入吻合器钉钻从而减少体表创伤，实现了微创最大化。由于其特殊吻合方式，以往被视为手术禁区的胸上段、颈段甚至食管开口处的食管癌手术逐渐成为现实，该术式从最早的经典食管切除＋胃代食管经典模式发展到空肠、结肠代食管等多种复杂模式，涵盖了从口底到食管胃交界部癌的全区段食管癌，目前全球多中心的临床实践已证实该术式具有手术切除率高、术后吻合口瘘等严重并发症发生率低等多种优势，值得临床大规模推广应用。

食管癌术后常见的并发症有吻合口瘘、吻合口狭窄、乳糜胸、喉返神经损伤等。

（1）吻合口瘘　吻合口瘘是食管癌手术后的严重并发症，也是导致患者死亡的主要原因。瘘多发生于术后 3～5 日，个别可发生在 10 日之后，发生越早，预后越差。一般患者在术后 3～4 日体温、脉率逐渐下降，体力亦逐渐恢复，但如 4～7 日后体温突然重新上升，脉率增快，并出现胸痛、气短、乏力等，X 线检查见胸腔积液或水气胸，应考虑吻合口瘘的可能，即可口服少许美蓝，观察胸腔闭式引流情况，如胸腔闭式引流见蓝色液体即可诊断，应用大剂量抗生素控制感染及输血、输液等全身支持治疗，同时停止口服，改经胃管或空肠造瘘供给营养，小瘘口可能自行愈合。在严重感染情况下，早期对瘘口进行修补很难成功。经过一定时期观察，若瘘口不愈，可先行食管外置，待患者一般情况好转后再考虑行胸骨后空肠或结肠代食管手术。

（2）吻合口狭窄　吻合口狭窄是食管癌术后并发症之一，有文献报道其发生率为 0.5%～10%，处理较为棘手。吻合口狭窄可以大致分为良性狭窄和恶性狭窄两种：良性狭窄的原因是手术操作上的欠缺导致炎症引起吻合口局部水肿，以及吻合口疤痕收缩等，良性狭窄可考虑行吻合口扩张，临床常用内镜直视下扩张器扩张或气囊扩张，或放置支架。良性狭窄较重者，特别是在 0.3cm 以下者，扩张无效或不能耐受者，可考虑行外科手术治疗。恶性狭窄是指吻合癌复发，若病变长度在 3cm 以下，确定无远处转移，能耐受手术者，可行外科手术治疗，不能切除者也可放置支架。近年来，冷冻、微波、臭氧等也用于食管癌术后吻合口狭窄的治疗。多中心的研究表明，近年来兴起的结合 OrVil 系统的胸腹腔镜联合食管癌 Ivor-Lewis 术的术后并发症发生率低于传统的微创食管癌手术，围手术期死亡率亦大大降低，值得更进一步的临床大规模探索。

目前，食管癌的切除率为 58%～92%，手术并发症的发生率为 6.3%～20.5%，手术切除术后 5 年和 10 年的生存率分别为 8%～30% 和 5.2%～24%。近年来，食管癌术前放化疗（新辅助放化疗）取得了一定的效果，不但提高了手术切除率，也改善了远期生存率，适合部分局部晚期食管癌，但也有研究认为，术前放化疗增加了手术难度且并未改善远期生存率。

2. 放疗

术前放疗，可增加手术切除率，提高远期生存率，一般放疗结束 2～3 周后再手术。术后放疗，对术中切除不完全的残留癌组织在术后 3～6 周开始术后放疗。根治性放疗，多用于颈段或胸上段食管癌，也可用于有手术禁忌证且患者尚可耐受放疗者。三维适形放疗是目较先进的放疗技术。

3. 化疗

食管癌的化疗分为姑息性化疗、新辅助化疗（术前）、辅助化疗（术后）。化学治疗必须注重治疗方案的规范化和个体化。采用化疗与手术治疗相结合或与放疗相结合的综合治疗，有时可提高疗效，可使食管癌患者症状缓解，存活期延长，但要定期检查血象，并注意药物的不良反应。

4. 放化疗联合治疗

局部晚期食管癌但无全身远处转移者，可以进行新辅助同步或序贯放化疗，然后重新评估疗效以决定是否外科手术治疗或继续根治性放化疗。

5. 分子靶向治疗与免疫治疗

根据目前食管癌的临床研究数据来看，大多数分子靶向治疗的疗效并不显著。最近，以 PD1-PDL1 为代表的免疫治疗成为研究热点，相关药物的研发已进入临床试验阶段。

（二）中医治疗

食管癌属于中医学"噎膈"范畴，其发病与痰瘀交结、脾肾亏虚等有关。食管癌常见痰气互阻、痰瘀阻滞、阴虚内热等证型，具体辨证论治如下。

1. 痰气互阻

临床表现为食入不畅，吞咽不顺，时有嗳气不舒，胸膈痞闷，伴有隐痛，口干，舌淡质红，舌苔薄白，脉细弦。治宜开郁降气，化痰散结。方选旋覆代赭汤合四逆散加减。常用药物如柴胡、枳壳、白芍、旋覆花、半夏、郁金、陈皮、山豆根、重楼、代赭石等。若疼痛明显者加延胡索；口干、津伤明显者加玄参、石斛；吞咽困难甚者加威灵仙、赤芍等。

2. 痰瘀阻滞

临床表现为吞咽困难，胸背疼痛，甚则饮水难下，食后即吐，呕吐物如豆汁，大便燥结，小便黄赤，形体消瘦，肌肤甲错，舌质暗红，少津或有瘀斑瘀点，苔黄白，脉细涩或细滑。治宜解毒祛瘀，化痰散结。方选血府逐瘀汤加减。药物如当归、生地黄、桃仁、红花、枳壳、赤芍、川芎、柴胡、半夏、桔梗、瓜蒌。若胸背痛甚者加延胡索、八月札；便秘加郁李仁、火麻仁；口干舌红加黄连、黄芩、麦冬、知母；合并出血者加三七、白及、血余炭等。

3. 阴虚内热

临床表现为进食梗噎不顺，咽喉干痛，潮热盗汗，五心烦热，大便秘结，舌干红少苔，或舌有裂纹，脉细而数。治宜滋阴润燥，清热生津。方选一贯煎合养胃汤加减。药物如沙参、麦冬、石斛、玉竹、当归、川楝子、枸杞、生地黄。若嗳气明显者加陈皮、半夏、旋覆花、茯苓；潮热盗汗明显者加地骨皮、知母、鳖甲；肠中燥结、大便不通者加大黄、全瓜蒌等。

四、康复

（一）西医康复

1. 术前康复

术前康复主要强调口腔卫生，口腔不洁、有牙周疾病等，会增加术后肺部、呼吸道等感染的可能性。术前需要戒烟2周，并应用雾化进行呼吸道准备，练习咳嗽排痰。

2. 术后

手术对肺和心脏功能有不同程度的影响，因此患者要注意心肺功能的恢复，尤其要注意排痰，以减少肺部感染的发生。下床适度活动，有助于排痰和心肺功能的恢复。

3. 手术并发症康复

由于手术导致消化道的改道会导致多种不良反应，要注意饮食调节。饮食以少量多次饮食为主，饮食物以流质、半流质为主。术后2周可以逐渐改为半流质饮食，注意荤素搭配，多吃新鲜的蔬菜和水果，保证营养全面。要细嚼慢咽，吃饭过快，饭太冷、太热、辛辣、过硬等都容易刺激食管产生不适感，导致恶心呕吐等不良反应。术后最常见的消化道不良反应就是吻合口狭窄造成的吞咽困难，以及胃动力减弱，贲门切除后带来的食欲下降、反酸、烧心、频繁腹泻等，具体康复方法如下：

（1）吻合口狭窄　如果没有严重影响生活质量，能进半流质，可暂不处理；一旦影响到生活质量，导致营养状况下降，可在胃镜下行扩张治疗，可选择可回收的支架进行扩张。吻合口狭窄可反复出现，通过重复扩张，能缓解吞咽困难，有些患者经过多次扩张，甚至可永久地解除吞咽困难；若患者身体状况较差，可行对症处理，即置入支架扩张食管，解决吃饭问题。

（2）胃酸反流　食管癌术后大部分患者都会有或轻或重的胃酸反流，处理原则是保证胃中存留食物尽量少，加速其排空和蠕动，尽可能降低胃内的酸度。具体方法包括：少量多餐；使用促进胃动力的药物，如吗丁啉、西沙必利等；使用制酸药，如奥美拉唑、氢氧化铝、碳酸钙等；注意睡眠时的体位，把头垫高一些，或抬高上半身。

（3）频繁腹泻　对于部分频繁腹泻的患者，多数是因为手术切断了迷走神经，导致患者胃肠功能紊乱，胃泌素浓度增高，主要采取对症治疗，可使用一些制酸药或止泻药。

（4）上半身酸痛　尤其是肩周痛、胸痛等很常见，可以通过微创手术，并加强手术侧的上肢锻炼。本症状多因术后上肢长期不活动，或活动量小，导致手术侧的肩背粘连，造成上肢活动受限及疼痛。能下床活动时，就应开始上肢上举为主的锻炼，如用手术侧的上肢扶墙，然后逐渐向上摸高，或用手术侧的上肢做梳头动作。若卧床时间长，要及早开始在床上运动，如手术侧上肢的梳头动作。或服用止痛药，改善和减轻相关症状。由于食管癌患者多是老年人，可能伴有肩周炎等疾病，也会出现上肢酸痛，应注意鉴别。

规律复查有助于医生判断疾病有无复发及转移，指导患者调整生活状态，避免和减轻各种不适症状，应注意定期复查，一般1～2年内每3个月复查一次。食道梗阻不仅是吻合口狭窄的一个发展终点，也可能是疾病进展或复发的症状，胃镜下查看食管内没有异常增生或病变，确定只是狭窄。食管癌术后几乎不会再次手术，因为食管癌手术创伤大，要切除多个脏器，且复发后转移快，再次手术的效果不理想。针对这类患者，可以采用放疗为主，辅以化疗的治疗方式。

（二）中医康复

1. 中药外治

取金仙膏，由苍术、白术、川乌、生半夏、生大黄、生灵脂、生元胡、枳实、当归、黄芩、巴豆仁、莪术、三棱、连翘、防风、芫花、大戟等中药制成膏剂，按病情分次摊膏于纸上，外敷病处或穴位，用于噎膈、反胃等多种病证。

2. 针灸疗法

针灸疗法常选择天突、膻中、中脘、内关、太溪、足三里等穴。痰气互阻加太冲、丰隆等；血瘀痰滞加膈俞、丰隆等；阴虚内热太溪、内庭等；气虚阳微加灸气海、肾俞等；胸骨后痛配华盖、巨阙等；胸痛引背配心俞及阿是穴；食管内出血配尺泽、孔最、郄门等；痰多便秘配丰隆、上巨虚、天枢等；进食困难甚或滴水不入者重刺内关加配公孙。予以毫针刺，太溪、足三里行补法，余穴平补平泻，或加电针，每次30分钟，每日1次，10日为一疗程。

3. 情志疗法

中医学认为郁怒伤肝，思虑伤脾。患者得知身患消化道肿瘤后，精神压力很大，对日后的生活丧失信心，加重了疾病对脏腑功能的影响。患者不可因进食、排便困难而着急生气，而是要保持开朗、乐观的良好心境，避免情绪激动、精神紧张；既不要卧床大养，也不要过度劳累。应给予患者精神上的支持，生活上的照顾，采取情志疗法，积极配合肿瘤治疗。

4. 饮食疗法

消化道肿瘤患者往往会出现进食障碍，常见身体消瘦、营养不良等症状，长此以往，失去了与疾病斗争的身体条件和物质基础，同样也威胁着患者的生命，针对这种情况，饮食康复重点在于健脾益气、滋阴养胃，酌情配合祛痰利湿、消积散结。

5. 中医运动康复

鼓励患者培养广泛兴趣，参加各种社团活动，适当锻炼身体，可根据自身体质情况，选择散步、慢跑、八段锦、太极拳、五禽戏、习剑、游泳等运动项目，运动量以不感到疲劳为度。八段锦的"调理脾胃须单举"一式尤其合适，具体动作：左手自身前成竖掌向上高举，继而翻掌上撑，指尖向右，同时右掌心向下按，指尖朝前；左手俯掌在身前下落，同时引气血下行，全身随之放松，恢复自然站立，如此左右手交替上举各4～8次。这一动作主要作用于中焦，肢体伸展宜柔宜缓。由于两手交替一手上举一手下按，上下对拔拉长，使两侧内脏和肌肉受到协调性牵引，特别是使肝、胆、脾、胃等脏器受到牵拉，从而促进胃肠蠕动，增强消化功能。长期坚持练习，对脏器疾病有防治作用。熟练后亦可配合呼吸，上举吸气，下落呼气。

第八节　胃癌

一、概况

胃癌（gastric carcinoma）是最常见的恶性肿瘤之一，其发生率和死亡率在我国乃至全球位居所有肿瘤的前列，好发于50岁以上男性。病理组织类型中最常见的为腺癌，另外还有鳞癌、腺鳞癌及类癌等。胃癌最常见的发生部位是胃窦部，其次为贲门部，胃体相对较少。胃癌大体病理类型有仅限于黏膜层或黏膜下层而无淋巴结转移的早期胃癌和病灶浸润突破黏膜下层的进展期胃癌，按 Borrmann 分型法将进展期胃癌又分为四型，即Ⅰ型（息肉或肿块型）、Ⅱ型（溃疡局限型）、Ⅲ型（溃疡浸润型）与Ⅳ型（弥漫浸润型）。胃癌的扩散及转移方式有以下几种：①直接扩散，即浸润性胃癌侵及浆膜，肿瘤组织可向肝、胰等邻近组织脏器浸润，并可通过黏膜或浆膜向食管或十二指肠发展；

②淋巴转移，约 70% 的进展期胃癌会发生淋巴转移，胃的淋巴结转移通常是由近及远循序渐进，但有时也会发生跳跃式转移，终末期胃癌可转移至左锁骨上淋巴结；③腹膜种植转移，即癌组织浸润至浆膜外，脱落的癌细胞在腹腔、盆腔以及卵巢等处种植形成转移灶，其中种植在卵巢上称为 Krukenberg 瘤，腹腔内出现广泛转移时可形成癌性腹水；④血行转移，晚期胃癌可向肝、肺、骨骼等组织器官转移，以肝最多。

胃癌病因尚不十分明确，可能与以下因素有关：饮食因素是胃癌发生的最主要原因，长期高盐饮食以及食物中缺乏维生素的人群发病率较高，吸烟与胃癌发生有密切关系；幽门螺杆菌（Hp）是胃癌的主要危险因素之一，Hp 阳性者胃癌发生的危险性显著增加，Hp 通过多种途径引起胃黏膜炎症和损伤起到致癌作用；与慢性疾患及癌前病变有关，如胃息肉、慢性萎缩性胃炎及术后残胃均易发生胃癌；与地域环境因素相关，如全球范围内东亚地区发病率较高，我国东部沿海多发。此外，遗传和基因因素均对胃癌的发生有一定的影响。

二、诊断

（一）临床表现

1. 症状

多数早期胃癌患者无明显症状，有时可能会出现上腹部饱胀不适、恶心呕吐等非特异性症状。对于进展期胃癌患者，最常发生的症状为上腹痛，除此之外还有食欲减退、体重减轻以及呕血和黑便等。不同部位肿瘤也有其特殊表现，如贲门附近肿瘤可引起进食梗噎感或吞咽困难，幽门附近癌生长到一定程度可导致幽门梗阻。

2. 体征

早期患者多无明显体征，但需注意上腹部深压痛。晚期患者可出现上腹部固定的硬肿块、左侧锁骨上淋巴结肿大及腹水等。

（二）无创检查

1. 钡餐 X 线检查

特别适用于胃镜检查阴性而又高度怀疑的浸润性胃癌，如皮革胃。

2. 影像学检查

增强 CT 检查主要用于判断有无胃周淋巴结或邻近组织脏器转移或浸润，是术前临床分期的首选方法。此外，也可选用 MRI 或 PET-CT 检查。

3. 肿瘤标记物检查

肿瘤标记物如癌胚抗原（CEA）、CA19-9 和 CA125 在部分患者中可见增高，但无助于胃癌的诊断，仅作随访之用。

（三）有创检查

1. 电子胃镜检查

电子胃镜检查是诊断胃癌最可靠的方法，能够直接观察胃黏膜有无病变及病变范围和部位，并对可疑组织钳取做病理学检查。

2. 超声内镜

超声内镜的应用使之成为术前判断肿瘤 T 分期的首选方法。

三、治疗

（一）西医治疗

胃癌治疗策略是以外科手术为主的综合治疗。部分早期胃癌可选择内镜下切除，进展期胃癌无远处转移可行根治手术。

1. 早期胃癌的内镜下治疗

适用于直径小于 2cm 的无溃疡表现的分化型黏膜内癌或一些癌前病变，目前临床上多采用内镜下黏膜切除术（EMR）和内镜下黏膜剥离术（ESD）治疗。

2. 手术

外科手术是治疗胃癌的主要手段，也是目前能治愈浸润性胃癌的唯一方法，分为根治性手术和姑息性手术两类。

（1）根治性手术　原则为彻底切除胃癌原发病灶，彻底清扫胃周淋巴结及重建消化道。根据肿瘤所在部位不同包括全胃切除、远端胃切除及近端胃切除。标准的胃癌根治术要求应切除至少 2/3 的胃，且切缘至少距肿瘤边缘 5cm（肉眼观）和切缘无肿瘤残留。16 组 3 站胃周淋巴结清扫范围以 D 表示。第一站淋巴结完全清除称为 D1，第二站淋巴结完全清除称为 D2，不同的胃切除术式其淋巴结清扫范围亦不相同。除部分可经内镜治疗的早期胃癌外行 D1 胃切除术可获得治愈性效果；进展期胃癌行 D2 淋巴结清扫的胃切除是根治的标准术式；对侵犯周围组织脏器的胃癌可行扩大根治术。术后常用的消化道重建方式包括 Billroth Ⅰ 式吻合、Billroth Ⅱ 式吻合及 Roux-en-Y 吻合等，以上为远端胃大部切除术后三种不同的消化道重建方式。近年来，腹腔镜胃癌根治术在临床上得到逐步开展，其安全性与开腹手术相比无显著差异，但对于肿瘤的远期治疗效果尚需进一步证明。

（2）姑息性手术　指原发病灶无法切除，针对胃癌并发症如梗阻、穿孔、出血等所施行的手术，包括姑息性胃切除、胃空肠吻合术、空肠造口、胃穿孔修补术等，以达到缓解症状的效果。

3. 化疗

早期胃癌根治术后可不予以化疗；对于进展期胃癌，术后均需辅以化疗以减少复发。此外，可通过术前化疗以缩小肿瘤原发病灶，降低分期，增加根治率；而对于有广泛转移的患者，通过化疗可改善症状，延长生存。在行化疗前，通常需要有明确的病理诊断。常用的化疗给药途径有口服、静脉注射以及腹膜腔灌注等，药物包括 5- 氟尿嘧啶（5-FU）及其衍生物、奥沙利铂等，为提高化疗效果，减轻化疗的毒副作用，常采用多药联合应用。

4. 其他治疗

包括放疗、局部热灌注治疗、靶向治疗、免疫治疗等。胃癌对放疗的敏感度低，现较少采用，热灌注治疗对有腹水的局部晚期患者有一定的帮助。精准靶向治疗药物曲妥珠单抗、贝伐珠单抗及免疫治疗如 PD1、PD-L1 抗体药物联合化疗，对晚期胃癌有一定的治疗效果。

（二）中医治疗

胃癌见于中医文献的"反胃""胃反""翻胃""胃脘痛"等。饮食内伤，情志失调，脏腑失调均可引起消化道肿瘤，其病变复杂，虚实相兼，本虚标实。实则表现为气滞、痰浊、血瘀，虚则多见脾肾亏虚、阴津亏乏，发病与脾、肝、肾诸脏相关。肝、脾、肾功能失调，导致气、痰、血互结，津枯血燥，是胃癌发病的基本病机。中医治疗当以健脾养胃，益气养阴，祛痰散结，化瘀解毒为法。

1. 肝脾不和

临床表现为胃脘胀满或疼痛，窜及两胁，嗳气陈腐或呃逆，纳食少或呕吐反胃，舌质淡红，苔薄黄，脉弦。治宜调和肝脾，和胃降气。方选柴胡疏肝散合旋覆代赭汤加减。常用药物如柴胡、枳壳、白芍、厚朴、半夏、旋覆花、川楝子、陈皮、代赭石、香附、木香等。体质未虚者可选半枝莲、重楼、徐长卿等以解毒抗癌；胀痛甚可加延胡索；嗳腐胀满加鸡内金、山楂、谷芽、麦芽；胃中嘈杂，口干，舌红少苔，可去木香、陈皮、半夏、厚朴，加砂仁、麦冬、石斛、佛手等。

2. 痰湿结聚

临床表现为脘腹满闷，食欲不振，腹部作胀，吞咽困难，泛吐黏痰，呕吐宿食，大便溏薄，苔白腻，脉弦滑。治宜理气化痰，软坚散结。方选导痰汤或二陈汤加减。药物如枳实、制南星、半夏、陈皮、浙贝、茯苓、牡蛎、山楂、神曲、海藻、昆布等。脘痞腹胀加厚朴；舌淡便溏、喜热饮等脾阳不振者，可加干姜、草豆蔻、苍术等。

3. 气滞血瘀

临床表现为胃脘刺痛拒按，痛有定处，或可扪及肿块，腹满不欲食，呕吐宿食，或如赤豆汁，或见黑便如柏油状，舌质紫暗或有瘀点，苔薄白，脉细涩。治宜活血化瘀，理气止痛。方选膈下逐瘀汤加减。常用药物如当归、桃仁、三棱、莪术、延胡索、五灵脂、香附、陈皮、山楂、赤芍、红花、甘草等。中寒明显者可加附子、肉桂、高良姜等；通络止痛可加肿节风、徐长卿；瘀久损伤血络较甚，而见大量吐血，黑便，则应去桃仁、三棱、莪术、赤芍，加用仙鹤草、蒲黄、槐花、三七等；胃痛甚加三七粉冲服；呕吐甚加半夏、生姜；胃中灼热加蒲公英、栀子、白花蛇舌草等。

4. 脾肾两虚

临床表现为胃脘隐痛，喜温喜按，朝食暮吐，暮食朝吐，宿谷不化，泛吐清水，面色萎黄，大便溏薄，神疲肢冷，舌质淡，舌边有齿印，苔薄白，脉沉缓或细弱。治宜温中散寒，健脾暖胃。方选理中丸合六君子汤加减。常用药物如党参、藤梨根、白术、半夏、高良姜、吴茱萸、附子、干姜、炙甘草、陈皮、丁香、白蔻仁等。脾肾阳虚，更见形寒肢冷者，可加肉桂、补骨脂、淫羊藿等；大便数日一行，可加肉苁蓉；恶心，呕吐甚，加灶心土、代赭石等。

四、康复

（一）西医康复

外科手术是胃癌治疗的重要手段，高质量的围手术期管理能够加速胃肿瘤患者术后康复，改善预后。

1. 术前管理

（1）术前宣教　包括戒烟、戒酒、改善营养状态、肠道准备以及感染控制等。

（2）术前禁食水方案　术前 2 天鼓励胃肿瘤患者多饮水且食用碳水化合物丰富的餐食。

（3）危险因素处理　控制高血压、糖尿病，对于既往有心脏病史的患者，要积极予以早期恢复心脏功能药物，同时停用长效抗凝药物及中枢性降压药。

（4）营养支持　如增加营养摄入，高蛋白饮食。

（5）生理功能康复　如提前进行咳嗽训练，模拟卧床训练。

（6）心理疏导　入院进行胃癌知识宣教，应对全胃切除患者本人及家属进行心理疏导。

2. 术中管理

（1）精准手术　注意避免淋巴结清扫带来的肝、胆、胰方面的损伤及乳糜腹的预防。

（2）麻醉管理　优先选用短效的麻醉药物用于全麻诱导和全麻维持，规范镇痛。

3. 术后管理

（1）术后锻炼　尽早咳嗽排痰，下床活动。

（2）药物辅助康复　多模式镇痛，预防深静脉血栓。

（3）心理疏导　术后积极沟通，缓解焦虑，特别对于全胃患者加强沟通和心理疏导。

（二）中医康复

1. 中药外治

参见食管癌部分。

2. 针灸疗法

常用中脘、足三里、内关、公孙、丰隆、太冲等穴位。肝胃不和加期门、章门；痰湿结聚加灸脾俞、胃俞；气滞血瘀加期门、膈俞；脾肾两虚加灸脾俞、肾俞；饮食难下，天突穴或针或灸；吐血者，配地机、二白，平补平泻；顽固性呃逆者，补复溜，泻翳风。

（1）电针法 毫针刺，平补平泻，或针刺得气后加电，留针30分钟。

（2）耳针法 取内分泌、缘中、大肠、肺、直肠、腹。若恶心呕吐取贲门、胃；食欲不振取胃、交感；呃逆取耳中。2～3穴，毫针刺，中强度刺激，每次留针30分钟，间歇运针2～3次，10次为一疗程。或用揿针埋藏或王不留行籽贴压，每3～5日更换1次。

（3）穴位注射 取脾俞、胃俞、三焦俞、大肠俞、秩边等，每次取2～4穴，用胸腺肽或转移因子等药，注射量根据不同的药物及具体辨证而定。局部常规消毒，在选定穴位处刺入，待局部有酸麻或胀感后再将药物注入。隔日1次。

（4）隔姜灸 取神阙、关元、天枢、脾俞、胃俞、足三里。每次3壮，每日1次。适用于虚寒证。

3. 推拿

呕吐者，可捏拿背部胃俞穴处肌肉15～20次，或按揉足三里、内关穴各1分钟；疼痛者，同时点按内关、足三里，先左侧后右侧，双手拇指沿肋弓向两侧做分推法数次。取中脘、梁门，掌揉背腰部数次，取至阳、脾俞、胃俞、三焦俞，手掌揉搓小腿后侧承山穴一带数次，可祛寒暖胃，适用于寒证胃痛。

第九节 肠癌

一、概况

结直肠癌属于我国最常见的恶性肿瘤之一，其发病率仅次于肺癌。其中，我国的直肠癌发病率高于结肠癌的发病率。然而，近些年来伴随着我国生活水平的日益改善和饮食结构的改变，结肠癌的发病率呈现上升的趋势，而直肠癌的发病率趋于稳定，因此，我国的结肠癌发病率超过直肠癌的发病率。结直肠癌组织学上分为腺癌、腺鳞癌及未分化癌，大体病理分型分为溃疡型、隆起型、浸润型以及胶样型，右半结肠癌主要为局限溃疡型和隆起型，左半结肠癌主要为浸润型，常常造成肠腔出现环形狭窄。扩散途径有四种：直接浸润指肿瘤沿纵轴浸润或环状浸润肠壁深层，并可穿透浆膜层侵入邻近脏器如肝、肾、子宫及膀胱等，而下段直肠癌因缺乏浆膜层的屏障作用，较易向四周浸润，侵入邻近组织如精囊、前列腺、输尿管以及阴道等；淋巴转移为结直肠癌主要的转移扩散途径，一般"由近到远"逐级扩散；血行转移主要沿着门静脉转移至肝、肺、脑以及骨等，其中肝转移的病例高达10%～20%；种植转移是肿瘤穿透肠壁全层后所脱落的癌细胞能够在腹膜种植转移。

目前对结直肠癌的发病原因尚未得到完全明确，可能与下列因素相关：饮食及化学致癌，摄入新鲜蔬菜以及纤维素过少，动物蛋白以及脂肪过多易致肠癌，香烟以及油煎烘烤类食品及腌制食品中含有亚硝胺、亚硝酸盐等致癌物质；结肠、直肠的慢性炎症病变如溃疡性结肠炎以及血吸虫病等所造成的肠黏膜长期反复破坏与修复，从而出现癌变；遗传因素，依据部分结直肠癌家族可知，抑癌基因突变以及遗传不稳定性可能是造成发病的主要原因；目前公认的癌前期病变，如结直肠癌腺瘤与肠家族性息肉病等与地域环境因素有关，部分亚洲人如中国人和日本人定居欧美后，结直肠癌的发病率显著增长，可见环境因素亦对结、直肠癌的发生有一定影响。

二、诊断

（一）临床表现

早期结直肠癌并无明显临床症状，具体临床表现因原发肿瘤的位置存在一定的差异性。

1. 右半结肠癌的临床表现

（1）贫血　主要由于肿瘤的坏死、脱落以及慢性失血所致，其中 50% ～ 60% 的患者 Hb 不超过 100g/L。

（2）腹痛　70% ～ 80% 的右半结肠癌患者存在腹痛，多为隐痛。

（3）腹部肿块　腹部肿块同样是右半结肠癌的一种常见症状，少数患者出现腹部肿块的同时还伴有梗阻症状。

2. 左半结肠癌的临床表现

（1）便血及黏液血便　超过 70% 的左半结肠癌患者存在便血或黏液血便。

（2）腹痛　大约 60% 的左半结肠癌患者存在腹痛，基本为隐痛，伴肠梗阻时则为腹部绞痛。

（3）腹部肿块　大约 40% 的左半结肠癌患者能够触及左下腹部肿块。

3. 直肠癌的临床表现

（1）直肠刺激症状　排便习惯发生改变、次数增多、便前肛门存在下坠感，呈现里急后重及排便不尽感，晚期存在下腹痛。

（2）肠腔狭窄症状　肿瘤癌灶侵犯引起肠管狭窄，早期表现为大便变细、变形，后期严重时则表现为肠梗阻。

（3）肿瘤破溃、感染症状　大便表面带血或黏液，严重时出现脓血便。

当肿瘤侵犯膀胱以及前列腺时，临床表现为尿频、尿痛以及血尿；肿瘤侵犯骶前神经时，临床表现为持续性、剧烈骶尾部疼痛。

（二）无创检查

1. 大便潜血检查　开展大规模普查以及高危人群结直肠癌筛查时首要检查手段，对于阳性者应当予以进一步检查。

2. 肿瘤标记物　主要包含 CEA、CA19-9，半数结直肠癌患者会出现 CA19-9 升高，而 CEA 主要用于肿瘤复发的评估。

3. 直肠指诊　为诊断直肠癌最简单、最重要的手段。目前我国的直肠癌患者中，

70%属于低位直肠癌，采用直肠指诊即可触及。因此，当患者存在便血、排便习惯出现改变以及大便出现变形等临床症状时，均应予以直肠指诊。

4. 影像学检查

（1）钡剂灌肠　为当前检查结肠癌的最重要检查手段之一，术前予以钡剂灌肠，且与纤维或电子肠镜钛夹辅助定位相结合，能够有利于选择更好的手术路径，但对于低位直肠癌的临床诊断意义较小。

（2）腔内超声　对于中低位直肠癌患者局部浸润深度及邻近脏器侵犯判断很有价值。

（3）CT　为术前最常用的检查手段之一，能够检测肿瘤有无侵犯子宫、盆壁以及膀胱，也能够检测有无发生肝、腹主动脉旁淋巴结转移。

（4）MRI　主要应用于评估中低位直肠癌的癌灶浸润肠壁的深度，对于明确诊断与术前分期有重要的临床意义。

（5）PET-CT　可应用于判断肿瘤有无发生远处转移以及判断与预估手术价值。

（三）有创检查

有创检查为结直肠癌检查的最基本手段，包括乙状结肠镜、肛门镜以及纤维结肠镜检查三种内镜检查手段，其中临床上最常采用的是纤维结肠镜，能够获取相应病变组织予以病理检测，进一步明确其病变的性质并给予相应的治疗。

三、治疗

（一）西医治疗

西医治疗原则为以手术切除为主，放、化疗为辅的综合治疗。

1. 结肠癌根治性手术

结肠癌根治性手术切除范围主要包括肿瘤所在肠袢、肠系膜以及区域淋巴结等。

（1）右半结肠切除术　主要适用于结肠肝曲癌、盲肠癌以及升结肠癌。具体切除范围为大约15cm回肠末段、盲肠、升结肠、右半横结肠以及邻近系膜血管与区域内淋巴结，对于结肠肝曲癌，还应当切除横结肠以及清扫胃网膜右动脉组淋巴结。主要采取对回肠与横结肠行端-端吻合术。

（2）横结肠切除术　主要适用于横结肠癌。切除范围为所有大网膜、肝曲或脾曲所在的全部横结肠与胃结肠韧带组淋巴结。主要采取对升结肠与降结肠行端-端吻合术。

（3）左半结肠切除术　主要适用于结肠脾曲以及降结肠癌。切除范围包括横结肠左半部分、脾区以及降结肠、部分或所有乙状结肠及所包括系膜以及邻近淋巴结。主要行横结肠与乙状结肠行端-端吻合术或横结肠与直肠端端吻合术。

（4）乙状结肠癌的根治切除术　主要适用于乙状结肠癌，具体切除范围为乙状结肠及其系膜以及淋巴结，主要行降结肠与直肠行端端吻合术。

2. 直肠癌手术治疗

直肠癌目前主要治疗手段为手术切除。

（1）局部切除术　适用于早期肿瘤体积小、尚处于黏膜下层以及高分化的中下段直肠癌。手术方式包括：经括约肌局部切除术、经肛局部切除术、经骶尾入路直肠癌局部切除术等。

（2）经肛门内镜微创手术（transanal endoscopic microsurgery，TEM）技术　通过特殊设计的直肠镜结合高清显像系统，使术者在扩张的肠道内，通过高清内镜成像系统显示器画面和运用精细的器械，实现腔镜手术中的各种操作，从而切除直肠内病变。适应证主要为早期直肠癌（高中分化、病变直径＜3cm、占肠周径＜30%，无血管或神经浸润、无淋巴结转移证据）。

（3）腹会阴联合直肠癌根治术（Miles手术）　主要适用于距肛门5cm以内的直肠癌。具体切除范围为肠系膜下动脉及其区域内淋巴结、大部分的乙状结肠和直肠及其系膜、坐骨直肠窝内脂肪、肛提肌、肛管和肛门周围3～5cm皮肤、皮下组织以及所有肛门括约肌，并且于左下腹行乙状结肠经腹膜外行永久性造瘘。

（4）经腹直肠癌切除术（直肠低位前切除术、Dixon手术）　主要适用于距齿状线5cm以上的直肠癌，在肿瘤以及相关肠段予以切除后，将结肠与直肠或结肠与肛管行对端或侧端吻合术。

（5）Hartmann手术（经腹直肠癌切除，近端造口及远端封闭手术）　主要适用于一般情况较差，无法耐受Miles手术或存在急性肠梗阻、水肿而无法行Dixon手术的直肠癌患者。直肠癌手术需遵循全直肠系膜切除术（total mesorectal excision，TME）原则。TME是标准的中下部直肠癌根治性手术操作方式，可以有效降低局部复发率及提高远期生存率。TME的手术原则是：直视下在骶前间隙中进行锐性分离，保持盆筋膜脏层的完整无破损，肿瘤远端直肠系膜的切除不少于5cm。凡不能达到上述要求者，均不能称作直肠系膜全切除术。

（6）腹腔镜结直肠癌手术　目前，绝大部分结直肠手术是在腹腔镜下完成，其适应证与开腹手术大致相同，腹腔镜手术具有创伤小、恢复快的优点。尤其伴随高清腹腔镜、各种能量平台的出现以及腔镜手术器械的迅速发展，使腹腔镜下结直肠癌手术淋巴结清扫更加彻底，甚至优于开腹手术，对低位直肠癌保肛率亦明显增加。大多数腹腔镜结直肠癌手术仍需在腹部开一4～6cm小切口以完整取出手术切除标本，或利用此小切口行肠吻合。为进一步减少腔镜外科对机体的影响，出现了经自然腔道内镜外科（naturalorifice transluminal endoscopic surgery，NOTES）的概念，即通过人体的自然腔道如口腔、肛门及阴道等置入软性内镜穿刺进入腹膜腔，在内镜下完成各种外科手术，NOTES技术的在结、直肠癌手术中的应用主要是在腹腔镜下完成结直肠癌根治性手术切除后，经肛门取出标本，而后在腹腔镜下完成肠吻合，避免了在腹部另行做小切口，从而达到术后疼痛更轻、更加微创、美观的效果。

3. 结直肠癌肝转移的治疗

15%～25%结直肠癌患者在确诊时即合并有肝转移，而另15%～25%的患者将在结直肠癌原发灶根治术后发生肝转移。根据肝转移发生时间又可分为同时性肝转移（synchronous liver metastases）和异时性肝转移（metachronous liver metastases），同时性肝转移是指结直肠癌确诊前或确诊时发现的肝转移，而结直肠癌根治术后发生的肝转移称为异时性肝转移。对于结直肠癌合并有同时性肝转移，如结直肠癌原发灶能够根治性切除，根据肝脏解剖学基础和病灶范围，肝脏残留容积 ≥ 30% ~ 50% 肝转移灶可同期切除。异时性肝转移如符合切除条件亦应做手术切除。对于无法切除的肝转移瘤，可考虑介入治疗、化疗、分子靶向、免疫治疗等手段。

4. 化疗

化疗主要包含术前、术中以及术后化疗。其中术前化疗又称为新辅助化疗，能够使得肿瘤体积缩小，从而达到分期降低的目的，显著增加手术成功率。给药途径主要采用的是静脉给药方式，还包括局部缓释颗粒、温热灌注化疗和术后腹腔置管灌注给药等。多中心大样本临床研究数据显示，新辅助化疗能够使得 Ⅱ ~ Ⅲ 期结、直肠癌患者的 5 年生存率显著上升。

5. 放疗

放疗主要作为手术切除患者的术前术后辅助疗法，能够起到增加疗效的作用。其中术前予以放疗，能够使得手术切除率显著提升，并且能够使得患者术后局部复发率显著下降；术后予以放疗仅适用于局部晚期患者、T3 期直肠癌患者并且术前未采取放疗患者以及术后出现局部复发的患者。

6. 其他辅助治疗

其他辅助治疗主要包括基因治疗、免疫疗法以及靶向治疗等，目前尚处于实验室以及临床试验研究阶段。

（二）中医治疗

大肠癌，隶属于中医学"便秘""脏毒""锁肛痔""积聚""肠覃""虚劳"等病证范畴。大肠属于中医"六腑"范畴，以通为用。饮食不节，情志失调，脏腑功能失调均可引起肠腑功能紊乱，其病变复杂，常见虚实相兼。实则表现为气滞、痰浊、血瘀，虚则多见脾肾亏虚、气血不足。中医治疗当以健脾益肾，补益气血，祛痰散结，化瘀解毒为法。

1. 湿热蕴结

临床表现腹痛腹胀，便下黏液臭秽或便夹脓血，里急后重，肛门灼热，口干口苦，小便黄，或伴发热、恶心等，舌红，苔黄腻，脉滑数。治宜清热利湿。方选槐角丸或清肠饮加减。常用药物如槐角、地榆、枳壳、黄芩、金银花、薏苡仁、当归等。若腹痛，里急后重明显者可以酌加木香、槟榔；湿热内阻，大便恶臭可加黄连、白头翁；下痢赤白者，可加罂粟壳、禹余粮、木棉花；便血不止者，可加仙鹤草、大黄炭、十灰散等。

2. 瘀毒互结

临床表现为下腹疼痛，痛有定处拒按，便下脓血，或里急后重，发热，心烦易怒，或便溏便细，舌质暗红或有瘀斑，苔黄，脉弦数。治宜解毒化瘀。方选膈下逐瘀汤加减。常用药物如当归、桃仁、五灵脂、香附、乌药、枳壳、川芎、延胡索、赤芍、红花、甘草等。湿热明显者，可加白花蛇舌草、黄连、土茯苓；腹痛明显，腹部包块可及者，加三棱、莪术、半枝莲、土鳖虫；肿物增大合并有肠梗阻者，可选加大黄、槟榔，并配合中药灌肠以外泄瘀毒。

3. 脾肾亏虚

临床表现为腹痛隐隐，腹部肿物逐渐增大，久泻久痢，便下脓血腥臭，形体消瘦，面色萎黄，声低气怯，纳呆，腰膝酸软，畏寒肢冷，舌质淡胖边有齿痕，苔白，脉沉细。治宜健脾固肾，消癥散积。方选参苓白术散合四神丸加减。常用药物如党参、山药、白术、砂仁、桔梗、肉豆蔻、补骨脂、五味子、吴茱萸、薏苡仁、茯苓、扁豆、莲子肉、甘草等。如久泻不止，可加五倍子、石榴皮、乌梅；虚实夹杂，湿毒甚者，可选加苦参、黄连；便下赤白，出血多者加槐花、地榆等。

4. 气血两虚

临床表现为腹部隐痛，大便黏液腥臭，面色苍白，气短，纳呆，头晕体倦，便溏，舌质淡，苔薄白，脉细弱。治宜扶正固本，补气益血。方选归脾汤或八珍汤加减。常用药物如党参、当归、黄芪、白术、龙眼肉、大枣、木香、甘草等。若兼有瘀象可酌加川芎、鸡血藤、丹参；兼有湿热者可加苦参、黄连等。

四、康复

（一）西医康复

近年来，加速康复外科（enhanced recovery afer surgery，ERAS）发展迅速，但目前主要在普外科推广，在直肠癌等下消化道手术用得较多，由于胃等上消化道的干扰很小，术后早期进食，可以容纳食物，而且食物对吻合口影响较小。目前来看，手术微创最大化是快速康复的基础，其余相关措施及应用前景有待进一步研究。

（二）中医康复

1. 中药外治

中药外治采用复方黄槐灌肠液或解毒得生煎（周岱翰方），如以黄柏、白头翁、赤芍、红花、苦参、蒲公英、地榆、重楼等组成复方黄槐灌肠液，或以生大黄、黄柏、栀子、蒲公英、金银花、红花、苦参等组成解毒得生煎灌肠（周岱翰方）保留灌肠或直肠滴注，每日1次，15天为一疗程。局部红肿热痛者可用上方适量加水给予坐浴；有腹痛，脓血便或便血甚者，易栀子为栀子炭，加罂粟壳、五倍子；高热，腹水者加白花蛇舌草、徐长卿、芒硝等。

2. 针灸疗法

针灸疗法取穴以足阳明经及背俞穴为主。主穴如天枢、关元、下巨虚、上巨虚、商丘等。湿热型加阳陵泉、阴陵泉、三阴交；瘀毒型加膈俞、血海，配以大椎、委中点刺放血；脾肾亏虚型加灸肾俞、命门；气血亏虚型加足三里、血海；胁痛者，加阳陵泉；

小腹痛甚加次髎；里急后重者加气海；黏液便者加阳陵泉、三阴交；便秘加支沟、照海；血便肛门痛加孔最、承山等。

第十节　肝癌

一、概况

我国是原发性肝癌（简称肝癌）的高发地区，全球近一半新发肝癌来自中国。在2019 年我国恶性肿瘤统计中，肝癌发病率位于第四位，死亡率位于第二位。由于早期缺乏特异的临床表现，大部分肝癌患者来就诊时已经属于中晚期，所以肝癌的总体预后很差，发病率与死亡率之比达到 1∶0.9。原发性肝癌组织学类型主要是肝细胞癌（hepatocellular carcinoma，HCC），占 85% ～ 90%，还有肝内胆管癌（intrahepatic cholangiocarcinoma，ICC）和肝细胞与胆管细胞混合型肝癌，三者在发病机制、生物学行为、分子特征、临床表现、病理组织学形态、治疗方法以及预后等方面差异较大。按肿瘤大小分为微小肝癌（直径 ≤ 2cm）、小肝癌（>2cm，≤ 5cm）、大肝癌（>5cm，≤ 10cm）、巨大肝癌（>10cm）。按病理形态分为结节型、巨块型、弥漫型。肝细胞癌在发展过程中很容易侵犯门静脉系统，形成门静脉癌栓，发生肝内转移。肝癌还可经血液途径向肺、骨、脑等脏器转移，或者直接侵犯横结肠、胃、膈肌等邻近脏器。癌细胞脱落种植于腹腔形成腹膜种植或者癌性腹水。

肝癌的发生主要与肝硬化有关，肝硬化主要由肝炎（包括乙型肝炎、丙型肝炎）、过度饮酒、血吸虫病、黄曲霉素及亚硝胺类物质等引起。我国乙型肝炎常见，形成了"肝炎－肝硬化－肝癌"的模式，在这个模式下，过度饮酒、黄曲霉素及亚硝胺类物质等起了其中"催化剂"作用。

二、诊断

（一）临床表现

肝区疼痛多为右上腹或中上腹部持续性隐痛、刺痛或胀痛，以夜间或劳累后加重。疼痛因癌肿迅速生长致肝包膜张力增加。全身及消化系统症状如发热，多为弛张热，抗生素治疗无效。其他症状如食欲减退、腹胀、恶心呕吐、腹泻等。晚期患者出现恶病质，肝大为中晚期肝癌最常见体征。

（二）无创检查

1. 甲胎蛋白（AFP）

AFP 是目前诊断此病特异性的最有效方法之一。如无其他肝癌证据，AFP > 400ng/mL 且连续超过一个月，排除活动性肝病、妊娠以及生殖腺胚胎源性肿瘤，可以诊断为肝癌。

2. 血液酶学检查

肝癌患者的血清中 γ– 谷氨酰转肽酶要比正常的人的高，乳酸脱氢酶同工酶以及碱性磷酸酶也会高于正常的人群，但此诊断缺少特异性，只作为辅助诊断。

3. 超声检查

经腹超声是监测患者的首选方法，具有低成本、无创性、无手术相关风险、广泛的可用性和高诊断准确性等优点。HCC 通过超声诊断，有 86% 的灵敏度和 77% 的特异性。对肿瘤的大小、形态和肝静脉、门静脉内癌栓的有无都可准确显示，诊断率高达 84%。亦能发现直径 < 2cm 的病变。经腹超声检测到的肝脏可疑病灶需要特征化。HCC 需要与继发性肝脏局灶性病变相鉴别。

4.CT 检查

此种方法诊断肝癌具有分辨率高的优点，可检出 1.0cm 的微小肝癌，增强 CT 可以鉴别肝血管瘤。诊断肝癌的准确率高达 90%。

5.MRI

可做门静脉、下腔静脉、肝静脉及胆道重建成像，有利于发现这些管道内有无癌栓。

（三）有创检查

超声引导下肝穿刺活检，有助于获得病理诊断。若不能排除肝血管瘤，应禁用此检查。

三、治疗

（一）西医治疗

1. 外科治疗

外科治疗包括手术切除和肝移植，是早期肝癌患者首选的治疗方法和唯一能使患者获得长期生存乃至治愈的手段。

（1）手术切除　包括根治性切除和姑息性切除。根治性切除的指征：单发的微小肝癌和小肝癌；单发的向肝外生长的大肝癌或者巨大肝癌，表面光滑，周围界限清楚，受肿瘤累及的肝组织小于 30%；多发肿瘤，但肿瘤结节少于 3 个，且局限在肝的一段或一叶内。而对于位于左半肝、右半肝、肝中央区的大肝癌，3 ～ 5 个多发性肿瘤，局限于 2 ～ 3 分肝段或者半肝，肝门部有淋巴结转移者，侵犯周围脏器者，往往仅行姑息性切除。

（2）肝移植　是肝癌根治性手段之一，特别适用于肝功能 C 级或者长期属于 B 级，经保肝治疗不能改善者。关于肝癌肝移植适应证，国际上主要采用米兰（Milan）标准、美国加州大学旧金山分校（UCSF）标准等。国内标准有杭州标准、上海复旦标准等，这些标准对于无大血管侵犯、淋巴结转移及肝外转移的要求都是一致的，但对于肿瘤的大小和数目的要求不尽相同。现阶段推荐采用米兰标准，即单个肿瘤直径 ≤ 5cm，数目少于 3 个。

2. 局部消融治疗

近年来局部消融治疗得到广泛应用，具有安全、创伤小、疗效确切的特点，使一些早期肝癌病人获得根治机会。对于部分肝癌病人就诊时已达中晚期，错失了手术机会，应用消融治疗也可达到很好的疗效。局部消融治疗的方法有射频消融、微波消融、无水乙醇注射治疗、冷冻治疗等。肝癌射频消融治疗（RFA）是常用的局部消融方式。适用于高龄、合并其他疾病、严重肝硬化、肿瘤位于肝脏深部或中央型肝癌的患者。

3. 肝动脉介入治疗

经肝动脉介入治疗主要方法包括肝动脉栓塞（transcatheter arterial embolization，TAE）、肝动脉栓塞化疗（transarterial chemoembolization，TACE）和肝动脉灌注化疗（hepatic arterial infusion chemotherapy，HAIC）。TACE 是公认的肝癌非手术治疗中最常用的方法之一。

4. 放疗

对于小肝癌，放疗可作为根治性放疗；而对于中晚期肝癌，放疗属于姑息性放疗，其目的是缓解或者减轻症状，改善生活质量以及延长带瘤生存期；对局限于肝内的大肝癌患者，有一部分患者可以通过局部放疗转化为可手术切除，从而可能达到根治目的。放射治疗分为外放疗和内放疗，外放疗是利用放疗设备产生的射线（光子或粒子）从体外对肿瘤照射。内放疗是利用放射性核素，经机体管道或通过针道植入肿瘤内。

5. 全身治疗

全身治疗是治疗 HCC 的重要手段。大多数肝癌患者确诊时已经达到中晚期，手术、放疗、介入等局部治疗手段固然重要，但是往往会复发转移，难以满足临床治疗的需求，这就需要依靠全身性的系统治疗，即药物治疗来实现控制肿瘤、提高患者的疗效，延长患者的生存时间。这些药物包括分子靶向药物、免疫治疗及抗血管生成治疗，如索拉非尼等。另外，FOLFOX4 方案在我国已经被用于治疗不能手术切除或局部治疗的局部晚期和转移性肝癌。

（二）中医治疗

中医学文献中类似肝癌症状、体征（如痛在胁下、痞块、黄疸）记载较多，归属于"鼓胀""黄疸""积聚""癥瘕"等范畴。肝癌病位在肝，与脾、肾、胆腑密切相关。其病性常虚实夹杂，虚以脾气虚、肝肾阴虚及脾肾阳虚为主，实以气滞血瘀、湿热瘀毒为患。初起病机多以气郁脾虚湿阻为主，进一步可到湿热毒瘀互结，耗伤阴血，终致正衰邪实，病情恶化，甚则阴阳离决。毒、虚、瘀、热是基本病变。中医治疗当以疏肝健脾，滋肾柔肝，清热解毒，祛湿退黄，消积散结为法。

1. 肝热血瘀

临床表现为上腹肿块质硬如石，疼痛拒按，或胸胁掣痛不适，烦热口干，或烦躁口苦喜饮，大便干结，尿黄或短赤，甚则肌肤甲错，舌质红或暗红，边尖有瘀点瘀斑，舌苔白厚或黄，脉弦数或弦滑有力。治宜清肝解毒，祛瘀消癥。方选龙胆泻肝汤合膈下瘀血汤加减。常用药物龙胆草、生地黄、栀子、黄芩、桃仁、大黄、柴胡、重楼、半枝莲、土鳖虫、甘草等。腹部疼痛或胸胁痛甚者，酌加徐长卿、蒲黄、五灵脂、延胡索；大便干结加知母、大黄、火麻仁；低热加地骨皮、知母、生地黄等。

2. 肝胆湿热

临床表现为身目黄染，心烦易怒，发热口渴，口干而苦，胁肋胀痛灼热，腹部胀满，小便短少黄赤，大便秘结，胁下癥块，舌质红，舌苔黄腻，脉弦数。治宜清热利湿，解毒退黄。方选茵陈蒿汤合柴胡疏肝散加减。药如茵陈、栀子、大黄、金钱草、猪苓、柴胡、白芍、川楝子、枳壳、半枝莲、重楼、川芎、陈皮、香附。出血加白及、血余炭、大黄炭；腹水加蒲公英、泽泻、五皮饮；低热加地骨皮、知母、生地黄；痛甚加延胡索、当归等。

3. 肝郁脾虚

临床表现为上腹肿块胀满不适，消瘦乏力，倦怠短气，腹胀纳少，进食后胀甚，眠差转侧，口干，大便溏薄，尿黄短，甚则出现腹水、黄疸、下肢浮肿，舌质胖，舌苔白，脉弦细。治宜健脾益气，泻肝消癥。方选六君子汤合茵陈蒿汤加减。常用药党参、半枝莲、重楼、白术、茵陈、茯苓、半夏、栀子、大黄、陈皮、干蟾皮、炙甘草；短气乏力甚用生晒参易党参，加五指毛桃、牛大力；腹胀甚加槟榔、木香；有腹水，黄疸酌加蒲公英、徐长卿、泽泻；痛甚加延胡索、川芎、当归等。

4. 肾阴亏虚

临床表现为鼓胀肢肿，蛙腹青筋，四肢柴瘦，唇红口燥，短气喘促，纳呆畏食，烦躁不眠，小便短少，上下血溢，甚则神昏摸床，舌质红绛，舌光无苔，脉细数无力，或脉如雀啄。治宜滋阴柔肝，凉血软坚。方选一贯煎加减。常用药物生地黄、沙参、鳖甲、龟甲、麦冬、女贞子、旱莲草、当归、枸杞子、丹皮、川楝子。如腹水胀满酌加木香、槟榔、大腹皮；肝性脑病神昏加水牛角送服安宫牛黄丸；有出血者加鲜旱莲叶、鲜藕汁、水牛角、白及粉等。

四、康复

（一）西医康复

外科手术是肝癌治疗的重要手段，而随着快速康复理念的提出和发展，快速康复外科也已经成为外科手术治疗中的重要组成部分，为瘤患者外科手术治疗康复带来新的曙光。

1. 术前管理

（1）危险因子干预　如戒烟，高血压、糖尿病等基础疾病的控制，对于既往有心脏病史的患者，要积极予以早期恢复心脏功能药物，同时停用长效抗凝药物阿司匹林及中枢性降压药利血平，对青光眼患者停用后马托品。缩短了术前准备时间，更利于患者术后体力恢复。

（2）营养支持　如增加营养摄入，采取高蛋白饮食。

（3）药物调节　如术前合理应用抗生素、吸氧、祛痰平喘药物及气道管理等。

（4）生理功能康复　如提前进行咳嗽训练，模拟卧床训练。

（5）心理疏导　入院进行肺癌知识宣教。

2. 术中管理

（1）手术选择　如选择性肝门阻断肝叶切除／肝段为本的精准切除避免肝组织过多的切除，减少术中出血。

（2）精准手术　最大化清除病灶，最大限度减少肝损伤。

（3）优化管道管理　术中精细操作，术后不放腹腔引流管。

（4）麻醉管理　如免插管麻醉，规范镇痛。

（5）优化手术流程　加快手术衔接，缩减等待时间。

3. 术后管理

（1）优化术后管理　缩短拔除腹腔引流管时间，不放或尽早拔除胃管尿管。

（2）营养康复　如高蛋白、高维生素饮食，静脉营养。

（3）术后锻炼　尽早咳嗽排痰，下床活动。

（4）药物辅助康复　如镇痛治疗，增强免疫力，预防深静脉血栓。

（5）心理疏导　术后积极沟通，缓解焦虑。

（二）中医康复

1. 中药外治

（1）阿魏化痞膏　由三棱、莪术、穿山甲、大黄、生川乌、生草乌、当归、厚朴、阿魏、乳香、没药、血竭等组成。具有消痞散结的功效。主治腹部肿块，胀满疼痛。用火将阿魏化痞膏烘烊，贴患处。

（2）双柏散　由侧柏叶、大黄、黄柏、薄荷、泽兰、延胡索等组成。具有活血祛瘀，消肿止痛的功效。主治局部包块形成而未溃疡者。用蜜糖水调敷或煎水熏洗患处。

（3）田螺敷脐贴　由鲜田螺肉、生姜汁、徐长卿、重楼、冰片等组成。具有通利小便，逐水消胀的功效。主治肝癌腹水，胀痛难忍，小便不利。冷饭适量和上药，捣烂至有黏性，外敷肚脐。

2. 针灸疗法

（1）体针　取足厥阴肝经、足少阳胆经穴为主。主穴选肝俞、期门、日月、胆俞、阳陵泉、支沟、太冲等。肝热血瘀证加膈俞、血海、三阴交、行间、侠溪；肝胆湿热证加中脘、丰隆、足三里；肝盛脾虚证加脾俞、足三里；肝肾阴亏证加肾俞、太溪；口苦配丘墟、大陵；呕恶者，加中脘、内关；痛甚则加神门、外丘调神止痛；腹胀便溏甚者，加天枢、关元，可加灸；黄疸加至阳、阴陵泉；神疲畏寒甚者，加关元、命门；腹水明显加神阙，隔甘遂末灸3壮；肝昏迷神昏谵语者，加中冲、少冲点刺出血。毫针针刺，补泻兼施。每日1次，每次留针30分钟，10次为一疗程，虚证可加灸。痛甚加电针，在体针的基础上，将电针输出电极连接期门、日月、支沟、阳陵泉等腧穴，疏密波，频率为2～15Hz，持续刺激20～30分钟。

（2）耳针法　取皮质下、脑干、肝、胆、脾、轮4～6反应点。恶心呕吐加贲门、胃；呃逆加耳中；便秘加大肠、便秘点。毫针刺，中强度刺激，每次留针30分钟，间歇运针2～3次，10次为一疗程；或用揿针埋藏或王不留行籽贴压，每3～5日更换1次。

（3）隔姜灸　取神阙、关元、天枢、脾俞、胃俞、足三里等，每次3壮，每日1次。适用于气虚证或有腹水者。

3. 情志疗法

中医学认为肝为刚脏，主疏泄、藏血。《血证论》曰："肝属木，木气冲和条达，不致遏抑，则血脉得畅。"肝癌患者本身多思、多虑、多疑、多怒、多愁，要么郁闷不舒、心生怨气，要么愤怒不平、容易激惹，要么沉默寡言、求生无望，这些心理因素对疾病的治疗及身体的康复都是极为不良的。

肝区疼痛极易引起患者焦虑和抑郁的情绪，影响患者的生活质量，丧失生活和治疗的信心。因此，应多给予鼓励、安慰，让其保持良好的精神状态，解除悲观恐惧情绪，使病人正确对待疾病，使其认识到，疾病不可怕，可怕的是丧失意志，疼痛不可怕，可怕的是人性屈服，树立战胜疾病的信心，振奋精神。

4. 饮食疗法

患者进食应以易消化的软食为主，忌坚硬、辛辣之品及烟酒，少食煎炸食品，少量多餐。康复期间可多食用疏肝健脾、滋肾柔肝、清热、祛湿、解毒的食物，注意不要过于滋补、苦寒，可多食用新鲜蔬菜、萝卜、薏米、扁豆、百合、海带、紫菜和菌类中的猴头菇、银耳、香菇、松蕈等，也可吃些蛤类（软体动物）、鱼、龟、鳖及硬壳果实等，但注意不要过量。治疗期间也可以根据患者的症状，辨证施膳，以期增强疗效。

5. 中医运动疗法

中医学认为肝主筋，与肢体运动有关，筋的活动有赖于肝血的滋养；筋的活动也能促进肝脏的疏泄功能。八段锦、太极拳、五禽戏对减轻症状，缓解精神紧张，消除焦虑情绪，促进食欲，增强体质，提高机体免疫力等是非常有益的。

第十一节　膀胱癌

一、概况

膀胱癌是起源于膀胱尿路上皮的恶性肿瘤，是泌尿系统第二大肿瘤。2018年，全球膀胱癌预计新生例数为549393例，预计死亡例数为199922例。膀胱癌根据肿瘤是否侵犯肌层，主要分为非肌层浸润性膀胱癌（NMIBC）（Ta/T1/Tis）和肌层浸润性膀胱癌（MIBC）（T2+NxMx）。病理类型主要包括尿路上皮（移行细胞）癌、鳞状细胞癌和腺癌。其中，膀胱尿路上皮癌最为常见，占膀胱癌的90%以上。膀胱癌是严重威胁人群健康的恶性肿瘤之一，规范和提高膀胱癌的诊疗水平具有重要意义。此外，康复治疗在膀胱癌预后中也发挥重要作用。

二、诊断

（一）临床表现

1. 血尿

血尿是膀胱癌最常见的症状，尤其是间歇性全程无痛血尿。肉眼血尿的膀胱癌发率为 17%~18.9%。镜下血尿的膀胱癌发病率为 4.8%~6%。

2. 尿频、尿急、尿痛

许多患者以膀胱刺激症状和盆腔疼痛起病，常与弥漫性原位癌或浸润性膀胱癌有关，而 Ta、T1 期肿瘤常无此类症状。

3. 其他

输尿管梗阻所致腰胁部疼痛、下肢水肿、盆腔包块、尿滞留。体重减轻、肾功能不全、腹痛或骨痛，均为晚期症状。体检触及盆腔包块是局部进展性肿瘤的证据。

（二）检查方法

1. 无创检查方法

（1）影像学检查 ①超声检查：超声作为一线检查方法在诊断泌尿系统疾病方面应用越来越广泛。可通过三种途径，即经腹、经直肠、经尿道进行。据报道，经腹部超声诊断膀胱癌的敏感性为 63%～98%，特异性为 99%。②CT：CT 在诊断膀胱肿瘤和评估膀胱癌浸润范围，特别是显示膀胱外肿瘤浸润方面有一定价值。③MRI：MRI 有助于肿瘤分期，动态增强 MRI 在显示是否有尿路上皮癌存在以及肌层浸润深度方面准确性高于 CT 或非增强 MRI。

（2）尿细胞学及肿瘤标志物检查 ①尿细胞学：尿细胞学检查是膀胱癌诊断和术后随诊的主要方法之一。尿细胞学检测膀胱癌的敏感性为 13%～75%，特异性为 85%～100%。②尿膀胱癌标志物：美国 FDA 已经批准将 BTAstat、BTAtrak、NMP22、FDP、ImmunoCyt 和尿荧光原位杂交技术用于膀胱癌的检测。

2. 有创检查方法

（1）膀胱镜检查及活检 是诊断膀胱癌最可靠的方法。通过膀胱镜检查可以明确膀胱肿瘤的数目、大小、形态（乳头状的或广基的）、部位以及周围膀胱黏膜的异常情况，同时可以对肿瘤和可疑病变进行活检以明确病理诊断。

（2）诊断性经尿道电切术 如果影像学检查发现膀胱内有肿瘤样病变，可以直接行诊断性经尿道电切术，这样可以达到两个目的，一是切除肿瘤，二是明确肿瘤的病理诊断和分级、分期，为进一步治疗以及判断预后提供依据。

三、治疗

(一) 西医治疗

采取以手术为主的综合治疗方法，术后依据不同病理组织类型和病期，辅以免疫治疗、放射治疗、化学治疗。

1. 非肌层浸润性膀胱癌

（1）手术　①经尿道膀胱肿瘤电切术：经尿道膀胱肿瘤电切术既是非肌层浸润性膀胱癌的重要诊断方法，同时也是主要的治疗手段。②经尿道激光手术：激光手术可以凝固，也可以汽化，其疗效及复发率与经尿道手术相近，但术前需进行肿瘤活检以便进行病理诊断。③其他治疗：如光动力学治疗、膀胱部分切除术、根治性膀胱切除术等。对于膀胱灌注治疗失败的患者，强烈推荐行根治性膀胱切除术。

（2）术后辅助治疗　①膀胱灌注化疗：术后即刻膀胱灌注化疗，能显著降低非肌层浸润性膀胱癌的复发率，其原理是术后即刻灌注化疗能够杀灭术中播散的肿瘤细胞和创面残留的肿瘤细胞。为了预防肿瘤细胞种植，应在术后 24 小时内完成灌注化疗，常用灌注化疗药物包括吡柔比星、表柔比星、多柔比星、羟喜树碱、丝裂霉素、吉西他滨等。②免疫治疗：通过膀胱内灌注免疫制剂，诱导机体局部免疫反应，使膀胱壁内和尿液中细胞因子表达增加，粒细胞和单核细胞聚集，以预防膀胱肿瘤复发，控制肿瘤进展。

2. 肌层浸润性膀胱癌

（1）手术　①根治性膀胱切除术＋尿流改道术：根治性膀胱切除术同时行盆腔淋巴结清扫术，是肌层浸润性膀胱癌的标准治疗，是提高浸润性膀胱癌患者生存率、避免局部复发和远处转移的有效治疗方法。尿流改道的方式主要有原位新膀胱、回肠通道术、输尿管皮肤造口术等。②单纯经尿道膀胱电切术（TURBT）：对少部分肿瘤局限于浅肌层且对肿瘤基底再次分期活检阴性的患者可采用。③ TURBT 联合外放射治疗：主要针对不适合膀胱癌根治术或不能耐受化疗的患者。④ TURBT 联合化疗：病理完全反应率可为 8%～26%。3 周期化疗后，通过膀胱镜和活检再次评估，如无残余病灶，也要警惕有残余病灶存在的可能。⑤ TURBT 联合放、化疗：最大限度经尿道电切手术后，以顺铂为基础的化疗联合放疗可使完全缓解率达到 60%～80%，可使 40%～45%的患者保留完整膀胱存活中 5 年，长期存活率达 50%～60%。⑥膀胱部分切除术联合化疗：不到 5% 的肌层浸润型膀胱癌可通过膀胱部分切除达到治愈的目的。

（2）术后辅助治疗　①新辅助化疗：对于可手术的 T2～T4a 期患者，可选择新辅助化疗联合根治性膀胱切除术。临床实验数据表明对于肌层浸润性膀胱癌患者新辅助化疗可以明显提高肿瘤完全反应率并延长患者的总体生存期。②辅助化疗：近来研究发现，辅助化疗对于患者生存期的改善不如新辅助化疗，对于 pT3～4 或伴有淋巴结转移的患者可以考虑行辅助化疗。

（二）中医治疗

膀胱癌属中医学"溺血""血淋""癃闭"等范畴。其病位在膀胱，但与肺、肝、脾、肾、三焦等脏腑关系密切。临床常见证型及辨治如下。

1. 湿热下注

临床表现为小便短赤灼热，尿色紫红，伴尿痛、尿急、尿频或排尿不畅，下腹胀痛，下肢浮肿，腰酸，舌苔黄腻，脉弦数。治宜清热利湿。方选八正散合萆薢分清饮加减。

2. 瘀血内阻

临床表现为尿血时多时少，小便涩痛，小腹疼痛，舌苔薄白，舌质紫暗，脉细弦涩。治宜活血化瘀，理气止痛。方用少腹逐瘀汤合失笑散加减。

3. 阴虚火旺

临床表现为小便不爽，尿血色淡红，神疲，腰酸，五心烦热，形体消瘦，盗汗，舌苔薄黄，舌质红绛，脉细数。治宜滋阴降火，凉血解毒。方选知柏地黄丸加减。

4. 脾肾亏虚

临床表现为无痛血尿，小溲无力，腰酸膝软，小腹下坠，面色白，倦怠无力，头晕耳鸣，大便溏薄，舌质淡，舌苔薄白腻，脉沉细。治宜补中益气，温补肾阳。方选补中益气汤合桂附八味丸加减。

四、康复

（一）西医康复

1. 术前盆底肌肉功能锻炼

术前 1 周，由专科护士对患者进行评估及教导其进行盆底肌肉功能锻炼，患者取仰卧位、坐位，行走时，深吸气，收缩盆底部肌肉，每次 10 ~ 15s，然后放松 10s，重复 30 次，每天 3 次。

2. 定时夹放导尿管

术后 3 周左右先行膀胱造影检查，证实新膀胱愈合良好后适当夹闭尿管，开始时约每 30 分钟贮尿达 50 mL 放尿 1 次，逐步改为每 1 小时放尿 1 次，观察新膀胱的储尿量。同时锻炼新膀胱的反射功能，避免新膀胱内尿液过多，出现排尿困难、尿潴留。导尿管开放时，嘱患者做增加腹压排尿动作，双手按压膀胱区，尿液放完后重新夹闭尿管。记录每次引流出尿液的量，当每次尿量达到 150mL 以上时可拔除导尿管。

3. 膀胱功能锻炼

原位回肠膀胱切除了膀胱及前列腺，导致尿道内扩约肌的破坏，同时尿道长度的缩短，导致尿道阻力减低，并且新膀胱由肠管构成，相对于原有的膀胱，充盈感觉丧失，因为新膀胱的收缩主要靠腹腔内压和新膀胱本身收缩力，所以必须进行贮尿排尿功能的训练来恢复新膀胱的充盈感觉。临床上主张早期进行提肛肌锻炼，一般可在术后第 3 天起开始进行，逐渐增加锻炼的幅度，延长锻炼的时间。锻炼方法可采用多种姿势，初期由于伤口疼痛原因，可试行以下运动以加强肌肉收缩力。平卧位，双膝屈曲抬高，双膝用力向内收紧内侧肌肉；护士右手戴指套，涂抹石蜡油，右手食指伸进患者肛门内，协助患者收缩肛门。掌握了收紧会阴肌肉后，加强收紧会阴肌肉的力度的训练。仰卧时，双膝屈曲，收紧 10 ～ 15 秒 / 次，然后放松 10 秒，重复 10 次；下床活动时，试进行憋尿动作，收紧会阴肌肉 10 ～ 15 秒 / 次，然后放松 10 秒，重复 10 次。掌握了上述动作要领后，指导患者进行提肛肌锻炼，即平静地呼吸，吸气时腹肌、臀肌、肛门括约肌、会阴部肌肉同时收缩，保持 15 ～ 18 秒，呼气时放松，每天 3 次，每次 30 下。

4. 增加腹压排尿

拔尿管后要指导患者掌握腹压排尿。无论男女在早期均采用下蹲姿势排尿，每次排尿时双手置于下腹部膀胱区，随排尿动作按压下腹部，靠增加腹压排尿。排尿结束后，双手加压，并配合腹压，排出膀胱内残余尿，记录残余尿量。在排尿过程中，有意识地收缩会阴部，中止排尿，然后放松会阴部肌肉，继续排尿。如此反复，直至将尿排空，每天 2 ～ 3 次。

（二）中医康复

1. 中药外治

药物灌注通过药物直接跟瘤体接触，破坏肿瘤组织，增强局部免疫功能，来达到消灭肿瘤细胞的目的。应用中药灌注外治法在预防膀胱癌术后复发方面取得了一些进展，且效果满意、副作用小。临床报道运用复方莪术液（莪术、蟾酥、猪苓，经提炼制成）灌注、运用中药温莪术中提取出来的榄香稀乳灌注、用蛇毒灌注等均收到良好疗效。

2. 耳穴压豆

术后取神门、膀胱、尿道、交感和肾等耳穴，局部消毒后将贴有王不留行籽的胶布贴压于耳穴上，以拇指和食指对耳穴进行按压，力度以患者有酸、痛、胀感为准，持续 3 分钟，每日 3 次，持续 3 天。

3. 穴位按摩

取三阴交和足三里穴，用大拇指进行按压，力度逐渐加重，以患者有酸、胀、麻感为度，持续 10 分钟，每日 3 次，持续 3 天。取双足底膀胱、输尿管和右肾基本反射区进行按揉，力度逐渐加重，以患者产生酸、胀、麻感为度，持续 3 分钟，每日 3 次，持续 3 天。

4. 饮食疗法

膀胱癌患者应用食疗加强营养，对提高机体的抗癌能力，延长生存时间，改善放化疗反应具有一定的作用。对患者进行中医体质辨识，根据患者的体质进行膳食指导。气滞血瘀者可多食当归陈皮瘦肉粥以行气活血；膀胱湿热者可饮玉米须车前茶，食薏米粥以除湿热；肾阳虚者可食芡实茯苓粥和黄芪山药肉桂粥以温阳补肾。平时多饮水，多食新鲜蔬果，忌辛辣之品。

第十二节　前列腺癌

一、概况

前列腺癌是威胁男性泌尿生殖系统健康的最常见恶性肿瘤之一。在我国，随着前列腺癌筛查工作的推广，人民生活水平的提高和生活方式的改变，近十年来前列腺癌的检出率和死亡率呈现迅猛上升趋势。尽管影像学技术的进步和前列腺特异性抗原（PSA）筛查的推广提高了前列腺癌的早期检出率，但有报道表明，以整体水平而言我国的前列腺癌诊断时病期仍然较晚，初诊时中高危患者占 70% ～ 80%。部分患者往往易进展为预后不佳的去势抵抗性前列腺癌。早期诊断，规范治疗与科学康复对改善患者预后，提高患者质量具有重要意义。

二、诊断

（一）临床表现

1. 血尿

早期前列腺癌往往无典型症状，患者出现临床症状时常提示疾病进展至中晚期。当癌组织侵犯后尿道或膀胱颈部时，可出现镜下血尿或肉眼血尿。

2. 尿路梗阻症状

当癌组织体积增大压迫尿道时，可表现为尿频、尿急、排尿困难等尿路梗阻症状。值得注意的是，出现尿路梗阻症状时，需与前列腺增生等良性前列腺疾病鉴别。

3. 其他症状

前列腺癌进展至晚期时可出现尿潴留，体重下降，骨痛或腹痛，下肢水肿等症状。

（二）检查方法

1. 无创检查方法

（1）肿瘤标志物检查及基因检测　①前列腺特异性抗原（prostate specific antigen，PSA）：PSA 是临床上最广泛应用的前列腺癌检查指标，正常范围是 0 ～ 4.0ng/mL。值得注意的是前列腺炎、前列腺增生、急性尿潴留等良性疾病以及留置尿管、直肠指检、前列腺穿刺活检等医疗操作均可能使 PSA 升高。虽然临床上综合应用游离 PSA/ 总 PSA（f/t PSA）、PSA 密度（PSAD）、PSA 速率等其他 PSA 衍生指标，PSA 诊断特异性仍然较低。②基因检测：研究表明 DNA 修复基因突变在局限性低至中危前列腺癌、局限性高危前列腺癌、转移性前列腺癌、转移性去势抵抗性前列腺癌（CRPC）患者中的总体发病率依次为 2%、6%、11.8% 和 25%，且 DNA 修复基因突变与化疗及靶向治疗应答率相关。因此，对前列腺癌患者进行基因检测可协助制定个体化治疗方案。

（2）直肠指检（direceteral rectun examination，DRE）　DRE 是一种方便快捷的检查

手段，常在 PSA 检查之后进行。DRE 可评估前列腺形状、大小、质地，以及结节数量、大小、质地等。对前列腺癌诊断以及筛查具有重要价值。但是 DRE 结果具有一定主观性，且难以发现早期较小病灶和非外周带病灶，具有一定的局限性。

（3）影像学检查　①超声检查：经直肠超声（transrectal ultrasound，TRUS）是一种前列腺癌诊断常用的检查手段，有助于评估病灶大小、数目、性质，与周围脏器关系等指标，并可为前列腺穿刺活检提供影像学引导。② CT 和 PET–CT：CT 可显示前列腺癌局部侵犯与转移情况，协助前列腺癌临床分期。PET–CT 可检测人体内特定物质的代谢活动，并显示靶器官功能状态与解剖形态，可准确显示前列腺内部病灶及远处转移病灶，判断临床分期，协助靶向穿刺活检。③ MRI：MRI 是前列腺癌诊断及明确临床分期的最主要方法之一，可显示前列腺内病灶及薄膜完整性、组织侵犯程度、淋巴结转移情况等。此外，近年来应用于临床的磁共振 – 超声（MRI–TRUS）融合靶向活检可减少穿刺针数，提高穿刺阳性率。④全身骨显像：前列腺癌具有骨转移倾向，全身骨显像是目前诊断前列腺癌骨转移最常用的手段，其诊断敏感度为 79%，特异性为 82%，当患者出现骨痛症状时，应进行骨扫描。

2. 有创检查方法

前列腺穿刺活检可获得病理学结果。既往利用直肠指检引导穿刺，近 10 年来 B 超引导下前列腺穿刺的普及提高了前列腺癌检出率。近年来 MRI–TRUS 融合穿刺，PET–CT 协助靶向穿刺等新技术的应用，减少了穿刺针数，提高了穿刺阳性率。前列腺穿刺指征为直肠指诊发现前列腺可疑结节，B 超或 MRI 发现可疑病灶，PSA > 10 ng/mL，PSA 4 ～ 10ng/mL，伴 f/t PSA 或 PSAD 值阳性。

三、治疗

（一）西医治疗

应根据患者的年龄、身体状况、疾病临床分期、病理分级、Gleason 评分、淋巴结或远处脏器转移等因素，综合采用以手术为主，辅以内分泌治疗、放疗、化疗、免疫治疗等多种治疗手段，制定个体化治疗方案，已达到最大限度延长患者预期寿命，提高患者生活质量的目的。

1. 前列腺癌的初次治疗

（1）观察等待与主动监测　观察等待目的在于保持患者生活质量，在前列腺癌不太可能致命或显著发病影响到患者生活质量时，减少不必要的治疗，避免不良反应的发生。主动监测目的在于以不影响总生存期为条件延缓治愈性治疗的时间，通过密切随访，在患者病情进展时及时发现并采取干预，减少不良反应的发生。若患者疾病进展，应转变为积极治疗。

（2）手术　①根治性前列腺切除术（RP）：RP 可切除原发灶，达到对肿瘤控制的效果。手术方式有开放 RP，腹腔镜辅助 RP，机器人辅助 RP。对于临床局限性前列腺癌存在可完全手术切除病灶且预期寿命 ≥ 10 年的患者，排除手术禁忌后均可行 RP。②

盆腔淋巴结清扫术：RP 术中同时行盆腔淋巴结清扫术可以提供明确的病理分期以及预后的数据，但无充分证据表明会有肿瘤治疗效果方面的获益。中 / 高危患者应在 RP 术中行扩大盆腔淋巴结清扫术。③去势手术：睾丸切除术可达到手术去势目的。适用于存在 RP 禁忌证的患者。

（3）非手术治疗 ①雄激素去势治疗（androgen deprivation therapy，DT）：ADT 包括黄体激素释放激素（LHRH）激动剂单用、激素释放激素（LHRH）激动剂联合应用一代 / 二代抗雄激素，可达到去势目的。ADT 联合放疗适用于中 / 高危患者，部分患者可考虑加用化疗。对于初诊转移性前列腺癌患者，标准治疗方案为多西他赛方案化疗联合 ADT。②外照射放疗（external beam radiation therapy，BRT）：适用于前列腺癌原发灶及转移灶的治疗，中 / 高风险前列腺癌患者可考虑 EBRT 联合化疗及 ADT 治疗。③近距离放疗：近距离放疗是指将具有放射性的粒子（如碘 –125 粒子）置入患者前列腺内部进行的放射治疗。适用于低风险前列腺癌和某些小体积中风险前列腺癌患者。可联合 ADT 治疗。④其他治疗：包括前列腺冷冻消融（cryosurgery of the prostate，CSAP）和高能聚焦超声（high intensity focused ultrasound，IFU）等治疗。CSAP 通过局部冷冻来破坏肿瘤组织，在局限性前列腺中与 RP 对于单侧前列腺癌具有类似的肿瘤治疗结果。低 / 中危前列腺癌有手术及放疗禁忌证者可考虑行 CSAP。HIFU 可利用超声波的机械作用和热作用损伤肿瘤组织。

2. 根治性治疗后前列腺癌治疗

（1）辅助 ADT 性治疗后生化复发患者行 ADT 治疗目前并无统一标准，PSA 升高和（或）PSA 倍增时间较短、预期寿命较长的患者，应当鼓励其考虑尽早接受 ADT 治疗。

（2）放疗 术后 pT3 pN0 的患者，可考虑行针对前列腺窝的辅助放疗或者挽救性放疗。对于 pN1 的患者，术后辅助放疗可能获益，但仍缺乏充分证据。

（3）挽救性 RP 放疗后生化复发的患者，可考虑行挽救性 RP，但并发症发生率较高。患者 10 年总生存率为 54% ～ 89%；肿瘤特异性生存率为 70% ～ 83%。

3. 去势抵抗性前列腺癌（CRPC）的治疗

CRPC 指睾酮达到去势水平（＜ dL 或 1.7 nmol/L）后，出现生化复发和 / 或影像学进展。分为无症状非转移 M0 CRPC 和转移性 M1 CRPC。

（1）M0CRPC 治疗 虑使用非甾体雄激素受体阻断剂阿帕鲁胺或恩杂鲁胺，若实行困难可选择雄激素合成抑制剂醋酸阿比特龙（阿比特龙）联合泼尼松。若上述治疗均难以实行，可选择持续内分泌治疗的基础上观察。

（2）M1CRPC 治疗 治疗为阿比特龙（阿比特龙）联合泼尼松。另有多西他赛或卡巴他赛方案化疗。对于无法实行化疗患者可考虑使用恩杂鲁胺治疗。此外有免疫治疗药物 Sipuleucel-T、PARP 抑制剂奥拉帕尼等。

（二）中医治疗

根据前列腺癌临床症状和特点，属中医学"癃闭""血证"等范畴。根据临床表现可以分为肾气亏虚、湿热蕴结、瘀血阻滞三型。

1. 肾气亏虚

临床表现为腰痛乏力，头昏目眩，排尿余沥不尽，尿线变细，尿频，身体消瘦，水肿，舌淡红，苔白，脉沉细尺部脉弱。肾阳虚者伴见畏寒怕冷、便溏、阳痿等症；肾阴虚者伴见口干、心烦失眠、盗汗等症。肾阳虚者宜补肾阳，肾阴虚者宜滋养肾阴。方药：肾阳虚者用右归饮加减，肾阴虚者用六味地黄丸加减。

2. 湿热蕴结

临床表现为尿急尿频，时有尿痛，或伴见尿血，纳差，舌苔黄腻，脉滑数。治宜清热利湿，解毒通淋。方选八正散加减。

3. 瘀毒血阻滞

临床表现为腰部疼痛或痛及背部，小腹坠胀疼痛，排尿困难或血尿，舌质紫有瘀斑，脉沉弦。治宜清热解毒，活血化瘀。方选五味消毒饮加减。

四、康复

（一）西医康复

1. 盆底肌肉功能锻炼

术前 1 周由专科护士对患者进行评估并指导患者进行盆底肌功能锻炼，患者取仰卧位、坐位、行走时，深吸气，收缩盆底部肌肉，10 ～ 15 秒 / 次，然后放松 10 秒，重复 30 次，每天 3 次。术后可持续进行该项锻炼。

2. 生物反馈电刺激治疗

通过肌电训练，达到恢复盆底肌肉功能的作用。

（二）中医康复

1. 中药外用

（1）坐浴　在辨证的基础上选择中药组方，可起到疏通经络、活血化瘀、缓解症状的作用。

（2）熏蒸　熏蒸具有加热、传导双重功能，而适当的温热作用，可使组织黏着力降低，离子水化程度减少，运动速度加快，从而使药物易于导入组织而收到镇痛、脱敏、松解粘连、软化组织、改善血液循环和组织营养、提高组织的适应性和耐受力的作用。

（3）脐疗　用于前列腺癌引起的癃闭腹胀等并发症，如葱盐饼敷脐，盐炒热，和葱捣烂，敷于脐部。

2. 饮食疗法

前列腺癌患者应用食疗加强营养，对提高机体的抗癌能力，延长生存时间，改善体质具有十分重要的意义，临床应辨证施膳。可用舌草薏仁粥：白花蛇舌草 100g，菱粉 60g，薏苡仁 60g，将白花蛇舌草洗净，加水 1500 毫升，煮开后文火再煎 15 分钟，去渣取汁，加薏苡仁煮至薏苡仁熟烂，再加入菱粉，煮熟为度。适用于湿热型前列腺癌。

第十三节　宫颈癌

一、概况

宫颈癌是一种常见的妇科恶性肿瘤，发病率在我国女性恶性肿瘤中位于乳腺癌之后，居第二位。据统计，每年约有 57 万左右的宫颈癌新发病例，占全部肿瘤新发病例的 3.2%。我国每年约有新发病例 13 万，占世界宫颈癌新发病例总数的 20% 以上。宫颈癌高发年龄为 40 ～ 60 岁，近年来的研究结果显示宫颈癌的平均发病年龄提前 5 ～ 10 岁，呈现出年轻化的趋势。宫颈癌的发病农村高于城市、山区高于平原、发展中国家高于发达国家，呈现出显著的地区差异。

宫颈癌和癌前病变的发生可以通过接种 HPV 疫苗预防，癌前病变可以通过定期的筛查和处理得以有效控制。相关数据显示，宫颈癌的发生率在接种过疫苗的人群中减少了 70% ～ 90%。

二、诊断

宫颈癌的诊断依靠症状、体征及相应的辅助检查，确诊依靠病理学检查，分期诊断依靠妇科检查、影像学检查以及病理结果。

（一）临床表现

1. 症状

常见的宫颈癌症状为性生活后接触性阴道出血，阴道分泌物异常，如白带增多、水样白带、血性白带等，或表现为不规则阴道出血或绝经后阴道出血。宫颈癌早期及癌前病变可以没有任何症状。晚期患者则可能出现阴道大出血、腹痛、腰痛、肛门坠胀、下肢疼痛、下肢水肿、贫血、发热、少尿或恶病质等临床表现。

2. 体征

妇科检查中，典型的宫颈癌表现为宫颈增大，外生型肿物呈菜花样、结节状生长，内生型则表现为宫颈桶状增粗，表面若有坏死可出现溃疡及空洞等改变，表面可有出血，或黏液样或脓性分泌物；如有阴道侵犯，可见阴道黏膜增厚、粗糙，或出现明显的肿物或溃疡空洞。

宫颈癌组织触诊质地硬，若有宫颈旁侵犯，则表现为宫颈两侧的主韧带和宫颈两侧后方的宫骶韧带增粗、质硬；甚至与盆壁连成一片，宫颈癌组织侵犯达盆壁，此时需要通过三合诊检查来确定。

（二）无创检查

1. 影像学检查

影像学检查对于宫颈癌的局部病灶及转移病灶的诊断具有重要意义。可以了解肿瘤局部侵犯的范围，盆腔及腹主动脉旁、纵隔和颈部淋巴结转移及远处器官转移等。常用的有 MRI、CT 和 PET-CT 等，多采用平扫 + 增强扫描。

（1）腹盆腔超声　可以发现宫颈增大增粗，如果有明显的肿大淋巴结也可以发现。

（2）盆腔 MRI　对宫颈、宫体及周边软组织有很好的分辨力，可以明确分辨出肿瘤与周边正常组织的边界，是宫颈癌的最佳影像学检查方法。MRI 增强扫描检查可以明确宫颈病变的大小及对宫颈管壁侵犯的深度，判断是否穿透宫颈外膜侵犯宫旁、是否侵犯阴道壁或膀胱直肠等，为治疗前分期提供重要依据。有助于检出盆腔、腹膜后区的淋巴结转移情况。

（3）腹盆腔 CT　可以显示宫颈病变的范围及转移情况，可以用于评估宫颈病变及其与周围组织器官的关系，以及淋巴结转移情况，肝、肺等处的转移等。

（4）PET-CT　高度怀疑有全身转移者，推荐使用 PET-CT。

2. 标志物检查

肿瘤标志物的检查在疾病诊断、治疗效果观察、治疗后病情监测和随访等方面具有重要意义。

鳞癌抗原（SCC）是宫颈鳞状细胞癌的重要标志物，是宫颈癌的常规检查项目。治疗后如果 SCC 检测值高于正常提示可能有复发转移，应该引起重视。宫颈腺癌可有 CEA、CA125 或 CA19-9 的升高。

（三）有创检查

1. 组织学检查

宫颈癌及癌前病变的确切诊断均需行组织学检查。宫颈活检是指钳取部分癌性组织送行组织学检查的方法。一般在肿瘤突起处活检，在病变不明显时应注意在靠近宫颈鳞柱交界的区域和（或）未成熟化生的鳞状上皮区取活检，也可通过碘实验、醋白实验进行分辨后取材。对于病变不明显的可行多点活检，一般在可疑病变处或在 3、6、9、12 点处活检。对于高度怀疑颈管型者可以同时行宫颈管搔刮术。当宫颈表面活检阴性、阴道细胞学涂片检查阳性或临床不能排除宫颈癌时，或发现癌但不能确定有无浸润和浸润深度而临床上需要确诊者，可行宫颈锥形切除送病理检查。

如病变部位肉眼观察不明显，可用碘试验，涂抹 3% 或 5% 醋酸溶液后肉眼观察或利用阴道镜检查活检部位。

2. 阴道镜检查

适用于宫颈外观基本正常而宫颈细胞学异常者。对肉眼病灶不明显的病例，宫颈细胞学高度病变或宫颈细胞学病变伴 HPV16、18 型感染者，可通过涂碘和冰醋酸试验在阴道镜的协助下发现宫颈上皮的异型变化，对异常部位进行活检，并行组织学检查，以提高宫颈活检的准确率。

3. 宫颈 / 阴道细胞学涂片检查及 HPV 检测

宫颈 / 阴道细胞学涂片检查及 HPV 检测是筛查早期宫颈癌及癌前病变（CIN）的有力手段，目前已经被许多体检机构列入常规检查。主要采用宫颈液基细胞学检查方法

（TCT），以专用毛刷在宫颈外口的移行带处取材。

HPV 检测可以作为 TCT 的有效补充，二者联合有利于提高筛查效率。对于高危型 HPV 感染者，如 HPV16 或 18 型阳性的患者建议直接转诊阴道镜，进行组织学活检。

4. 宫颈癌的分期诊断标准

宫颈癌的分期诊断依据病史、临床表现及必要的辅助检查。宫颈癌的分期采用 2018 年国际妇产科联盟的分期标准，该分期标准的最大特点是加入了影像学检查和病理学检查（表 5-4）。

表 5-4　FIGO 2018 宫颈癌分期

分期			描述
Ⅰ期			癌灶局限在宫颈（是否扩散至宫体不予考虑）
	ⅠA		仅在显微镜下可见，所测量的最大浸润深度 < 5.0mm
		ⅠA1	最大浸润深度 < 3.0mm
		ⅠA2	最大浸润深度 ≥ 3.0mm
	ⅠB		浸润癌浸润深度 ≥ 5mm（超过ⅠA期），癌灶仍局限在子宫颈
		ⅠB1	间质浸润深度 ≥ 5mm，病灶最大径线 < 2cm
		ⅠB2	癌灶最大径线 ≥ 2cm，< 4cm
		ⅠB3	癌灶最大径线 ≥ 4cm
Ⅱ期			癌灶超越子宫，但未达阴道下 1/3 或未达骨盆壁
	ⅡA		侵犯上 2/3 阴道，无宫旁浸润
		ⅡA1	癌灶最大径线 < 4cm
		ⅡA2	癌灶最大径线 ≥ 4cm
	ⅡB		有宫旁浸润，未达盆壁
Ⅲ期			癌灶累及阴道下 1/3 和（或）扩展到骨盆壁和（或）引起肾盂积水或肾无功能和（或）累及盆腔和（或）主动脉旁淋巴结
	ⅢA		癌灶累及阴道下 1/3，没有扩展到骨盆壁
	ⅢB		癌灶扩展到骨盆壁和（或）引起肾盂积水或肾无功能
	ⅢC		不论肿瘤大小和扩散程度，累及盆腔和（或）主动脉旁淋巴结［注明（r 影像学）或 p（病理）证据］
		ⅢC1	仅累及盆腔淋巴结
		ⅢC2	主动脉旁淋巴结转移
Ⅳ期			肿瘤侵犯膀胱黏膜或直肠黏膜（活检证实）和（或）超出真骨盆（泡状水肿不分为Ⅳ期）
	ⅣA		转移至邻近器官
	ⅣB		转移到远处器官

注：如分期存在争议，应归于更早的期别；可利用影像学和病理学结果对临床检查的肿瘤大小和扩展程度进行补充用于分期；淋巴脉管间隙（LVSI）浸润不改变分期，不再考虑病灶浸润宽度；需注明ⅢC期的影像和病理发现，例如：影像学发现盆腔淋巴结转移，则分期为ⅢC1r，假如是病理学发现的，则分期为ⅢC1p，需记录影像和病理技术的类型

三、治疗

（一）西医治疗

1.手术

（1）镜下早期浸润癌（微小浸润癌） 即ⅠA期癌，因宫颈癌仅仅向下稍有浸润，大体观不能发现异常，需依靠显微镜下检查和测量浸润深度，故在怀疑为早期浸润癌时，需行宫颈锥切活检，以确定浸润的深度。ⅠA1期无生育要求者可行筋膜外全子宫切除术。如患者有生育要求，可行宫颈锥切术（推荐冷刀锥切，也可采用环形电切LEEP术），切缘阴性可保留子宫，行定期随访。如淋巴脉管间隙受侵按ⅠA2期处理，行改良根治性子宫切除术（次广泛子宫切除术）并实施盆腔淋巴结切除术（或前哨淋巴结显影）。ⅠA2期宫颈癌可行次广泛子宫切除术加盆腔淋巴结切除术。要求保留生育功能者，可选择根治性宫颈切除术及盆腔淋巴结切除术。

（2）宫颈浸润癌 ①ⅠB1、ⅡA1期：采用手术或放疗，手术方式为根治性子宫切除术和盆腔淋巴结切除术 ± 腹主动脉淋巴结取样术（推荐经腹手术）。术后有复发高危因素者（宫旁受侵、切缘阳性或淋巴结转移）需辅助同步放化疗（顺铂或顺铂+5FU），具有中危因素行术后放疗 ± 同步化疗，以减少盆腔复发、改善生存率。要求保留生育功能者，如ⅠA2期或ⅠB1、病灶直径不超过2cm，可选择经阴道广泛性宫颈切除术加腹腔镜下淋巴结切除（或前哨淋巴结显影）；经腹广泛性宫颈切除术适用于病灶直径2～4cm的ⅠB期患者。②ⅠB2、ⅡA2（病灶＞4cm）期：可选择的治疗方法有同步放化疗、根治性子宫切除及盆腔淋巴清扫、腹主动脉淋巴结取样、术后个体化辅助治疗，或同步放化疗后辅助子宫切除术，其中以同步放化疗为标准治疗方法。③ⅡB～ⅣA期：同步放化疗。④ⅣB期：以综合治疗为主，辅以支持治疗。

2.放疗

放射治疗适用于各期宫颈癌，包括体外放疗和经阴的近距离放疗。放疗同时加用化疗的同步放化疗较单纯放疗可以提高疗效，降低复发风险。对于有手术切缘阳性、宫旁受侵、淋巴结转移等高危因素的早期宫颈癌患者，术后需辅助放、化疗。

对宫颈癌的放疗应行根治性放疗，根治性放疗时照射范围较大，照射剂量较高，对肿瘤及其转移淋巴结等处可以起到根治性治疗作用。为了更好地提高肿瘤照射剂量到正常照射剂量的上限，并尽可能减少对周围正常组织器官的照射，目前多采用调强放疗及后装的三维近距离放疗。

（三）中医治疗

宫颈癌归属于中医学"五色带""癥瘕""石瘕""阴疮""虚损"范畴。《黄帝内经》中早有记载"任脉为病……女子带下瘕聚"。本病的发生多与七情内伤、饮食失调、房劳多产、房事不洁等有关，基本病机为湿热、痰湿、瘀毒侵袭胞宫子门，相互搏结，日久不愈，血败肉腐，渐成癥疾。病理属性为正虚邪实。本病的治疗多以扶正祛邪为大法。宫颈癌临床常见肝郁化火、肝肾阴虚、湿热瘀毒、脾肾阳虚、中气下陷和痰湿结聚六种证型，中医治疗应辨证论治。

1. 肝郁化火

临床表现为白带增多，偶夹血丝，性情抑郁或心烦易怒，胸胁胀闷，喜叹息，少腹隐痛，口干欲饮，苔薄，脉细弦。当疏肝解郁，利湿解毒。方选丹栀逍遥散加减，药用丹皮、栀子、柴胡、当归、白芍、白花蛇舌草、半枝莲、板蓝根、椿根白皮、白芷、郁金、甘草等。

2. 肝肾阴虚

临床表现为白带增多，或阴道不规则流血，或白带杂血，头晕目眩，腰骶疼痛，手足心热，便秘，舌红嫩，苔薄少或光剥，脉细数。治当滋肾养肝，清热解毒。方选六味地黄丸加减，药用熟地黄、山药、山茱萸、茯苓、泽泻、丹皮、黄柏、紫河车、夏枯草、白花蛇舌草、仙鹤草、川续断、甘草等。

3. 湿热瘀毒

临床表现为白带增多，或黄白相间，或如米泔水，或如黄水，或如脓性，或黄色带下，秽臭难闻，宫颈局部见癌灶感染坏死，口干咽燥，下腹疼痛，舌红或有瘀点，苔黄腻或薄腻，脉弦数。治当清热解毒，活血化瘀。方选黄连解毒汤加减。药用黄连、黄芩、黄柏、栀子、土茯苓、丹皮、赤芍、半枝莲、白花蛇舌草等。

4. 脾肾阳虚

临床表现为带下量多，质稀薄，秽臭不重，崩中漏下，腰脊酸楚，头晕目眩，倦怠乏力，形寒畏冷，纳减便溏，或先干后溏，舌胖，边有齿印，苔薄，脉沉细无力。治当温肾健脾，益气固涩，佐以清热解毒。方选附子理中汤合四神丸加减。药用附子、人参、白术、干姜、薏苡仁、椿根皮、紫河车等。

5. 中气下陷

临床表现为带下量多，色白质稀，秽臭不重，少腹坠胀，头晕目眩，纳少神倦，劳累加剧，舌胖大，边有齿印，苔薄脉细。治当益气升提，利湿解毒。方选补中益气汤加减。药用人参、黄芪、甘草、当归、陈皮、升麻、柴胡、白术、薏苡仁、椿根皮、白花蛇舌草、半枝莲、龙骨、牡蛎等。

6. 痰湿结聚

临床表现为带下甚多，或黄白相间，形体肥胖，嗜睡无力，纳减便溏，喉间有痰，吐之不尽，舌略胖，苔薄白，脉濡滑。治当化湿清痰，软坚散结。方选开郁二陈汤加减。药用制半夏、陈皮、茯苓、青皮、香附、川芎、莪术、木香、槟榔、甘草、茯苓、干姜、夏枯草等。

四、康复

(一) 西医康复

1. 保持良好的生活环境

宫颈癌患者在通过手术及放疗后，身体素质一般都比较差，需要静养，保持室内环境整洁、舒适，充足采光，空气流通，睡眠良好才能使身体更快地恢复。

2. 饮食调养

注意饮食营养，摄入高蛋白、高维生素、高热量、易消化食物。可选择一些含铁量高的食物，如动物肝脏、黑木耳、山楂等，平时摄入鱼虾、瘦肉、鸡蛋、水果、蔬菜，忌用辛辣刺激、生冷的食物，禁止吸烟、喝酒，保持大小便通畅。

3. 心理康复

帮助患者克服紧张、恐惧心理。在治疗期间患者会常常想自己到底会不会好，甚至想着自己还剩多长时间，这些不良的情绪会影响术后的恢复。可以根据患者的兴趣爱好和身体条件帮助患者培养良好的情趣，如种花养鸟、写诗作画等使自己的生活丰富起来，保持心情愉快。亲友要给予患者关爱、理解等积极心理支持。

4. 运动康复

适量运动会使身体更健康，宫颈癌康复期的患者，要适时地根据自身的情况进行一些体育锻炼，打太极、广场舞以及气功等都可以提高自身免疫力，对于促进身体康复具有明显的作用。还要根据自己的身体情况进行适当的活动，劳逸结合，可以散步、下棋、看书或者做一些简单的家务劳动等，以促进病情的康复。

5. 定期检查

宫颈癌术后要定期去医院进行检查。通常都是在出院后的一年之内，第一次检查在出院后的 1 个月，此后每隔 2～3 个月复查一次，出院后的第二年每 3～6 个月复查一次，经过 3～5 年以后，每半年复查一次，从第 6 年开始每年复查一次即可。除了临床检查以外，还需要进行血液学及有影像学检查。

(二) 中医康复

1. 中药外治

中药外敷病灶局部，可使药物直接作用于患处，或经透皮吸收后到达深部病变器官，安全效专，治疗作用显著。选用《外科正宗》三品一条枪（明矾二两，白砒一两五钱，雄黄二钱四分，乳香一钱二分），共研为细末，厚糊搓成药条，阴干备用。将药条插入宫颈部，上药时用凡士林纱布保护阴道穹窿。每 5～7 天用药一次，连续 3～4 周。适用于早期宫颈癌患者。

2. 饮食疗法

饮食宜清淡，但营养要足够，平时可多吃香菇、银耳、芦笋等食物，少食辛辣刺激性食物。可酌情输入能量合剂以补充营养，增加免疫机能，提高身体素质。

第十四节　淋巴瘤

一、概况

恶性淋巴瘤（malignant lymphoma，ML）是原发于淋巴结和其他器官淋巴组织的一大类淋巴造血系统恶性肿瘤的总称，分霍奇金淋巴瘤（Hodgkin lymphoma，HL）和非霍奇金淋巴瘤（non-Hodgkin lymphoma，NHL）两大类。HL 的发病率在我国约占 ML 的 10%，而欧美国家占 15%～30%，预后较好。HL 年龄–发病率曲线在西方国家呈现两个高峰，第一个高峰在 15～30 岁的年龄段，第二个高峰则出现在 55 岁以后，发病率欧美较高、东亚最低；而我国的年龄–发病率曲线呈单峰，发病高峰在 40 岁左右。NHL 的各个亚型在临床表现、自然病程、治疗效果和预后等方面有很大的差别，其发病率有不断增长的趋势，可能与感染、基因缺陷、免疫功能失调、环境污染等因素相关。在我国 NHL 中滤泡淋巴瘤的比例低于欧美国家，而 T 细胞淋巴瘤则明显高于欧美国家。ML 是一组异质性很强的疾病，病理分型复杂、生物学行为和临床转归差异较大。随着对淋巴瘤研究的不断深入，目前淋巴瘤的病理诊断与分型、分期、预后因素、治疗方法和疗效评价等多方面均有了较大的进展，尤其是靶向及免疫治疗的进展，大大改善了淋巴瘤患者的预后，提高了生存率。

二、诊断

应当结合患者的临床表现、体格检查、实验室检查、影像学检查和病理学检查结果等进行诊断。

（一）临床表现

ML 的临床表现多样，任何部位的淋巴组织或结外脏器都可作为原发部位或在病程中受到侵犯，不同部位的病变可表现为不同的症状。

1. 淋巴结及淋巴组织（器官）病变

淋巴结肿大以浅表淋巴结肿大为首发症状者占 60% 以上，浅表淋巴结主要包括：颈部及锁骨上淋巴结（占 60%～70%）、腋下淋巴结（占 6%～20%）、腹股沟淋巴结（占 6%～12%），累及颌下、耳前后等处淋巴结者较少。深部淋巴结常见于纵隔、腹膜后、肠系膜部位。ML 的肿大淋巴结常质韧而有弹性，无痛渐进性，早期无融合，深部淋巴结肿大可引起局部浸润及压迫，可出现不同的症状。因此对不明原因的进行性无痛性肿大淋巴结应尽早穿刺或切取行病理检查。

韦氏环（Waldeyer's 环）是指包括鼻咽、软腭、扁桃体、口咽及舌根在内的环状淋巴组织。患者多感局部肿胀、咽喉部异物感、溃疡及疼痛，肿块大者可有呼吸困难和吞咽困难。鼻咽部淋巴瘤浸润，临床上主要见咽痛、鼻塞、听力下降等症状，鼻出血、嗅觉减退也可发生，如出现特殊的口鼻异味要高度怀疑结外鼻型 NK/T 细胞淋巴瘤。

脾病变多见于晚期霍奇金淋巴瘤、脾边缘区淋巴瘤，慢性淋巴细胞白血病也常常有脾大、脾功能亢进。

2. 淋巴结外病变

（1）神经系统病变　淋巴瘤可以侵犯中枢，也可以为原发性中枢神经系统性淋巴瘤（primary central nervous system lymphoma，PCNSL）。可有颅神经损伤、头痛、癫痫发作、颅内压增高、脊髓压迫及截瘫等症状，还可以发生多灶性脑白质病及亚急性小脑变性等。

（2）胃肠道病变　胃淋巴瘤临床通常表现为上腹部疼痛、恶心、呕吐、饱胀、消化不良等，但无特异性。内镜检查多表现为胃部肿块或溃疡性病变。肠道淋巴瘤浸润的临床表现因其受累的部位不同而表现多样，常见发热、腹痛、腹泻、恶心呕吐、出血、体重降低、厌食等，肠梗阻和肠穿孔症状亦可发生，常累及肠道的顺序为回肠、盲肠、直肠、空肠、十二指肠及结肠等。

（3）骨骼软组织病变　全身骨骼均可受累，以四肢长骨骨干最为多见，其次为中轴骨，如骨盆、颅骨、脊柱、颌骨等。继发性骨淋巴瘤（继发于结内淋巴瘤）多发生于中轴骨。多数患者仅有局部骨钝痛或酸痛，可持续数月，休息后骨痛不能缓解；约 50% 的患者因局部骨病灶侵犯周围软组织而出现可触及的肿块；少数患者还可能会出现局部肿胀、病理性骨折，约占 25%；极少数患者伴随有神经系统症状，如脊髓压迫导致的截瘫。

（4）皮肤软组织病变　淋巴瘤浸润在全身各个部位从皮肤、皮下组织到深部肌肉间隔内均可发病。常见于四肢，下肢多于上肢，如发生在大腿、脚踝、腓肠肌、臀部、髂腰肌、上臂等；还可见于胸壁的骨骼肌及皮下组织。表现为瘙痒、湿疹、带状疱疹及获得性鱼鳞病等非特异性病变或肿块、结节、浸润性斑块、溃疡、丘疹、斑疹等特异性的淋巴瘤皮肤浸润。

（5）肝脏、骨髓病变　肝脾 T 细胞淋巴瘤常常表现为急性起病的肝脾肿大；NHL疾病晚期累及肝脏，会出现肝大及肝功能异常，部分患者可因肝门淋巴结肿大或肝内胆汁淤积引发阻塞性黄疸。

（6）全身症状　主要包括发热、盗汗和体重减轻，有三种之一者被认为有"B"症状。发热即连续 3 天不明原因体温超过 38℃，发热可能与肿瘤细胞本身产生致热源或释放细胞因子有关。体重减轻是指半年内无特殊原因体重减轻 10% 以上。

（二）体格检查

体格检查应特别注意不同区域的淋巴结是否增大、肝脾的大小、伴随体征和一般状况评分（表 5-5）等。

表 5-5 ECOG 评分标准（Eastern Cooperative Oncology Group）

分级	体力状态
0	活动能力完全正常，与起病前活动能力无任何差异
1	能自由走动及从事轻体力活动，包括一般家务或办公室工作，但不能从事较重的体力活动
2	能自由走动及生活自理，但已丧失工作能力，日间不少于一半时间可以起床活动
3	生活仅能部分自理，日间一半以上时间卧床或坐轮椅
4	卧床不起，生活不能自理，病重病危
5	死亡

（三）检查方法

1. 无创检查方法

（1）实验室检查 包括血常规、肝肾功能、电解质、乳酸脱氢酶、β_2-微球蛋白、血沉、免疫球蛋白、免疫功能、EB 病毒 DNA 滴度、乙肝和丙肝病毒检测等。

（2）影像学检查 常用的方法包括 CT、MRI、正电子发射计算机断层显像（PET-CT）、X 线、超声和内窥镜等。CT 目前仍作为淋巴瘤分期、再分期、疗效评价和随诊的最常用影像学检查方法，对于无碘对比剂禁忌的患者，应尽可能采用增强 CT。对于中枢神经系统、骨髓和肌肉部位的病变应首选 MRI 检查；对于肝、脾、肾、子宫等实质器官病变可以选择或者首选 MRI 检查，尤其对于不宜行 CT 增强者，或者作为 CT 发现可疑病变后的进一步检查。PET-CT 可用于治疗前分期、治疗后疗效评价、病变恶性程度的评估、治疗后的预后预测，并可能成为治疗中是否改变治疗策略的重要因素之一，对淋巴瘤治疗前分期和治疗后发现残余病灶方面明显优于常规的 CT 扫描。超声一般不用于淋巴瘤的分期，对于浅表淋巴结和浅表器官（如睾丸、乳腺）病变的诊断和治疗后随诊具有优势，可以常规使用；对于腹部、盆腔淋巴结可以选择性使用；对于肝、脾、肾、子宫等腹盆腔实质性器官的评估，可以作为 CT 和 MRI 的补充，可用于引导穿刺活检、胸腹水抽液和引流等。

2. 有创检查方法

（1）受累淋巴结及组织活检 病理诊断是淋巴瘤诊断的主要手段。病理诊断的组织样本应首选切除病变或切取部分病变组织。如病变位于浅表淋巴结，应尽量选择颈部、锁骨上和腋窝淋巴结。粗针穿刺仅用于无法有效、安全地获得切除或切取病变组织的患者。初次诊断时，最好是切除或切取病变组织，仅基于细针穿刺活检的诊断评估是不够的，除非在与免疫组织化学相结合的情况下，有血液病理学家或细胞病理学家进行诊断性检查。淋巴瘤的病理诊断需综合应用形态学、免疫组化、遗传学及分子生物学等技术，尚无一种技术可以单独定义为金标准。①形态学：非常重要，不同类型的淋巴瘤具有特征性、诊断性的形态学特点。②免疫组化：可用于鉴别淋巴瘤细胞的免疫表型，如 B 或 T/NK 细胞、肿瘤细胞的分化及成熟程度等。通过组合相关的免疫组化标记物，进行不同病理亚型的鉴别诊断。③荧光原位杂交（FISH）：可以发现特异的染色体断裂、易位、扩增等异常，辅助诊断与特异性染色体异常相关的淋巴瘤，如伯基特淋巴瘤相关的 t（8：14）易位、滤泡性淋巴瘤相关的 t（14：18）易位以及套细胞淋巴瘤相关的 t（11：14）易位等。④淋巴细胞抗原受体基因重排检测技术：淋巴细胞受体基因单克隆性重排是淋巴瘤细胞的主要特征，可用于协助鉴别淋巴细胞增殖的单克隆性与多克隆性，以及无法通过免疫组化方法来鉴别的淋巴瘤，是对形态学检查和免疫组化方法的重要补充。⑤原位杂交：如 EB 病毒编码的小 RNA（EBER）检测等。

（2）内镜诊断　有胃肠道症状者除予胃肠钡餐或钡灌肠检查外，可进一步行胃、肠镜检查。

（3）腰椎穿刺术　对于存在中枢神经系统受侵风险的患者应进行腰穿，予以脑脊液生化、常规和细胞学等检查。

（四）分期

ML 的临床分期目前采用 Ann Arbor 分期系统（表 5-6）。Ann Arbor（Cotswolds 会议修订）是目前通用的描述 HL 和 NHL 的分期系统，更适用于 HL 和原发淋巴结的 NHL，而对于某些原发淋巴结外的 NHL，如慢性淋巴细胞白血病、皮肤 T 细胞淋巴瘤和原发胃、中枢神经系统淋巴瘤等则难以适用。这些特殊结外器官和部位原发的 NHL，通常有其专属的分期系统。

表 5-6　Ann Arbor 分期

分期	累及范围
I	病变仅限于 1 个淋巴结区（I）或淋巴结外的一个器官局部收到病变累及（I E）
II	病变累及横膈同侧（上侧或者下侧）2 个或更多的淋巴结区（II），或病变局限性地侵犯淋巴结以外的器官及横膈同侧 1 个以上的淋巴结区（II E）
III	横膈上下均出现淋巴结病变（III）。可伴随脾脏累及（III S）、淋巴结以外的器官局限受到病变累及（III E），或脾脏与局限性的淋巴结以外器官受到病变累及（III SE）
IV	1 个或多个淋巴结以外的器官受到广泛性或播散性的侵犯，伴随有或不伴随有淋巴结的肿大。肝或骨髓只要受到病变累及均属IV期
A/B	A：无全身症状 B：6 个月内无明显原因的体重减低＞10%、发热、盗汗

三、治疗

（一）西医治疗

1. 霍奇金淋巴瘤（HL）

化学治疗和放射治疗均为治疗 HL 非常有效的手段。国内外多倾向于以联合化疗为主结合放疗的综合治疗方法，目前 HL 综合治愈率至少在 80% 以上。首程治疗要有足够剂量，尽可能达到 CR。在争取高治愈率的同时，减少放射剂量、缩小照射范围，减少放疗导致的继发第 2 种肿瘤和远期毒副反应的发生。

（1）结节性淋巴细胞为主型霍奇金淋巴瘤（NLPHL）　ⅠA 期：受累野放疗或受累区域淋巴结放疗，照射剂量为 20 ～ 36Gy 或观察。ⅠB 和Ⅱ期：化疗 ± 利妥昔单抗（Rituximab，R）+ 受累淋巴结区域放疗。Ⅲ和Ⅳ期：化疗 +R± 受累淋巴结区域放疗。对于存在弥漫大 B 细胞淋巴瘤转化的患者可选择 R-CHOP 方案化疗。

（2）经典型霍奇金淋巴瘤（CHL）　Ⅰ和Ⅱ期（不伴巨块）：ABVD 方案化疗 2 ～ 4 个周期 + 受累野放疗。其中预后良好的早期 HL，首选综合治疗；或 ABVD 方案化疗 4 ～ 6 个周期达 CR 后可再予 2 周期化疗；Ⅰ和Ⅱ期（伴巨块）：ABVD 方案化疗 4 ～ 6 个周期 + 受累野放疗。Ⅲ和Ⅳ期：ABVD 方案化疗 6 ～ 8 个周期，对未达 CR 者残存肿瘤或大肿块可局部放疗。中期 PET-CT 如阳性可考虑换提高剂量的 BEACOPP 方案或完成 6 个疗程 ABVD 化疗后重新分期，结束治疗时 PET-CT 扫描阳性者推荐行活检，如阳性按难治性 HL 治疗。

（3）复发或难治的霍奇金淋巴瘤（R/RHL）　首次治疗后不能取得完全缓解（难治）或治疗缓解后复发的患者，通过挽救性治疗，部分仍可以获得治愈。可继续采用非交叉耐药方案和（或）残留病灶部位给予局部侵犯野放疗；或可考虑免疫治疗如 PD-1/PD-L1。可桥接自体造血干细胞移植（ASCT），可提高疗效，但二线化疗耐药者不应进行大剂量化疗联合自体干细胞解救（HDT/ASCR）。有条件可考虑使用 brentuximab vedotin+ 二线化疗 ± 放疗或免疫治疗。

2. 非霍奇金淋巴瘤（NHL）

NHL 重要的治疗手段是化学治疗，尤其是对中高度恶性者。放射治疗在 NHL 的治疗中也有一定的地位。手术常为明确病理的一种手段，但在部分结外病变的综合治疗中也是有益的选择。

（1）小淋巴细胞淋巴瘤（SLL）/ 慢性淋巴细胞白血病（CLL）　SLL Ⅰ期可局部区域放疗后观察，有指征可行化疗或化学免疫治疗；SLL Ⅱ - Ⅳ期、CLL（Rai 分期低中危）可等待观察，有治疗指征时行化疗或化学免疫治疗；CLL（Rai 分期高危）患者行化疗或化学免疫治疗；组织学转化为弥漫大 B 细胞 /HL 者的处理同侵袭性淋巴瘤，可考虑行异基因干细胞移植，治疗指征为符合临床试验标准；有明显的疾病相关症状（乏力、盗汗、体重下降和非感染性发热），有终末器官功能损害风险，巨块型病变（脾肋下 > 6cm，淋巴结 > 10cm），进行性贫血及血小板计数进行性下降，无 del（17p）的 CLL 患者诱导治疗达 CR 或 PR 后，予以观察，疾病进展后的治疗指征同一线治疗，二线治疗方案的选择可根据一线治疗后缓解期长短，缓解期 > 3 年者可重复一线治疗方案，< 2 年者参考复发难治性治疗方案，缓解后可考虑行异基因干细胞移植。伴 del（17p）细胞 > 20% 的 CLL 患者对各种治疗均不敏感，尚无标准治疗方案，推荐进行临床试验，若治疗有效者后期可考虑异基因干细胞移植。一线治疗方案为 R、皮质类固醇间断冲击治疗，以及苯达莫司汀、CVP±R、阿仑单抗、F±C±R 或靶向治疗等。对复发 / 难治性病例治疗方案，首先考虑临床试验，如长期缓解 > 3 年，可重复一线治疗方案直至获得短期缓解；短期缓解 < 2 年，可考虑减量 FCR、F±R、苯丁酸氮芥 ± 泼尼松、氟达拉滨 + 阿仑单抗、R-CHOP、HyperCVAD、EPOCH+R、OFAR 或靶向治疗等。

（2）弥漫性大 B 细胞淋巴瘤（DLBCL）　DLBCL 的治疗模式主要包括免疫化疗和放疗在内的综合治疗。免疫化疗包括化疗和生物靶向治疗，治疗策略应根据年龄、IPI 评分和分期等进行相应的调整。对高肿瘤负荷患者，可以在正规化疗开始前给予 1 个小剂量的前期化疗，药物包括泼尼松 ± 长春新碱，以避免肿瘤溶解综合征的发生。对乙型肝炎病毒（HBV）携带或感染患者，应密切监测外周血 HBV-DNA 滴度，并选择适当的抗病毒治疗。局限期（Ⅰ、Ⅱ期）有条件应用利妥昔单抗（R）的患者，首选 RCHOP21×（4～6）±RT（30～36Gy）；无条件应用 R 的患者，首选 CHOEP×（4～6）+RT（30～36Gy）。巨块型病变（≥5.0cm 或 7.5cm）的Ⅰ-Ⅱ期患者，推荐 6 周期 R-CHOP+ 局部区域放疗。有大量的临床证据明确指出化疗联合 R 可使患者生存期延长，目前尚未发现有禁忌联合的方案出现，故有条件者应考虑 R 联合化疗。虽然 NCCN 指南中有推荐 3 疗程化疗后行放射治疗的方式，但临床经验发现过早施行放疗存在弊端，容易导致前期全身治疗的不足、放射损害恢复的时间较长、有效造血组织面积减少等，以至于预期进行的后期全身治疗的时间无法确定，或延迟，或可能完全无法进行。故考虑到 DLBCL 系全身性淋巴系统恶性疾病，局限期仅仅是全身疾病的早期局部表现，治疗的侧重点仍然应以全身为主，局部为辅，放疗应于全身化疗结束后进行，放疗前 PET-CT 阳性者强烈建议重复活检。广泛期与局限期治疗方案无明显差异，但疗程数、放疗时机、后续治疗以及耐受性方面有所差别。初始巨块或结外组织侵犯的部位应考虑放疗或手术等局部治疗。局部治疗应在全身疾病控制良好的状况下进行，切忌过早施行。特殊情况除外，如穿孔、出血、梗阻等急症出现。经济允许的情况下应尽可能行 PET-CT 检查，其在代谢水平上的判断更能反映疾病控制的状况。广泛期患者的局部放射治疗应严格掌握适应证，过早的放疗可能会造成全身治疗的剂量强度不足，且目前认为放射治疗对于即使是早期 DLBCL 也非根治性治疗手段。对于一线治疗达到 CR 或 Cru 或大 PR 患者应按计划完成预期疗程的全身治疗；如未达到，应考虑二线解救方案的治疗；再次活检有助于排除假阳性患者、了解细胞类型的转化或变异情况。二线治疗敏感的患者应通过 HDC-ASCT、RT 或手术等手段力争达到 CR；对二线治疗不敏感的患者应积极参加临床试验、姑息放疗、其他解救方案或 BSC，以期最大程度缓解病情、改善生存或延长生命；Allo-PBSCT 或 Allo-BMT 技术虽在一定程度上可降低复发率，但因治疗相关死亡率高，对于 DLBCL 的治疗价值目前均尚未定论，有待进一步观察或仅限于临床试验。

（3）滤泡性淋巴瘤　指 FL1～2 级，FL3B 则按 DLBCL 的推荐方案进行治疗，FL3A 按照滤泡性淋巴瘤或 DLBCL 进行治疗，还存在争议。Ⅰ～Ⅱ期，局部淋巴结区域放疗、免疫治疗 ± 化疗或观察；Ⅱ期大包块者或Ⅲ～Ⅳ期，等待观察或免疫化疗或放疗。治疗指征：疾病所致的局部症状如肿块压迫或全身 B 症状；终末器官功能受到损害；大肿块（1 个肿块＞7cm，或有 3 个或更多肿块＞3cm）；疾病持续进展超过 6 个月；骨髓浸润、自身免疫性溶血性贫血和脾功能亢进所导致的造血功能低下；患者的选择；符合临床试验标准。早期年轻患者应选择放疗 ± 化疗，不适合观察。复发后患者，可再次活检以除外转化，特别是出现以下情况者：LDH 水平进行性升高、单一病灶不成比例增大、结外病变进展、新出现的 B 症状或者 PET 扫描发现明显的异质性或高 FDG 摄取部位，根据有无转化及既往治疗情况选择合适的治疗方案。转化为弥漫大 B 细胞者预后较差，若一线未用化疗或仅使用少量药物治疗者，可考虑蒽环类药物为基础的化疗 ± 美罗华 ± 放疗；已接受多次治疗者，可选用放射免疫药物或累及野放疗，疗效佳者可考虑干细胞移植。如无病理转化，有治疗指征者可选用的治疗方案同一线治疗，或 DLBCL 的二线方案，再次缓解后可考虑 R 维持治疗。年轻、缓解时间短，有较多不良预后因素者，推荐大剂量化疗后干细胞移植，对于这些准备行干细胞移植的患者应避免使用有骨髓干细胞毒性的药物和方案，如氟达拉滨、放射免疫药物等。一线治疗方案：BR/ 奥滨妥珠单抗（G）、CHOP+R/G、R2、VCP+R/G、放射免疫治疗、R、FR/G、Copanlisib 等。对于一线治疗达到 CR 或 CRu，以及部分大 PR 患者应按计划完成预期疗程的全身治疗，后续推荐使用 R（每 8 周 1 次）维持治疗 2 年；针对一线治疗中或后 SD 或 PD，应考虑二线解救方案的治疗；再次活检有助于排除假阳性患者、了解细胞类型的转化或变异情况。放疗原则：Ⅰ / Ⅱ期予累及野放疗 30 ～ 36Gy 加或不加用化疗或单纯化疗或免疫治疗；Ⅲ / Ⅳ期可等待观察。有指征者行化疗，加用放疗的指征如下：化疗后孤立残留病灶或化疗前的大病灶，化疗后残留病灶影响生活质量，对化疗不敏感的病灶可试行放疗，累及野 30 ～ 36Gy，分次剂量均为 1.8 ～ 2.0Gy/ 次（IFRT）。

（4）边缘区细胞淋巴瘤（MZL） MZL 是起源于边缘带区的 B 细胞淋巴瘤，属于惰性淋巴瘤。按起源部位不同分三种，包括结外边缘区黏膜相关淋巴样组织淋巴瘤（胃 MALT 淋巴瘤和非胃 MALT 淋巴瘤）、淋巴结边缘区淋巴瘤和脾边缘区淋巴瘤等。MZL 的病因与慢性感染或炎症所致的持续免疫刺激有关。如胃 MALT 淋巴瘤与幽门螺杆菌（Hp）的慢性感染有关，小肠 MALT 淋巴瘤与空肠弯曲菌感染有关，甲状腺 MALT 淋巴瘤与桥本氏甲状腺炎有关，腮腺 MALT 淋巴瘤与干燥综合征（SS）有关，丙型肝炎病毒感染与淋巴结和脾 MZL 有关。MALT 淋巴瘤是最常见的 MZL，也是我国最常见的惰性淋巴瘤。MALT 淋巴瘤的预后优于淋巴结 MZL 和脾 MZL。胃 MAL 淋巴瘤Ⅰ / Ⅱ期 [幽门螺杆菌阳性且无 t（11：18）易位] 予以常规抗 Hp 治疗，抗感染治疗 3 个月后分再期和内镜随访，如 Hp 阴性，淋巴瘤阴性，继续观察；如 Hp 阴性，淋巴瘤阳性，无症状再观察或局部区域放疗，有症状则放疗；如 Hp 阳性，淋巴瘤阴性，换用二线抗生素治疗；如 Hp 阳性，淋巴瘤阳性，疾病稳定，予二线抗生素治疗，若疾病进展或有症状，放疗及二线抗生素治疗。放疗后 3 个月再分期和内镜随访，Hp 阴性，淋巴瘤阴性，继续观察；Hp 阴性，淋巴瘤阳性，先前未治疗则局部区域放疗，先前已行放疗，治疗同 FL1 ～ 2 级；Hp 阳性，淋巴瘤阴性，抗生素治疗；Hp 阳性，淋巴瘤阳性，先前未治疗则局部区域放疗，先前已行放疗，治疗同 FL1 ～ 2 级。以上治疗 3 个月后重复内镜检查。Ⅰ / Ⅱ期（幽门螺杆菌阴性）首选放疗（30 ～ 33Gy），如有禁忌证予 R 靶向治疗。Ⅲ / Ⅳ期（不常见）无治疗指征可等待观察；有指征，行免疫化学诱导治疗或特定情况下行局部区域放疗，如内镜证实复发，治疗同 FL1 ～ 2 级Ⅲ / Ⅳ期。非胃 MALT 淋巴瘤，Ⅰ ～ Ⅱ期或多个部位结外病变，行局部区域放疗（20 ～ 30Gy，眼部受累宜减量）；某些部位可考虑手术治疗，如肺、乳腺局部病灶、甲状腺、结肠 / 小肠，切缘阳性者可考虑局部区域放疗；对于进行切除活检的患者，以及受累野放疗或全身化疗可能产生明显合并症的患者考虑仅给予观察。Ⅲ / Ⅳ期（结外病变和多个淋巴结病变），按照晚期 FL1 ～ 2 级处理，并发大细胞淋巴瘤者，按照 DLBCL 处理，复发者按照晚期 FL1 ～ 2 级处理，局部复发者可考虑放疗。脾边缘区淋巴瘤，无症状、无进行性血细胞减少症、无脾大者，观察；有脾肿大者，丙肝阳性，有治疗指征者，给予相应治疗；丙肝阴性伴有血细胞减少及临床症状者，首选脾切除，也可予 R。随访期内疾病进展者，按照晚期 FL1 ～ 2 级处理。结内 MZL 较为少见，治疗原则按照 FL 的推荐进行治疗。一线治疗方案：苯达莫司汀、FCMR、放射免疫治疗；二线维持治疗：R。

（5）套细胞淋巴瘤（MCL）　MCL 是一种具有独特临床病理特征的 B 细胞非霍奇金淋巴瘤，占 NHL 的 5% ～ 10%。好发于中老年人，多见于老年男性，男女比例约为 2∶1。经典 MCL 占大部分，具有侵袭性生长特点，同时对治疗的反应类似惰性淋巴瘤，属不可治愈疾病。按 Ann Arbor 分期系统进行分期，临床上常为Ⅲ期或Ⅳ期，累及淋巴结、骨髓、肝、脾和外周血。患者平均存活时间 3 ～ 5 年，但一部分套细胞淋巴瘤呈惰性表现，即所谓惰性 MCL，这部分患者暂时无须治疗，观察等待即可。简易套细胞淋巴瘤国际预后评分系统（MIPI）是目前主要应用的 MCL 预后评分系统（表5-7）。目前 MCL 尚缺乏治疗标准，Ⅰ、Ⅱ期推荐化学免疫治疗 ± 放疗或局部放疗（30 ～ 36Gy）；Ⅱ期巨块型、Ⅲ、Ⅳ期，参加临床试验或联合化疗，对于严格选择的病例可观察（无淋巴结肿大的白血病期患者、淋巴结情况稳定的无症状患者或非巨块型病变的患者）。治疗后 PR、PD 或 CR 后复发者，参加临床试验或二线姑息治疗（联合化疗或放疗）。患者参加辅助治疗或复发治疗的临床试验，可选的治疗方案包括大剂量化疗联合自体或异基因干细胞解救，免疫治疗联合非清髓性干细胞解救，或者评估新药的治疗。一线治疗：HyperCVAD–MA+R、NORDIC、B±R、CHOP±R、克拉曲滨 ±R、EPOCH+R、R2 等。二线治疗方案参见 DLBCL 的二线治疗方案，新药伊布替尼显示出良好的效果，可作为治疗选择。

表 5–7　简易套细胞淋巴瘤国际预后评分系统（MIPI）

分数	年龄（岁）	ECOG 评分（分）	LDH 值 / 正常值	WBC（×10^9/L）
0	< 50	0 ～ 1	< 0.67	< 6.70
1	50 ～ 59		0.67 ～ 0.99	6.70 ～ 9.99
2	60 ～ 69	2 ～ 4	1.00 ～ 1.49	10.00 ～ 14.99
3	≥ 70		≥ 1.50	≥ 15.00

注：低危组：0 ～ 3 分；中危组：4 ～ 5 分；高危组：6 ～ 11 分

（6）伯基特淋巴瘤（Burkitt lymphoma，BL）　BL 是一种高度侵袭性的淋巴瘤，结外是最常受累的部位，可累及中枢神经系统，但如治疗合理，不少患者仍可以治愈。典型的细胞遗传学特征为：t（8∶14）（q24∶q32）或 t（8∶22）（q24∶q11）、t（8∶2）（q24∶p12），导致 MYC 基因与 IGH 或 IGL 基因重排。复发常发生在诊断后 1 年内，诱导治疗达 CR 者 2 年后复发罕见。初治低危患者参加临床试验或化疗，CR 者进入临床随访，未达 CR 者进入临床试验、个体化治疗或姑息性放疗；初治高危患者参加临床试验或化疗，CR 者进入临床随访或进入针对巩固治疗的临床试验，未达 CR 者参加临床试验、个体化治疗或姑息性放疗。复发患者可以参加临床试验、个体化治疗或予以最佳支持治疗；临床试验可以包括大剂量化疗联合异基因或者自体造血干细胞解救。常用化疗方案：CODOX–M±R、DA–EPOCH+R、HyperCVAD/MA、CODOX–M/IVAC±R 等。BL 所有治疗方案中包括 CNS 预防及治疗。

（7）外周 T 细胞（非皮肤性）淋巴瘤（PTCL）　PTCL 是一组异质性的源于胸腺的成熟 T 细胞引起的淋巴增殖性疾病。外周 T 细胞淋巴瘤亚洲国家的发病率较西方国家高。最常见的亚型是外周 T 细胞淋巴瘤非特异型（PTCL–NOS），其次是血管免疫母细胞 T 细胞淋巴瘤（AITL）、NK/T 细胞淋巴瘤、成人 T 细胞白血病 / 淋巴瘤（ATLL）、间变大细胞淋巴瘤（ALK+/–）及肠病型 T 细胞淋巴瘤（ETTL）。在北美及欧洲，PTCL–NOS 是最常见的类型，而在东亚地区，NK/T 细胞淋巴瘤和 ATLL 的发病率最高。Ⅰ、Ⅱ期（aaIPI 为低危 / 低中危）的治疗包括以下几个方面：①诱导治疗首选临床试验或联合化疗 4 ～ 6 周期 + 局部区域放疗（受累野 30 ～ 40Gy）；②中期再次分期（复查既往所有阳性结果，如果 PET–CT 阳性，在改变治疗方案前再次活检），CR 者完成既定疗程（放疗），PR 者放疗（30 ～ 40Gy）或大剂量化疗联合干细胞解救或临床试验（可以包括异基因干细胞移植），SD 或 PD 者放疗或参照复发患者进一步治疗；③治疗结束时（复查既往所有阳性结果，如果 PET–CT 阳性，在改变治疗方案前再次活检），CR 者每 3 ～ 6 个月临床随访 1 次或根据临床指征进行随访，PR、SD 或 PD 者参照复发患者进一步治疗。Ⅰ、Ⅱ期（aaIPI 为中高危 / 高危）及Ⅲ、Ⅳ期患者，诱导治疗首选临床试验或联合化疗 6 ～ 8 个周期 ± 放疗。治疗结束时（复查既往所有阳性结果，如果 PET–CT 阳性，在改变治疗方案前再次活检），CR 者进入临床试验或考虑大剂量化疗联合干细胞解救或观察（ALK 阳性 ALCL 者进入临床观察）；PR、SD 或 PD 者参照复发患者进一步治疗。NK/T 的治疗：Ⅰ期无危险因素（年龄 > 60 岁，ECOG 0–1 分，LDH 正常，无原发肿瘤局部广泛侵犯），单纯放疗即可取得较好的效果；Ⅰ期伴有危险因素接受单纯放疗仍存在较高复发风险。因此，需要考虑增加化疗降低复发概率。含门冬酰胺酶的化疗方案是 NKTCL 目前最常用也是最有效的全身化疗方案。Ⅲ、Ⅳ期予以化疗（酌情加用放疗）。R/R 者适宜大剂量化疗，首选临床试验或二线治疗，达到 CR 或 PR 者，后续进入临床试验或大剂量化疗联合异基因干细胞解救（清髓或非清髓性）或大剂量化疗联合自体干细胞解救；PD 者进入临床试验或最佳支持治疗或姑息性放疗。不适宜大剂量化疗者进入临床试验或二线治疗或姑息性放疗。某些原发结外淋巴瘤（如睾丸、鼻旁窦、眶周、椎旁）要考虑加用 MTX 鞘内预防性化疗，原发 CNS 淋巴瘤要首选大剂量 MTX 治疗。一线治疗方案：首选临床试验，其他如 P–GEMOX、AspaMetDex、DDGP、HyperCVAD/MA、CHOP、P–CHOP 等。二线治疗（适合大剂量化疗联合干细胞解救患者）：首选临床试验，其他如西达本胺、DHAP、ESHAP、GDP、GemOx、ICE、MINE 等。二线治疗（不适合大剂量化疗联合干细胞解救患者）：首选临床试验，其他如阿仑单抗、硼替佐米、环孢霉素、吉西他滨、来那度胺等。

（二）中医治疗

在西医根治及姑息治疗时，同时应用中药或后续应用中医治疗，能够恢复机体状态，延长生存期或改善症状，提高生存质量。

四、康复

随着科学技术的发展、人们生活水平的提高以及对生存质量的追求，肿瘤的康复越来越受到关注。广义的肿瘤康复涵盖了肿瘤患者在康复过程中各方面问题，涉及肿瘤患者的身体、功能、心理、社会等各方面可能存在的问题，贯穿肿瘤从诊断开始的全程。肿瘤康复服务的提供者为多学科协作团队，其目的是帮助肿瘤患者在与肿瘤抗争、共存、康复的过程中获得更好的生活质量与和谐的身心，并且提供必要的人文支持、社会福利保护以帮助肿瘤患者家庭共渡难关。部分淋巴瘤患者在采用手术、化疗、放疗、靶向治疗和生物治疗以后可痊愈或长期生存，因此除了在治疗过程中注重康复，其治疗缓解后的康复也显得尤为重要。

（一）西医康复

1. 淋巴瘤治疗中的康复

（1）肿瘤常见症状的处理及康复方法　腹泻者去除或减少可能的致病因素，恢复肠道正常功能，补液以维持电解质平衡，减少并发症及相关的临床症状。主要包括药物治疗及营养治疗，急性腹泻暂禁食，可行静脉输液以补充水和电解质，慢性腹泻应食易消化、质软少渣、无刺激性的食物。便秘者采取个体化的综合治疗，包括建立良好的排便习惯，采取合理的膳食结构，调整患者的精神心理状态，对有明确病因的患者进行病因治疗，外科手术应严格掌握适应证，并对手术疗效做出客观预测；需长期应用通便药维持治疗者，应避免滥用泻药，评估患者以往排便特点、排便时间、进食习惯、液体摄入量、活动量及近期使用的药物对排便有无影响等。可予以微生态制剂、全胃肠道动力药物、泻药及灌肠等，或行饮食疗法，补充充足的液体，顺肠蠕动方向按摩腹部，在患者病情允许的范围内适当增加活动量。疲劳是肿瘤患者的常见症状之一，对轻度疲劳的患者可采用非药物治疗，主要包括合理安排生活、心理社会干预、营养支持、体育锻炼等；中度以上疲劳的患者可采用药物治疗，纠正贫血及治疗恶病质等。疼痛（pain）是"一种令人不快的感觉和情绪上的感受，伴随有现存的或潜在的组织损伤"。癌痛的治疗是一个复杂的过程，包括病因治疗及药物治疗，药物治疗现多采用三阶梯止痛治疗原则，要对患者及家属进行健康教育，指导患者进行疼痛的自我管理，鼓励患者及家属主动参与疼痛控制措施。失眠者通过了解失眠是由于肿瘤本身或其治疗所产生的症状所引起还是由于环境因素、精神心理因素及生活习惯的改变因素所致，结合药物和非药物，并针对肿瘤患者的具体病因进行个体化治疗，包括病因治疗及药物治疗，如催眠药、抗焦虑剂、镇静抗抑郁药等；非药物治疗包括睡眠、卫生教育及心理治疗等。

（2）化疗常见并发症的处理及康复方法　①胃肠道毒性反应：恶心、呕吐是淋巴瘤患者化疗过程中常见的副作用，引起厌食、营养不良、电解质紊乱，严重者甚至可使患者延迟治疗或放弃治疗，其中以顺铂所致反应最强。康复措施包括心理指导、护理康复。指导患者进食温热适中、易消化食物，少食多餐，避免过分油腻，增进患者食欲，多饮水，多排尿，促进化疗药物排出，减轻化疗所致的恶心、呕吐。②骨髓抑制：是淋巴瘤化疗最常见而重要的副作用，能引起贫血、感染和出血等并发症，不仅延缓化疗的进行而且限制了化疗的剂量从而影响疗效。康复时，应严格掌握适应证，化疗前检查血象及骨髓情况；化疗期间注意观察患者血象变化；粒细胞减少 / 粒细胞缺乏者，尤其是对 III/IV 度粒缺伴发热的患者及时处理及预防；血小板计数降低者，观察有无出血；血红蛋白降低可予促红细胞生成素，必要时输注红细胞悬液。③过敏反应：多数抗癌药物都可引起过敏反应，但是过敏反应发生率达 5% 的药物仅占极少数，最常发生于第一次或第二次接触药物，通常在输注药物开始后几分钟内发生。轻微过敏患者的主要症状有皮肤红斑、心率加快及面部潮红等，严重者出现支气管痉挛、喘鸣、胸闷、呼吸困难、低血压、血管神经性水肿、全身荨麻疹等过敏反应，抗 CD20 单抗、多柔比星脂质体等药物可引起上述反应。化疗前首先做好患者的评估工作，重点了解既往有关药物、食物的过敏史，对过敏体质者尤应引起高度的重视，给药前 30 ～ 60 分钟，给予肌注苯海拉明 20mg，给予静滴法莫替丁 20mg 等预处理，用药前应备好急救药品及器材，如利妥昔单抗可先抽 100mg 缓慢静滴，按要求调速，并进行心电监护，每 15 分钟测血压、心率、呼吸一次，嘱咐患者关注有无不适并及时反馈。若发生过敏性休克，立即移除过敏原，给予吸氧、输液、心电监护，给予糖皮质激素或抗组胺药，必要时皮下或肌注盐酸肾上腺素 0.5 ～ 1mg，肌注间隔 15 分钟后可重复给药一次。④脱发：是化疗后引起的常见并发症，阿霉素、依托泊苷、异环磷酰胺、紫杉醇等可引起严重的脱发，并与化疗的剂量、联合用药、治疗周期的重复频率等有关。脱发常发生于头发、腋毛、阴毛、睫毛、眉毛等部位，给患者的心理和身体形象带来不良影响，甚至有些患者由于担心脱发而拒绝某些有效的化疗药物。应当通过心理康复、调整梳头习惯、饮食指导、头部冷疗、中药治疗、戴帽子或戴假发等方式，帮助患者度过脱发期。⑤肝脏毒性：多种化疗药物如铂类、紫杉类、氟尿嘧啶类、吉西他滨等均可引起肝损害，临床主要表现为乏力、食欲不振、恶心呕吐、肝脏大、血清转氨酶升高等，重者可出现黄疸甚至急性肝萎缩。改变不良生活方式，积极治疗基础肝病，化疗前、后进行肝功能检查，如有异常应谨慎使用化疗药，可先给予保肝药，给予对症支持治疗。⑥肾脏毒性：是化疗所致的肾毒性，是一种严重的不良反应，化疗的一些抗癌药物如顺铂、甲氨蝶呤等容易产生肾脏毒性作用。康复时，应当注意，化疗前后和化疗时定期查尿常规及肾功能，连续观察出入量、体重、皮肤弹性、水肿情况、意识状况等；鼓励患者多饮水；使用有肾毒性的化疗药时，需进行水化，并使用利尿措施，适当补充钾；治疗过程中给予碱性药物、别嘌呤醇等措施而防止尿酸盐结晶的沉积；给予解毒药物，如美司钠等；注意避免几种肾毒性药物的合用。⑦化学性静脉炎：是由于化疗药物对血管的刺激而造成血管平滑肌痉挛、血管内膜损伤，导致不同程度静脉炎的发生，严重者局部组织溃烂、坏死，给其生理、心理方面带来巨大痛苦，同时也影响了化疗方案的顺利实施。康复时，应当严格配置化疗药物，严格执行无菌技术操作，注意深静脉置管术的应用、血管保护剂的使用，予以喜疗妥软膏外敷及药物封闭等。⑧手足麻木：是某些化疗药物如长春碱类、顺铂、奥沙利铂、紫杉醇等所致周围神经病变的症状。周围神经病变的临床表现为感觉运动多发性神经病，四肢对称性手套、袜套样深感觉、浅感觉障碍伴四肢远端肌力减退，跟腱反射减退或消失，重者出现肌萎缩，甚至瘫痪。由于缺乏有效针对神经毒性治疗的药物，目前以减量、停药和对症处理为主。向患者讲解预防和减轻手足麻木的发生及程度的重要性以及预防措施。嘱患者注意防潮保暖，保持乐观、积极的心态，向患者及家属推荐一些日常安全措施，如避免热水烫伤、行走时避免跌倒等，居住环境应安全，中药泡洗的患者做好相关护理。密切观察毒性反应，遵医嘱给予神经营养药物治疗。⑨间质性肺病：是以弥漫性肺实质、肺泡炎和间质纤维化为基本病理改变，以活动性呼吸困难、胸片示弥漫阴影、限制性通气障碍、弥散功能降低和低氧血症等为临床表现的不同类疾病群构成的临床病理实体的总称。多周期使用抗 CD20 单抗、BLM 等药物及胸部放疗均可引起间质性肺炎。患者接受过肺部放疗或本身合并有肺部其他疾病，如肺纤维化、肺结核病、肺气肿、支气管哮喘等，服用靶向药物期间应密切观察病情变化，如出现发烧、呼吸急促、缺氧、胸闷等不适症状或加重时，应及时治疗。

2. 淋巴瘤缓解后的康复

建议患者保持健康合理的饮食及运动，定期监测体重，必要时转诊至营养师或营养部门进行个体化辅导，关注并积极评估处理引起体重减轻的医疗和（或）心理社会的因素。对患者进行随访监测，其主要目的是发现转移复发，更早发现肿瘤复发或第二原发肿瘤，并及时干预处理，以提高患者的生存率，改善生活质量。随访监测一般 2 年内 3～6 月 1 次，2 年后 6 月 1 次，5 年后可考虑 1 年 1 次复查；随访应按照患者个体化和肿瘤分期的原则，如果患者身体状况不允许接受一旦复发而需要的抗癌治疗，则不主张对患者进行常规肿瘤随访监测。PET–CT 检查仅推荐用于临床怀疑复发，常规影像学检查为阴性时，但合并持续 LDH 升高，无明确原因的 B 组症状，目前不推荐将 PET–CT 检查列为常规随访监测手段，可予以 CT 或 B 超等检测手段辅以相关血液学检测。

淋巴瘤康复患者尤为关注的问题是免疫功能的恢复、乙肝病毒的监测和保留及恢复生育功能。与此同时，如何在保证淋巴瘤治疗疗效的前提下，避免常见的乙型病毒性肝炎复燃的问题，也是淋巴瘤患者康复过程中面临的一个棘手问题。而放化疗相关的神经损伤由于给患者带来长期的不适，会影响生活质量。

淋巴瘤是一种免疫系统疾病，患者本身就存在免疫缺陷，而淋巴瘤的治疗，无论是放射治疗还是化疗，都是以杀灭肿瘤细胞为目的，治疗也会导致免疫缺陷，其后果就是易发感染，继发第二肿瘤，也包括一些以副癌综合征为表现的自身免疫性疾病等。免疫缺陷既是淋巴瘤发病的病因，也是治疗的结果，含有 CD20 单克隆抗体的治疗方案，具有清除 CD20 的 B 淋巴细胞的作用，

接受化疗的淋巴瘤患者，容易出现性腺受损，而大剂量清髓强度的化疗往往导致不孕不育。霍奇金淋巴瘤在理论上是可被治愈的疾病，且发病年龄多为青壮年，因此化疗后的生育问题，应作为选择霍奇金淋巴瘤治疗方案的考虑之一。

淋巴瘤患者治疗后尤其是使用长春碱类化疗药的患者出现周围神经毒性比较常见，引起手足感觉的异常，甚至影响到日常生活，给患者带来非常大的痛苦，是临床需要引起重视和早期关注的问题。一般临床上有四分之一接受长春新碱治疗的患者会出现不同程度的周围神经病变。如果有可替代的治疗方案，在不影响临床疗效的前提下，尽量选择不含有长春新碱类的化疗方案；如果长春碱类化疗药物不可避免，那么化疗过程中，加入谷氨酰胺对周围神经病变可能具有一定的预防和治疗作用。

淋巴瘤的治疗中多运用糖皮质激素、阿霉素、抗 CD20 单抗等药物，在接受化疗的乙肝表面抗原阳性或病毒携带的淋巴瘤患者中，14%～50%的患者体内 HBV 被重新激活，因此建议常规口服拉米夫定、阿德福韦等抑制乙肝病毒复制的药物；合并丙肝者，同时给予利巴韦林抗病毒治疗。

（二）中医康复

中医康复措施包括中药汤剂、药浴、针灸等。中医学认为肿瘤患者多为正气不足，抗邪无力，应以益气清毒和扶正抑瘤为主，强调益气解毒、情志调节与康复训练有机结合。根据患者不同阶段的身体状况，采取不同的方式，在扶正的同时也解毒，将治疗所带给患者的伤害降到最低。

第十五节 骨肿瘤

一、概况

我国原发性骨肿瘤占全身肿瘤的 2%～3%，其中 1/3 是恶性骨肿瘤。发病率为 0.60～1.112/（10万人·年）。其中，骨肉瘤占所有原发性恶性骨肿瘤的首位，其发病率在美国为 0.17/10 万，英国为 0.3/10 万，我国则明显高于英、美两国。从性别上看大多数骨肿瘤以男性多见，只有少数骨肿瘤以女性较多，男性与女性发病率之比为 1.6：1。骨肉瘤可发生于任何年龄，尤其好发于青少年，高峰年龄为 11～20 岁，30 岁后发病率逐渐下降。该病的城市发病率明显大于农村，其比值为 0.31：0.18。其他恶性骨肿瘤的发病率和发病高峰年龄则各不相同，如 Ewing 肉瘤约占原发性恶性骨肿瘤的 10%，75% 发生于 15 岁以下，尤以 5 岁以下男孩多见，男女比为 3：2。骨肿瘤极少和遗传有关，只有多发性软骨瘤、多发性遗传性外生骨疣和遗传有一定联系。

二、诊断

骨肿瘤的分类较为复杂，不同类型的骨肿瘤，其好发年龄、好发部位、初发症状也不尽相同，且有一定的性别差异。然而，现有众多的骨肿瘤分类法除了要以组织病理、细胞形态学为基础外，还应该结合免疫组织化学、分子生物学等方法，由临床、组织病理以及影像学等人员一起，进一步探索新的，对肿瘤的诊断、治疗、评估预后等有指导意义的分类方法。

（一）症状

1. 疼痛

疼痛是恶性骨肿瘤的早期症状，但也可以是良性肿瘤压迫重要器官或神经所产生的症状。此外，当良性骨肿瘤开始恶变时也可突然出现疼痛。初始的疼痛可以很轻微，常常呈间歇性，随后进行性加重呈持续性疼痛，且持续时间长，严重影响休息、工作。夜间疼痛是骨肿瘤的一个重要特征，疼痛的部位常常不确定，有窜痛感，酸痛和钝痛并发。有时限于局部，有时疼痛会向远处放射，这种疼痛被称为"肿瘤痛"。不同部位的骨肿瘤，会压迫相应部位的神经，如原发性髂骨或骶骨的恶性骨肿瘤，有时疼痛会放射到坐骨神经所分布的区域；发生在脊柱的骨肿瘤大多会引起放射性疼痛，根据肿瘤部位的不同可有颈肩痛、肋间神经痛或腰腿痛等。良性骨肿瘤病程多缓慢，一般无痛或轻度疼痛。骨样骨瘤的疼痛可以用阿司匹林缓解，这个特点有诊断意义。

2. 肿胀

肿胀是骨肿瘤很重要的一个诊断依据。肿胀往往在疼痛经过一段时间后才出现，不同肿瘤的性质、部位、肿胀程度不同，在表浅部位的骨肿瘤肿胀出现较早，比如骨膜或骨皮质的肿瘤，转移性肿瘤可以完全没有肿胀。一个长期存在而没有症状的肿瘤突然肿胀，就要注意是否有恶变趋势，这在软骨性肿瘤中是较多见的。局部的肿胀有助于早期诊断，良性肿瘤的非巨大且生长缓慢的包块对周围组织的影响不大，对关节的活动也很少有影响。恶性肿瘤生长迅速，病史常较短，增大的肿瘤可有皮温增高和静脉曲张。位于长骨骨端、干骺端者可有关节肿胀和活动障碍；位于盆腔的肿瘤可压迫直肠与膀胱，从而产生排便与排尿困难；脊椎肿瘤可压迫脊髓而造成瘫痪；位于长管状骨骨骺内的成软骨细胞瘤可以引起关节肿胀、积液以及血沉和血象的改变，需与急、慢性骨髓炎相鉴别；位于扁平骨的尤因肉瘤可有红肿热痛、发热、血象增高等表现，临床上很像急性血源性骨髓炎。

3. 病理性骨折

骨肿瘤的早期诊断并不是很容易，有些骨肿瘤在早期很少有典型症状和体征，等到出现症状时，临床上往往诊断为晚期。轻微外伤引起的病理性骨折往往成为最早的诊断依据，这也是骨肿瘤、骨转移瘤常见的并发症。病理性骨折和单纯外伤骨折一样具有肿胀、疼痛、畸形和异常活动等表现，并没有特征性的改变。在临床上对轻微外伤引起的骨折要引起重视，要考虑骨肿瘤导致病理性骨折的可能。

（二）体征

1. 全身情况

良性肿瘤和早期恶性肿瘤患者很少有明显的全身症状，晚期恶性肿瘤患者由于肿瘤的消耗，毒素的刺激可有贫血、消瘦、食欲不振、体重下降、持续低烧、发热等表现。个别良性肿瘤患者会因为精神过度紧张而出现失眠烦躁、食欲不振、精神萎靡、衰弱无力等。

2. 局部体征

患处可出现肿胀、色素沉着和浅静脉怒张、动脉搏动等。通过触诊，了解肿块的大小、形态、范围、活动度及质地，以及与软组织的粘连程度。若有波动感，则考虑肿瘤有丰富的血管，一般出现在恶性肿瘤及血管瘤中。生长迅速或恶性程度较高的骨肿瘤一般不会有坚实感，而是有橡皮样的弹性感。在早期，病变局部的皮色和质地正常或近似正常，皮肤与肿瘤无粘连；到晚期，皮肤变薄，浅静脉怒张，与瘤样病变发生粘连。

（三）影像学检查

1. X 线片

普通 X 线平片在骨肿瘤的诊断中仍具有重要作用，是临床工作中应用最多的影像学检查方法，一份合格的 X 线平片能较好地显示骨肿瘤的部位、大小、形态及肿瘤附近软组织结构的改变，通常作为骨肿瘤影像诊断的首选方法。

2. CT

骨肿瘤的 CT 表现反映的是骨肿瘤的大体病理学改变，其基本类型有骨质吸收与破坏、肿瘤性骨质形成、骨膜反应（含肿瘤反应性骨质增生）、肿瘤内软骨及坏死软组织的钙化、肿瘤性软组织形成及肿瘤周围软组织反应等。有时可见肿瘤合并的病理骨折，恶性骨肿瘤的 CT 片上，可以看到骨皮质连续性中断，有时仅可见肿瘤穿破骨皮质而并未形成病理性骨折。另外，CT 可清楚地显示骨肿瘤周围的结构，在骨盆、脊柱部位的肿瘤诊断中尤为重要。通过增强扫描，也可显示肿瘤的血供情况，为治疗方案的制定及术前栓塞供血动脉提供依据。

3. 核磁共振检查

同 CT 一样，MRI 反映的也是大体的病理病变，其软组织分辨力较 CT 优势明显，能更清楚反映软组织情况但对骨皮质及钙化的显示较差。具体到骨关节肿瘤的诊断上，其信号表现与病变内的组织成分一致。其增强扫描，肿瘤及肿瘤样病变的强化与否，并不完全与其恶性程度相关。

4. 血管造影检查

骨关节良性肿瘤除骨软骨瘤有时可推移血管外，其他骨肿瘤血管造影很少有异常发现。值得一提的是神经纤维瘤、I 级骨巨细胞瘤行血管造影尤其是 DSA 时，往往可见较丰富的血管及瘤实质染色。恶性骨肿瘤主要表现为局部血循环增加、肿瘤附近的动脉突然中断或局限性变细、肿瘤性异常血管形成等，其中肿瘤中央乏血管区及其周围细小血管巢在恶性肿瘤及软组织脓肿中为恶性肿瘤标志。

三、治疗

（一）西医治疗

1. 手术

一般来说，良性骨肿瘤多以局部刮除植骨或切除为主，如能彻底去除，复发率极低，预后良好。手术切除力求彻底，以免复发或引起恶变，但应尽量保留肢体功能。

对于恶性骨肿瘤来说，应以抢救生命为主，只有在不降低生存率的前提下，才可考虑保留肢体，扩大切除术是恶性骨肿瘤治疗的主要手段。对转移性骨肿瘤，根据手术的目的选择相应的手术方式。

截肢、关节离断是最常用的方法。截肢术治疗恶性骨肿瘤并非一种彻底的手术，但它至少能取得特殊的边缘，至于截肢术最终能取得什么样的切除边缘，取决于截肢的水平。由于化疗的进步，有学者开始行瘤段切除或全股骨切除后用人工假体置换的局部广泛切除加功能重建联合化疗的方法治疗恶性骨肿瘤。

2. 放疗

作为辅助疗法，放射疗法在肿瘤综合治疗中也起着不可忽略的作用。根据对放射线的敏感度可将肿瘤分为高度敏感、中度敏感和不敏感 3 种。但敏感和不敏感是相对的，不是绝对的。在临床治疗中，需根据患者的实际情况来决定是否选择放疗。

3. 物理疗法

物理疗法包括射频、微波、冷冻、激光等局部消融治疗，及高温疗法、磁疗法、光动力学治疗、放射性核素照射治疗、直流电抗癌药物导入、超声波抗癌药物透入等。

4. 化疗

化疗是恶性骨肿瘤治疗的重要组成部分，分全身化疗、局部化疗。全身化疗常用的药物有阿霉素及大剂量甲氨蝶呤，但由于药物作用的选择性不强，肿瘤细胞在分裂周期中不同步而影响化疗的效果。局部化疗包括动脉内持续化疗及区域灌注，其中以区域灌注效果较好。

新辅助化疗为保肢治疗创造了条件，新辅助化疗的原则是强调术前大剂量化疗的重要性及根据术后肿瘤的坏死率决定化疗方案。新辅助化疗允许医生有充分时间设计保肢方案，给患者定制合适的人工关节、人工假体，从而减轻手术后患者的残疾程度。

5. 免疫疗法

机体的免疫功能恢复可清除微小残留病灶或明显抑制残留肿瘤细胞的增殖，肿瘤免疫治疗的最大优点是免疫细胞对肿瘤细胞的特异性杀伤作用，即使是自然杀伤细胞等非特异性杀伤细胞对肿瘤细胞的杀伤性仍比正常细胞强，这对免疫功能已受累还需要接受放疗、化疗的患者来说，尤为宝贵。免疫方法包括过继免疫疗法、细胞因子疗法和免疫基因疗法等。

（二）中医治疗

中医学认为肿瘤主要由于气、血、痰、湿郁结积聚所致，其中又以气、血郁结为主要原因，其次为痰、湿积聚，四者之间互相作用，相兼为病。可以根据患者不同的情况选用适宜的中药辅助治疗，对于以气滞为主者宜用理气药治之，常用药物有苏梗、陈皮、柴胡等；对于以血瘀为主者宜用活血化瘀法治之，常用药物有丹参、红花、桃仁等；对于以痰结为主者则用化痰散结或软坚散结法治之，化痰散结的常用药物有天南星、生半夏等，软坚散结的常用药物有夏枯草、海藻等；对于以湿聚为主者则用健脾利湿法治之，常用药物有藿香、薏苡仁、苍术、白术、金钱草等；对于邪毒蕴热者，如为实热则用清热解毒法治之，常用药物有金银花、连翘、板蓝根等，如为虚热伤津则用养阴生津法治之，常用药物有西洋参、麦冬等；对于局部肿瘤则可根据具体情况采用上述的活血化瘀、化痰散结或软坚散结等法治之。早期病变患者一般体质尚好，以攻邪为主；中期脏腑受损，宜攻补兼施；晚期则以护卫正气，减轻痛苦为主。

四、康复

（一）西医康复

1. 运动疗法

骨肿瘤患者经过合理有效治疗，处于康复期时，可以适当增加活动，但要量力而行，不宜过劳过累。定期复查，根据具体情况，在医生的指导下进行功能的康复锻炼。以下是以膝关节附近的肿瘤为例介绍骨肿瘤术后的运动治疗。

（1）股骨远端累及膝关节的骨肿瘤　①手术后至少要使用膝关节稳定支具 3～6 周。软组织损伤已经完全愈合且股四头肌的肌力强到能够稳定膝关节，才能够考虑练习独立行走。②术后 3～5 天，手术切口愈合良好，无明显红肿及渗液，即可在治疗师指导下开始训练膝关节的屈曲、助力及主动练习。③肌力训练：逐渐从被动过渡到助力，再到主动地伸膝和屈膝练习如开链及闭链运动。④对于运动能力的康复目标包括独立的转移（如床—椅转移），在腓总神经麻痹的情况下，能够通过使用踝足矫形器来获得正确的步态。如果使用了骨水泥型人工关节，术后在扶拐情况下患肢完全负重行走是允许的；如果使用的是非骨水泥型人工关节，则至少要到 5 周后患肢才能负重行走。

（2）胫骨近端累及膝关节的肿瘤　①肌力训练：术后 4～6 周之内，患者可以进行膝关节周围及其远端的肌力训练。等张收缩、助力运动、主动运动及抗阻运动均可以进行。②关节活动度练习：在去除膝关节支具后，患者可以通过 CPM 或者主动运动来进行膝关节活动度的训练。③行走：在术后 4～6 周内进行患肢的部分负重行走或扶拐行走，4～6 周后即可开始患肢完全负重行走，如果合并有腓总神经麻痹，可以使用足踝矫形器。

2. 物理疗法

患者的非肿瘤部位出现并发症、术后后遗症，如压疮、坠积性肺炎、尿路感染、血栓性静脉炎、肢体血液淋巴回流障碍、关节挛缩、肌力减退、肩周炎等，可应用紫外线、超短波、中频电等多种物理疗法治疗。

3. 营养支持

改善营养是骨肿瘤康复，尤其是恶性骨肿瘤康复中的重要措施。营养治疗的目的就是通过合理调配饮食中营养素，来改善患者全身营养状况。

应多摄取含优质蛋白的食物，如牛奶、鸡蛋、鱼类、家禽、豆制品等；多食用能增强机体免疫功能的食物，如香菇、蘑菇、木耳、银耳等；选择具有抗肿瘤作用的食物，如花菜、黄花菜、薏米、胡萝卜等；多进食具有防癌作用的含维生素 A、C、E 丰富的食物，如鸡蛋、猪肝、鱼肝油、油菜、小白菜、西红柿、橘子、红枣、柠檬、卷心菜、菜花、竹笋等。

避免进食不易消化的食物，注意菜肴的色香味调配，以刺激患者的食欲。

注意膳食的烹调方法，多采用炒、煮、炖的方法，尽量少吃油炸、油煎的食物。对咀嚼或吞咽困难者，可适当采用半流质或流质饮食，或要素饮食，必要时静脉补充营养物质。

（二）中医康复

中医康复时，指导患者及其家属正确认识骨肿瘤，保持情绪稳定，积极配合治疗。进行心理疏导，克服恐惧心理、盲从心理、消极情绪与急躁心理，树立长期抗癌的信心，通过长时间的中医康复疗法可使患者长期带瘤生存。

第六章 常见症状和体征的治疗与康复技术 ▷▷▷▷

第一节 癌性疼痛

一、概述

疼痛是人类的第五大生命体征，控制疼痛是患者的基本权益，也是医务人员的职责和义务。恶性肿瘤在其发展过程中，由于肿瘤本身或其相关性疾病所引起的疼痛称为癌性疼痛（cancer pain），简称癌痛。癌痛不仅影响患者的情绪和生活质量，而且持续的疼痛可能是导致患者及其家属决定放弃积极治疗的一个重要因素。因此，在肿瘤患者的治疗过程中，镇痛占有重要地位。对于癌痛患者应当进行常规筛查、规范评估，有效地控制疼痛，强调全方位和全程管理，还应当做好患者及其家属的宣教工作。

二、诊断

疼痛是一种主观感觉，癌痛评估是合理、有效地进行治疗的前提。癌痛评估应当遵循"常规、量化、全面、动态"的原则，评估的方法如下。

（一）评估

常规评估是指医护人员主动询问肿瘤患者有无疼痛，了解疼痛病情，并进行相应的病历记录，应当在患者入院后 8 小时内完成并将疼痛评估列入护理常规监测和记录的内容。常规评估时，应当注意鉴别疼痛急性发作的原因，例如病理性骨折、肠梗阻等急症所致的疼痛。

癌痛量化评估是指用疼痛程度评估量表等量化标准，来评估患者疼痛的主观感受程度并用具体数字来表示。量化评估疼痛时，应当重点评估最近 24 小时内患者最严重和最轻的疼痛程度，以及平常的疼痛程度，量化评估应在患者入院后 8 小时内完成。癌痛的量化评估，通常采用数字分级法（NRS）、面部表情评估量表法及主诉疼痛程度分级法（VRS）三种方法。对于不同分值或分级的癌痛患者，医生可以针对性地选择治疗方法，调整镇痛药物的剂量，配伍和增减辅助性治疗药物。在治疗过程中，通过全面评估和动态间断评估，可以了解治疗的疗效和病情的发展情况。如评估疼痛及其对患者情绪、睡眠、食欲、日常生活、行走能力、社交能力等生活质量的影响。医生应该重视和鼓励患者描述对止痛治疗的需求及顾虑，并根据患者病情和意愿，制定对于患者功能和生活质量最优化目标，进行个体化的疼痛治疗。体现了重视改善癌痛患者的生活质量和提倡个体化治疗的原则。

1. 数字分级法（NRS）

NRS 即使用《疼痛程度数字评估量表》对患者的疼痛程度进行评估。将疼痛程度以 0 ~ 10 个数字依次表示，0 表示无疼痛，10 表示能够想象的最剧烈疼痛。由患者选择一个最能代表自身疼痛程度的数字，或由医护人员协助患者理解后选择相应的数字描述疼痛。按照疼痛对应的数字，将疼痛程度分为：轻度疼痛（1 ~ 3）、中度疼痛（4 ~ 6）、重度疼痛（7 ~ 10）。

2. 面部表情疼痛评分量表法

面部表情疼痛评分量表法是由医护人员根据患者疼痛时的面部表情状态，对照《面部表情疼痛评分量表》进行疼痛评估，适用于自己表达困难的患者，如儿童、老年人、存在语言文化差异或其他交流障碍的患者。

3. 主诉疼痛程度分级法（VRS）

VRS 主要是根据患者对疼痛的主诉，可将疼痛程度分为轻度、中度、重度三类。

（1）*轻度疼痛*　有疼痛，但可忍受，生活正常，睡眠未受到干扰。

（2）*中度疼痛*　疼痛明显，不能忍受，要求服用镇痛药物，睡眠受到干扰。

（3）*重度疼痛*　疼痛剧烈，不能忍受，需用镇痛药物，睡眠受到严重干扰，可伴有植物神经功能紊乱或被动体位。

癌痛的全面评估是指对肿瘤患者疼痛病情及相关病情进行全面评估，包括明确肿瘤的诊断、疼痛病因及类型（躯体性、内脏性或神经病理性）、疼痛发作情况（疼痛性质、加重或减轻的因素）、止痛治疗情况、重要器官功能情况、心理精神情况、家庭及社会支持情况、既往史（如精神病史、药物滥用史）等。应当在患者入院后 24 小时内进行首次全面评估，在治疗过程中应当在给予止痛治疗 3 天内或达到稳定缓解状态时，再次进行全面评估，原则上不少于 2 次 / 月。

癌痛动态评估是指持续性、动态地监测，评估癌痛患者的疼痛症状及变化情况，包括疼痛病因、部位、性质、程度变化情况、急性疼痛发作情况、疼痛减轻和加重因素、止痛治疗的效果以及不良反应等。动态评估对于止痛治疗中药物剂量的调整尤为重要，在止痛治疗期间，应当及时记录用药的种类、剂量、疼痛程度及病情变化等。

（二）分类

1. 根据癌痛的原因

癌痛的原因多样复杂，大致分为以下三类。

（1）*肿瘤造成的直接疼痛*　由于肿瘤侵犯神经、硬膜外转移、压迫脊髓、累及管腔脏器、侵犯脉管、侵犯骨骼、分泌致痛物质等导致。

（2）*诊断和治疗引起的疼痛*　常见于手术、创伤操作、介入治疗、化学治疗、放射治疗、激素治疗、免疫治疗，以及其他物理治疗等所致。

（3）*并发其他疾病*　肿瘤合并感染、合并慢性疼痛性疾病、合并精神系统疾病等。

2. 根据病理生理学机制

癌痛按病理生理学机制，主要可以分为两种类型，即伤害感受性疼痛和神经病理性疼痛。

（1）伤害感受性疼痛 因有害刺激作用于躯体或脏器组织，使其受损而导致的疼痛。伤害感受性疼痛与实际发生的组织损伤或潜在的损伤相关，是人体对损伤所表现出的生理性痛觉神经信息传导与应答的过程。伤害感受性疼痛包括躯体痛和内脏痛，躯体痛常表现为钝痛、锐痛及压迫性疼痛，定位准确；而内脏痛常表现为弥漫性疼痛和绞痛，定位不够准确。

（2）神经病理性疼痛 由外周或中枢神经受损，痛觉传递神经纤维或疼痛中枢产生异常神经冲动所致。神经病理性疼痛可以表现为刺痛、烧灼样痛、放电样痛、枪击样疼痛、麻木痛、麻刺痛、幻觉痛及中枢性坠胀痛等，常合并自发性疼痛、触诱发痛、痛觉过敏和痛觉超敏。

3. 根据发病持续时间

疼痛按发病持续时间可以分为急性疼痛和慢性疼痛。肿瘤疼痛大多数表现为慢性疼痛，慢性疼痛与急性疼痛的发生机制既有共性也有差异。慢性疼痛的发生，除伤害感受性疼痛的基本传导调制过程外，还可表现出不同于急性疼痛的神经病理性疼痛机制，如伤害感受器过度兴奋、受损神经异位电活动、痛觉传导中枢机制敏感性过度增强、离子通道和受体表达异常、中枢神经系统重构等。

三、治疗

癌痛的治疗包括全面系统的疼痛评估、镇痛药物科学合理的选择与应用、预防和处理药物引起的不良反应，以及当药物治疗无效或效果不佳时，选择合理的非药物治疗方法。

（一）西医治疗

癌痛的治疗方法包括药物治疗、神经阻滞与介入治疗、患者自控镇痛（PCA）治疗和其他治疗等。

1. 药物治疗

（1）基本原则 根据世界卫生组织（WHO）《癌痛三阶梯止痛治疗指南》进行改良，癌痛药物止痛治疗有五项基本原则。一是无创（口服、透皮等），口服方便，也是最常用的给药途径；还可以根据患者的具体情况选用其他给药途径，包括透皮贴剂、直肠栓剂、口含服剂等。二是按阶梯用药，是指应当根据患者疼痛的程度，有针对性地选用不同性质、作用强度的镇痛药物。①轻度疼痛：主要用非甾体类抗炎药物（NSAID），为第一阶梯用药。②中度疼痛：可选用弱阿片类药物，以可待因为代表，为第二阶梯用药。③重度疼痛：首选强阿片类药，以吗啡为代表，为第三阶梯用药，并可合用非甾体类抗炎药物以及辅助镇痛药物，如镇静剂、抗惊厥类药物和抗抑郁类药物等。在使用阿片类药物治疗的同时，适当地联合应用非甾体类抗炎药物，可以增强阿片类药物的止痛效果，并可减少阿片类药物用量。如果能达到良好的镇痛效果，且无严重的不良反应，轻度和中度疼痛时也可考虑使用强阿片类药物。如果患者诊断为神经病理性疼痛，应首选三环类抗抑郁药物或抗惊厥类药物等。如果是肿瘤骨转移引起的疼痛，应该联合使用双膦酸盐类药物，抑制溶骨活动。三是按时用药，根据时间药理学原理，按时用药能维持平稳、有效的血药浓度，有利于持续有效地镇痛，减少药物的不良反应。四是个体化给药，是指根据患者病情，制订个体化用药方案，不同的患者对麻醉性镇痛药的剂量、疗效、不良反应等有较大的差异，因此需要个体化选择药物，个体化选择药物剂量。五是注意具体细节，强调癌痛治疗前，应有一定的时间对患者及家属进行癌痛治疗的知识宣教，对使用止痛药的患者要加强监护，密切观察其疼痛缓解程度和机体反应情况，注意药物联合应用时的相互作用，并且及时采取必要措施尽可能地减少药物的不良反应，提高患者的生活质量。

（2）药物选择与使用方法　应当根据肿瘤患者疼痛的性质、程度、正在接受的治疗和伴随疾病等情况，合理地选择止痛药物和辅助镇痛药物，个体化调整用药剂量、给药频率，积极防治不良反应，以期获得最佳止痛效果，减少不良反应。①非甾体类抗炎药物：用于轻度疼痛，尤其适用于合并骨及软组织癌转移性疼痛，也可联合阿片类药物用于中、重度疼痛，是癌痛治疗的常用药物。不同非甾体类抗炎药有相似的作用机制，具有止痛和抗炎作用，常用于缓解轻度疼痛，或与阿片类药物联合用于缓解中、重度疼痛。②阿片类药物：用于中、重度疼痛，对于慢性癌痛的治疗，推荐选择阿片受体激动剂类药物。长期使用阿片类止痛药时首选口服给药，有明确指征时可选用透皮吸收途径给药，也可临时皮下注射用药，必要时可以自控镇痛给药。③辅助镇痛药物：具有辅助镇痛作用，适用于三阶梯治疗中任何一个阶段，有骨转移性疼痛、神经病理性疼痛者尤为适用，包括抗惊厥类药物、抗抑郁类药物、皮质激素、N-甲基-D-天冬氨酸受体（NMDA）拮抗剂和局部麻醉药等。辅助镇痛药常用于辅助治疗神经病理性疼痛、骨痛和内脏痛。辅助用药的种类选择和剂量调整，也需要个体化对待。常用的辅助药物包括甾类药（泼尼松、地塞米松）、抗抑郁药（阿米替林、去甲替林）、抗惊厥药（加巴喷丁、瑞普巴林）、NMDA受体拮抗药（氯胺酮）等。

多数癌痛患者严格按三阶梯治疗原则治疗后，疼痛往往得到明显的控制。但是，临床上仍有部分的癌痛患者无法充分接受"三阶梯方案"的治疗，需要使用三阶梯以外的治疗方法，如神经阻滞、神经松解术、经皮椎体成形术、神经损毁性手术、神经刺激疗法、射频消融术等干预性治疗措施。神经阻滞疗法是针对少数对药物治疗反应不佳的疑难癌痛患者的一类有效方法，其对介入治疗提出了具体的要求，如在介入治疗前应当综合评估患者的预期生存时间及体能状况、是否存在抗肿瘤治疗指征、介入治疗的潜在获益和风险等。硬膜外、椎管内、神经丛阻滞等途径给药，可通过阻滞责任神经而有效控制癌痛，有助于减轻阿片类药物引起的胃肠道反应，降低阿片类药物的使用剂量。

2. 神经阻滞疗法

神经阻滞疗法包括外周神经阻滞、硬膜外腔神经阻滞、蛛网膜下腔神经阻滞、交感神经阻滞等。

3. 神经射频治疗

神经射频治疗是指对支配疼痛区域的神经进行热凝和毁损。

4. 脊髓电刺激疗法

脊髓电刺激疗法是将电极经皮植入患者脊柱椎管内，以脉冲电流刺激脊髓神经，再通过植入患者体内的起搏器系统发放弱电脉冲至脊髓，阻断疼痛信号经脊髓向大脑传递，从而缓解顽固神经性疼痛。

5. 鞘内给药系统疗法

鞘内给药系统疗法，临床上简称脊髓吗啡泵，是治疗癌痛和慢性顽固性疼痛的终极方法之一，对许多其他镇痛方法不能缓解的疼痛，该方法具有较理想的疗效。

6. 患者自控镇痛（PCA）治疗

PCA 治疗是 20 世纪 70 年代初由 Sechzer 提出的一种新的镇痛治疗方法。PCA 是指让患者自己控制的小剂量使用镇痛药的方法。PCA 本质上是给药方式的改变，以适应患者用药的个体差异，同时能维持最低有效镇痛药物浓度，提高镇痛效果，减少不良反应。不同个体在不同条件下，所需最低有效止痛药剂量和最低有效血药浓度迥然不同，使用常规剂量止痛药物存在着剂量不足和用药过量的双重危险，PCA 治疗能维持血药浓度持续接近最低有效浓度。晚期癌痛患者在经肠道用药镇痛不足，或不可能经肠道用药以及不能耐受肠道用药发生的顽固性副作用时，可通过皮下、静脉、硬膜外等途径实施 PCA 术，达到稳定且满意的镇痛水平，同时可以满足患者控制瞬间发作的疼痛，让患者根据自己需要而增减镇痛药剂量。可作为癌痛"三阶梯"补充治疗。应用的适应证主要为患者不能经口服用药和口服用药已不能有效地控制疼痛，给药途径及选择包括以下几种。

（1）患者自控静脉镇痛 是应用最广泛的给药途径，可以方便地应用于外周静脉和中心静脉。

（2）患者自控皮下镇痛 多用于需长期胃肠道外给药的癌痛患者，其管理较静脉给药途径简便，并发症也较静脉途径少。

（3）患者自控硬膜外镇痛 适用于头面部以外的癌痛患者，镇痛效果确切。

（4）患者自控神经丛镇痛 是指通过神经丛鞘或神经根鞘给药的 PCA 方法，适用于治疗顽固性的、疼痛剧烈的神经源性疼痛，如经臂丛神经鞘行 PCNA 治疗上肢癌痛。

7. 心理康复

心理康复在癌痛治疗中占有极其重要的地位。癌痛是患者身体与心理、社会等因素的总和，故在治疗肿瘤患者身体疼痛之前或同时，必须帮助患者解决心理和社会问题，才能取得良好的镇痛效果。癌痛心理康复的对象包括：年老体弱的癌痛患者、镇痛药物副作用严重的患者、严重的癌性疼痛患者等。常用治疗方法包括以语言为主的心理治疗以及操作性的心理治疗，后者主要指行为疗法，是以减轻或改善患者的症状或不良行为为目标的一类心理治疗技术的总称。

8. 化疗

根据不同的肿瘤，选择不同的化疗方案。适应证包括肝癌、胃肠道和胰腺癌、鼻咽癌、喉癌、宫颈癌、恶性淋巴瘤、乳腺癌、绒毛膜上皮癌、小细胞肺癌、睾丸恶性肿瘤、卵巢癌、多发性骨髓瘤或者白血病等引起的疼痛。

9. 放疗

放疗的适应证为骨转移性癌痛、脑转移性癌痛、脊髓压迫性癌痛等。

（二）中医治疗

癌痛属中医学"痛证"范畴，古代文献中就有关于癌痛的记载，如《黄帝内经》曰："大骨枯槁，大肉陷下，胸中气满，喘息不便，内痛引肩项。"再如《证治要诀》云："痞积在胃脘，大如覆杯，痞塞不通，背痛心痛。"

中医学认为，癌痛形成的病因可分为"不荣则痛"和"不通则痛"两大类。《黄帝内经》曰："寒气……客于脉中，则气不通，故卒然而痛。"寒、热、风、湿、气滞、血瘀、痰积等诸多病邪，均可引起痰瘀积聚，导致脏腑气机不畅，经脉运行痹阻而致疼痛，即为不通则痛。《黄帝内经》又云："脉泣则血虚，血虚则痛。"肿瘤日久，正气暗耗，气血虚衰，经络、脏腑失养而致疼痛，即不荣则痛。根据癌痛的不同病因病机和治疗难点，并以中医学"不通则痛""不荣则痛"为指导原则，针对寒凝血瘀、气滞痰阻、气阴亏虚、阴阳两虚等病机，临床多以温阳散寒、化瘀通络止痛为法，并兼以行气化痰、扶正补虚来治疗。

1. 肝郁气滞

疼痛特点是胀痛、窜痛、痛无定处，疼痛每因情志变化而增减，症见胸闷气短，纳呆，嗳气频作，苔薄，脉多见弦象。治宜行气止痛，方选柴胡疏肝散。药用柴胡、香附、枳壳、陈皮、川芎、芍药、甘草等。

2. 瘀血阻滞

疼痛特点是刺痛、拒按、痛处固定，入夜更甚，舌质紫暗，或有瘀斑瘀点，脉象沉涩。治当祛瘀通络，方选失笑散、血府逐瘀汤等。药用当归、生地黄、桃仁、红花、枳壳、赤芍、川芎、柴胡、桔梗、牛膝、甘草等。

3. 痰湿中阻

疼痛特点是痛而重着，症见胸脘痞满，腹胀身困，头晕嗜睡，舌苔腻，脉沉。治当化痰渗湿，方选导痰汤、平胃散等。药用半夏、橘红、茯苓、枳实、胆南星、甘草等。

4. 热毒壅盛

疼痛特点是灼痛，痛处不移，多伴有发热、口渴、出血等。治当清热解毒，方选五味消毒饮。药用金银花、野菊花、蒲公英、紫花地丁、紫背天葵等。

四、康复

（一）西医康复

西医康复首先要建立良好信任的护患关系，加强心理疏导，改善患者情绪状态，使患者积极配合疼痛治疗和护理。再次要保持环境安静、舒适，加强基础护理，保持患者口腔、皮肤清洁卫生，肿瘤并发感染、溃疡时给予抗感染、局部换药等处理，减轻疼痛。最后要充分相信患者的疼痛主诉，正确评估疼痛的部位、程度及持续时间等。

药物护理遵医嘱按癌痛三阶梯原则进行止痛治疗。注意观察镇痛药物的不良反应，如阿片类药物的主要不良反应为便秘、呼吸抑制、嗜睡、镇静、恶心、呕吐、急性中毒、身体依赖和耐药性等。恶心、呕吐时可给予止吐药；患者嗜睡时，应经常喊醒患者，观察患者睡眠时的呼吸情况，并提醒医生是否需要减少镇痛药物的剂量；抑制肠蠕动时，应注意观察患者的肠蠕动情况，如肠鸣音、排气、排便等，指导患者在病情允许的情况下多活动，如增加翻身次数和床边活动、热敷腹部等增进肠蠕动，能进食的患者鼓励多吃新鲜蔬菜和水果以利于排便。

另外，实施非药物止痛措施来辅助药物止痛，如冷热敷、按摩、针灸、分散注意力等。

（二）中医康复

1. 常用中成药

（1）复方苦参注射液　主要成分为苦参。在抑制肿瘤生长的同时，能够扩张血管，改善脏器的循环情况，还能改变中枢神经系统对疼痛的反应，从而多方位减轻或消除疼痛，达到止痛、抗癌、改善生活质量等多重作用。主要适用于轻、中度癌痛，能够达到减轻痛苦、改善生活质量，甚至可能延长生存期之目的，尤其适用于疼痛机制复杂、一般状况欠佳、晚期或终末期的癌痛患者。

（2）桂参止痛合剂　主要由肉桂、细辛、党参、杜仲等10余种中药组成，功能温肾健脾，散寒止痛，化瘀通络。本药适用于癌性疼痛，是目前比较理想的治疗中重度癌性疼痛的中药。相关实验证实，桂参止痛合剂具有明显镇痛作用，对中晚期癌性疼痛患者止痛效果优于强痛定片，且有改善肿瘤患者临床症状、提高生活质量等作用，对疼痛、神疲乏力、食欲不振、形寒肢冷、失眠焦虑等症状改善明显。

（3）大黄胶囊　大黄具有解毒逐瘀、泻下通便之功，瘀毒散则"通则不痛"，故而可增强阿片类药物的镇痛效果。大黄可泻下通便，使邪去便通，气机顺畅，胃得和降，脾能升清，升降得宜，则恶心呕吐止。现代研究认为，大黄可改善循环，促进肠蠕动，抑制肠道内细菌易位和毒素的吸收。大黄对胃肠道有很好的保护作用，能维护肠黏膜屏障的完整，缓解中毒性肠麻痹。相关研究证实，大黄胶囊配合阿片类药物治疗中重度癌痛，既可增加止痛效果，又能缓解便秘、恶心呕吐等症状。

2. 中药外治

中药外用时，属瘿瘤阻络证，应消瘤散结，活血止痛；属寒凝络阻证，应温经通络，散寒止痛；属邪毒流注、毒蕴生疮证，应活血止痛，解毒生肌。下面介绍几种常用的外用方药。

（1）阿魏消痛膏　由阿魏、马钱子、郁金、延胡索、川乌、樟脑、血竭等药组成，研成细末备用，具有活血化瘀、消肿止痛等功能，适用于癌性疼痛。使用时，将药末混匀撒在药膏上，外敷于患处，同时局部用60℃左右热毛巾在药膏上外敷半小时，注意避免烫伤皮肤，每日热敷 1～2 次。亦可用食醋将上药调成糊状，外敷疼痛部位，每日 1～2 次，用食品塑料薄膜覆盖药膏上。晚期食管癌伴有疼痛者，外敷膻中穴，每日 1 次。本方亦可制成酊剂，外用，每日 3～4 次，外擦疼痛部位。

（2）外用镇痛膏　乳香 30g，没药 30g，酒大黄 30g，生半夏 20g，丹参 30g，黄柏 20g，赤芍 10g，木香 10g，白芷 10g，丁香 10g，细辛 10g，生石膏 150g，卷柏 50g。诸药研为末，以少许白醋和鸡蛋清调匀，取适量外敷患处体表，治疗胃癌疼痛。

（3）冰片　取冰片 30g，加入白酒或 75% 乙醇 500mL 中密闭备用，用时将药液外涂肝区疼痛部位，每日 10 次。皮肤破溃处禁用。

（4）蟾酥膏　取蟾酥、生川乌、两面针、公丁香、肉桂、细辛、七叶一枝花、红花等 18 味中药制成的中药膏。功能活血化瘀，消肿止痛。适用于癌性疼痛，外敷于癌性疼痛区，每 24 小时换药 1 次，7 天为 1 个疗程。

3. 针灸疗法

（1）针灸疗法的特点　起效快，疗效可靠，无依赖性、成瘾性及戒断性，但持续时间短，对于重度疼痛存在镇痛不全的特点，需要反复针刺，会给患者带来治疗上的痛苦。

（2）穴位选择　主穴选合谷、内关等，肺癌配风门、肺俞、定喘、丰隆等；肝癌、胃癌、胰腺癌配阴陵泉、阳陵泉、阿是穴等；胸痛配丰隆、少府等；胁痛配太冲、丘墟等；腹痛配足三里、三阴交等，并酌配相应背俞穴。

第二节　癌性发热

一、概述

癌性发热（Cancerous fever）也称肿瘤性发热，属于中医学"内伤发热"范畴，是指肿瘤患者出现的与恶性肿瘤有关的非感染性发热，是中晚期恶性肿瘤的常见并发症之一。导致癌性发热的恶性肿瘤，包括霍奇金淋巴瘤、非霍奇金淋巴瘤、软组织肉瘤、急性或慢性白血病和肾癌等。

癌性发热临床多表现为间歇热或者不规则热，体温在 38℃ 左右，甚至 40℃ 以上，应用抗生素无效。最常见的体征是汗出和皮肤红肿，但较少寒战、僵硬。血常规检查一般正常，可有轻度白细胞升高或者贫血。癌性发热患者的组织和尿液中均可分离出致热源，可能为肿瘤细胞释放的致热源细胞因子所致，包括白细胞介素 –1、白细胞介素 –6、肿瘤坏死因子 –α 和干扰素等。

二、诊断

（一）诊断标准

体温超过 37.8℃，每天至少一次，发烧持续时间超过 2 个星期；缺乏感染的证据；

无变态反应的机制，例如药物过敏、输血反应和放射或化疗药物反应等；对发热至少7天内经验性、充足的抗生素治疗无反应；接受萘普生治疗可迅速、完全地解热；体格检查无特殊。

（二）检查方法

1. 影像学检查
影像学检查，包括胸部 X 线片和头部、腹部和骨盆等部位的计算机断层扫描。

2. 实验室检查
实验室检查，包括痰涂片或血、尿、便、骨髓、脊髓液、胸水和局部病变分泌物等的培养。C– 反应蛋白和血沉是常用的非特异性炎症标志物，可作为鉴别感染引起的发热和肿瘤性发热的潜在标志物。

（三）分类

癌性发热根据病因可分为感染性和非感染性发热。

1. 感染性发热
各种病原体如细菌、病毒、真菌、寄生虫等都可引起感染性发热。

2. 非感染性发热
（1）肿瘤 如肾癌、急性白血病、淋巴瘤等各种恶性肿瘤均可引起发热。

（2）物理及化学损害 如化疗中使用博来霉素、柔红霉素、顺铂、干扰素等可引起发热，放疗可引起放射性肺炎、放射性心包炎等导致发热。

（3）变态反应 如输血引起的溶血反应、药物热等。

（4）中枢神经系统转移 如下丘脑侵犯、脑膜癌、脑膜白血病等。

三、治疗

（一）西医治疗

1. 手术
西医治疗中，包括手术在内的抗肿瘤治疗手段均可以控制癌性发热，例如肾癌患者手术切除后，体温可以恢复正常。

2. 化疗
针对肿瘤患者的姑息性化疗可以控制癌性发热，如含有类固醇成分的化疗药物可以通过退热来控制癌性发热。

3. 退热药物
药物如非甾体类抗炎药可以有效地缓解癌性发热，与感染引起的发热相比，癌性发热对乙酰水杨酸和对乙酰氨基酚的反应较小，但对非甾体类抗炎药的反应更显著。萘普生、吲哚美辛、布洛芬、双氯芬酸、罗非西布等，对于癌性发热显示出不同的疗效。萘普生与其他的药物比较显效更快，并且在鉴别癌性发热和非癌性发热时具有诊断价值，有报道指出在癌性发热消退后萘普生即使减低剂量，亦能达到较好的退热效果。

（二）中医治疗

中医学认为，癌性发热属于"内伤发热"范畴。中医治疗癌性发热首先要辨明病因病机以及证候虚实，即辨清因气、血、阴亏虚，还是气郁、湿热、血瘀等引起，根据证候的不同，选择益气、养血、滋阴、解郁、活血、泻热等治法。癌性发热属实者，中医治以解郁，活血，除湿为主，适当配伍清热之品；属虚者则应益气，养血，滋阴，温阳；除阴虚发热适当配伍清退虚热的药物外，其他均以补为主，具体辨证论治如下。

1. 气虚发热

临床表现为身热，热势时高时低，劳后尤甚，伴头晕倦怠，气短懒言，食少便溏，甚则心悸，自汗，舌淡胖有齿痕，脉沉细无力。治当补中益气，甘温除热。方选补中益气汤。药用党参、黄芪、炒白术、炙甘草、炒薏苡仁、茯苓、山药、柴胡、升麻、陈皮等。

2. 阴虚发热

临床表现为发热缠绵不断，以低热多见，五心烦热，午后尤甚，伴有口干咽燥，烦渴欲饮，骨蒸盗汗，痰少质黏，小便短赤，舌质红或有裂纹，舌苔少甚至无苔，或见苔燥无津，脉细数或细数无力。治当滋阴清热。方选青蒿鳖甲汤、清骨散或当归六黄汤加减。药用青蒿、鳖甲、知母、白薇、银柴胡、牡丹皮等滋阴清热；玄参、玉竹、北沙参、麦冬、生地黄、百合、石斛等养阴生津。此外，尚可选用五汁饮，即鲜梨、鲜荸荠、鲜芦根、鲜麦冬、鲜藕等榨汁，以生津润燥，甘寒退热。选用百合、银耳、莲子、乌龟、甲鱼等凉性食材制作的汤羹食疗，也可起到滋阴清热的作用。

3. 热毒炽盛

临床表现为高热不退，体温多在38.5℃以上，伴有面红汗出，咽干口燥，躁动不安，神昏谵语，大便干燥，小便短赤，舌红苔黄，脉数。治当清热解毒。方选黄连解毒汤、清瘟败毒饮、白虎汤、竹叶石膏汤等加减。药用黄连、黄芩、黄柏、生石膏、知母、竹叶、栀子、金银花、连翘、蒲公英、紫花地丁、半枝莲、白花蛇舌草、山慈菇等。

4. 湿热蕴结

临床表现为身热不扬，汗出不退，伴有头身困重，纳呆呕恶，口苦咽干，大便黏滞不爽，小便短赤，舌红苔黄腻，脉滑数。治当清热化湿。方选三仁汤、甘露消毒饮或茵陈蒿汤等加减。药用杏仁、白蔻仁、薏苡仁、茵陈、通草、滑石、厚朴、半夏、茯苓、猪苓、泽泻等。若湿热蕴结于肝胆，可用柴胡疏肝散合茵陈蒿汤加减；若湿热下注膀胱，可用八正散加减；若湿热下注胞宫，可用易黄汤加减。

5. 毒瘀互结

临床表现为但热不寒，局部有肿块，固定不移，面色暗黑，舌质紫暗或有瘀斑、瘀点，脉弦细或细涩。治当活血化瘀。方选血府逐瘀汤、膈下逐瘀汤或身痛逐瘀汤等加减。药用桃仁、当归、赤芍、川芎、生地黄、牡丹皮、三棱、莪术、牛膝、茜草、柴胡、香附、丹参、水蛭、地龙、牛膝等，行气活血；枳实、石见穿、鳖甲、海藻、山慈菇等，软坚散结，消散肿块。

6. 肝经郁热

临床表现为低热或潮热，易受情绪影响，口苦咽干，伴有心烦易怒，胸胁胀闷，喜叹息，舌红苔黄，脉弦或弦数。治当疏肝清热。方选丹栀逍遥散或小柴胡汤加减。药用柴胡、牡丹皮、炒白术、黄芩、茯苓、当归、清半夏、白花蛇舌草等。

四、康复

（一）西医康复

1. 一般措施

保证病室温湿度适宜，环境安静，空气流通，减少探视，鼓励患者多休息，减少活动。

2. 口腔护理

高热患者由于唾液分泌减少，口腔黏膜容易干燥，容易出现口唇干裂、口干等情况。应保持口腔清洁，协助患者漱口，以减轻口唇干裂，防止口腔感染。

3. 饮食护理

饮食宜清淡，选用易消化、高热量，高维生素，高蛋白质的流质或半流质食物。高热时，鼓励患者多饮水，不能进食者予以静脉输液或鼻饲，以补充水、电解质和营养物质等。

4. 皮肤护理

高热患者在退热过程中会大量出汗，应当及时擦干汗液，更换衣物，保持皮肤的清洁干燥。对长期持续高热者，协助其改变体位，防止褥疮、肺炎等并发症。

5. 物理降温

临床上常用局部冷敷和全身疗法。

（1）局部冷敷　如将冰袋置于前额、腋下及腹股沟等处，通过冷传导的方式起到散热的作用；或用湿冷毛巾敷于额部，同时用温水湿毛巾或酒精加一半水，擦拭颈部、四肢、腋窝、腹股沟等处。本法适用于体温39℃以下的患者。

（2）全身疗法　可用乙醇擦浴、温水擦浴、冰水灌肠等方式。乙醇擦浴一般选用25%～35%的乙醇，擦患者腋窝、腹股沟等血管丰富处，禁擦胸前区、腹部、后颈和足底，以免引起不良反应。温水擦浴，采用32℃～34℃的温水进行全身擦浴，以促进散热，适用于体温在39℃以上的患者。

6. 药物降温

应用退热药物后应注意观察患者的不良反应，对年老体弱及小儿更要加强监护，警惕因大量液体丢失，导致的虚脱或休克，对原因不明的发热不要轻易使用药物降温。药物降温30分钟后应测量体温，并做好记录。

7. 病情观察

严密观察患者的体温、脉搏、呼吸、血压、神志等变化。高热患者每 4 小时测体温、脉搏，必要时可重复测量，并做好记录。应注意观察患者的面色、呼吸、血压、食欲、出汗情况等，询问是否伴随寒战、皮疹、疼痛加剧等情况。观察患者的饮水量、食物摄入量、尿量及体重等的变化，以及皮肤弹性情况，并做好记录。对于高热伴呼吸困难者给予氧气吸入，并随时监测动脉血气的变化。

（二）中医康复

1. 常用中成药

用于癌性发热的常用中成药包括安宫牛黄丸、紫雪丹、局方至宝丹等。使用之前，应详细了解其功能主治，把握适应证对症用药，才能收效。

（1）安宫牛黄丸　牛黄、水牛角浓缩粉、麝香、珍珠、朱砂、雄黄、黄连、黄芩、栀子、郁金、冰片等。功效为清热解毒，镇惊开窍。主治热病，邪入心包，高热惊厥，神昏谵语。

（2）紫雪丹　石膏、寒水石、滑石、磁石、玄参、木香、沉香、升麻、甘草、丁香、芒硝、硝石、水牛角浓缩粉、羚羊角、麝香、朱砂等。功效为清热解毒，止痉开窍。主治热病，高热烦躁，神昏谵语，惊风抽搐，斑疹，尿赤便秘。

（3）局方至宝丹　水牛角浓缩粉、牛黄、玳瑁粉、琥珀粉、麝香、安息香、朱砂、雄黄、冰片等。功效为清热祛痰，开窍镇惊。主治温邪入里，逆传心包引起的高热惊厥，烦躁不安，神昏谵语。

（6）清开灵注射液　牛黄、水牛角、珍珠母、黄芩、栀子、板蓝根、金银花等。功效为清热解毒，豁痰通络，醒脑开窍。适用于热毒炽盛之癌性发热。

2. 针灸疗法

大椎穴，具有泻热，强卫固表，调和阴阳的作用。针刺大椎、曲池、合谷、鱼际、外关等穴，能够发汗解热，治疗癌性发热；亦可在大椎穴处进行常规消毒，用三棱针在穴位处浅刺放血 1 ～ 2mL，以达到烧退热解的效果。

第三节　凝血功能障碍

一、概述

恶性肿瘤常因肿瘤细胞表达的凝血因子，如促凝血蛋白、微粒、纤溶蛋白等使细胞表面凝血活性增加从而激活凝血系统；其次，由于恶性肿瘤本身或放化疗引起的低度弥漫性血管内凝血（DIC）或静脉血栓栓塞，导致肺部、胰腺和胃肠道等肿瘤患者更易出现高凝状态，肿瘤细胞对凝血和纤溶系统的激活促进了肿瘤的侵袭和转移；此外，肿瘤组织压迫邻近血管影响静脉血流，诱导炎性细胞因子的产生而导致凝血功能改变，主要表现为高凝，也有部分肿瘤（急性白血病）患者表现为低凝。呼吸系统肿瘤（肺癌）、消化系统肿瘤（胃癌、肝癌）、血液系统肿瘤（急性早幼粒细胞白血病、多发性骨髓瘤）、其他系统肿瘤（黑色素瘤、乳腺癌）等 50% 以上常见恶性肿瘤患者的凝血功能均会发生相应变化。因此，明确凝血功能变化对抗凝或止血药物的使用尤为重要。另外，凝血功能指标的变化对恶性肿瘤患者的预后评估有一定价值。肿瘤细胞在转移过程中，一方面可浸润血管壁入血形成转移灶，另一方面破坏血管内皮基底膜，导致其抗血栓能力下降，促进血液的高凝状态。高凝状态下的机体，由于血液的黏稠度增高，导致正常组织的血流灌注减少，出现一系列代谢障碍，从而有利于肿瘤细胞的生长和浸润。

二、诊断

（一）评估

恶性肿瘤引起的凝血级联改变可发展为明显的血栓形成，甚至 DIC，从而导致患者死亡，因此通过凝血功能指标变化可早期预测某些肿瘤的恶性进展，尽早对患者进行病理检查或影像学分析，减少血栓及出血等并发症的发生，改善患者预后。另外，可针对不同肿瘤患者凝血功能的变化，采用个体化的治疗方案，争取治疗效果达到最佳。故而，将凝血酶原时间（PT）、部分凝血活酶时间（APTT）、纤维蛋白原（FIP）、血小板计数（PLT）和 D- 二聚体（DD）等纳入全面而准确的系统，以评估凝血及纤溶系统基本状态。

肺癌、肝癌、胰腺癌、胃肠癌、乳腺癌等患者，常有血栓形成、高凝状态和纤溶亢进、APTT 明显缩短、PT 延长、PLT 增加、FIB 水平升高、DD 水平明显升高等情况，尤其是 DD 可作为血液高凝状态的主要监测指标以及血栓栓塞事件的临床预测指标。恶性肿瘤患者的血栓事件好发部位为下肢深静脉，随着病程的进展，当 DD ≥ 1.44μg/mL 时血栓事件的发生率增高，此时给予低分子肝素的抗凝治疗可以预防血栓事件的发生，改善患者生活质量；而当 DD < 1.44μg/mL 时可以定期随访。对于肿瘤相关的 DIC 患者，血小板计数可中等程度减少或迅速减少，部分恶性肿瘤患者的基础血小板计数较高，即使血小板出现下降，可能仍在正常范围，有时血小板计数下降是 DIC 唯一的征兆，但因血小板计数正常，常被临床忽视。肿瘤相关的 DIC 患者 PT、APTT 可能不延长，尤其是凝血因子水平仅有中等强度下降的亚临床型 DIC；而恶性肿瘤患者 F Ⅷ水平会应激性升高，升高的 F Ⅷ会导致 DIC 早期 APTT 缩短。高凝型肿瘤相关 DIC 患者的血浆纤维蛋白原水平很少降低，但纤溶亢进型 DIC 患者的纤维蛋白原常表现为迅速下降，这种特征性凝血异常的发生率大约为 60%。所有类型肿瘤相关的 DIC 出现纤维蛋白原迅速下降均预测高出血风险，应输注纤维蛋白原代用品，将 Fib 提升到正常阈值水平预防出血。肿瘤相关 DIC 中，DD 升高是过量凝血酶生成和纤溶亢进的指标。纤溶亢进型 DIC 常出现 DD 升高，经合适的治疗 DD 会下降；高凝型和亚临床型 DIC 中 DD 升高，不同患者存在较大差异。需要强调的是 DD 动态升高相对于 DD 绝对值升高对诊断 DIC 更有意义。

（二）分类

凝血功能障碍分为遗传性和获得性两大类。

1. 遗传性凝血功能障碍

遗传性凝血功能障碍一般是单一凝血因子缺乏，多在婴幼儿期即有出血症状，常有家族史。遗传性凝血功能障碍性疾病较为罕见，包括血友病 A、血友病 B 等。主要临床表现为自发性或外伤性出血，手术风险大，为外科手术的禁忌证。

2. 获得性凝血功能障碍

获得性凝血功能障碍较为常见，与先天性凝血功能障碍相对而言，是后天因素导致的凝血功能障碍。由于凝血功能障碍，患者会出现一系列出血的症状。患者往往有多种凝血因子的缺乏，多发于成年人，临床上除出血外尚伴有原发病的症状及体征。后天性凝血功能障碍常见的疾病如下。

（1）维生素 K 缺乏症　各种原因导致的维生素 K 浓度不足，与维生素 K 相关的凝血因子密度下降，导致凝血功能障碍，常常会引起内源性凝血途径以及外源性凝血途径功能障碍，出现一系列中毒的症状，常见的有鼠药中毒引起的获得性凝血功能障碍。

（2）其他疾病　其他疾病引起的弥散性血管内凝血，如严重感染、严重创伤等，都会由于各种原因引起继发性弥散性血管内凝血，导致凝血因子减少或缺乏，最终也出现获得性凝血功能障碍。

三、治疗

（一）西医治疗

对遗传性出血性疾病，目前尚缺乏根治措施，基因治疗尚未普遍应用，应强调预防外伤，必须手术时需补足缺乏的凝血因子，保证手术中、结束后不发生出血，直至伤口愈合为止。现已有基因工程合成的凝血因子可利用，临床应用较安全。

止血治疗必须针对性选择，避免滥用止血药，大致分为血管性、血小板性出血，可应用压迫止血、改善血管通透性、药物免疫抑制剂、补充血小板等方法。

出现了凝血功能障碍，首先要做血常规和凝血常规检查，同时完善肝功能、腹部彩超等检查。询问患者是否有服药史或毒物接触史，明确凝血功能障碍的原因，然后给予对症治疗。如血友病患者出现的凝血功能障碍，就可予以补充血浆、冷沉淀或生物合成的凝血因子等治疗，老鼠药中毒就要补充血浆和维生素 K 治疗等。

1. 补充凝血因子

对血友病出血的治疗原则是补充所缺乏的凝血因子，使其血浆凝血因子浓度提高到止血水平。一般可用新鲜血浆，严重出血者必须外科手术，心力衰竭者宜用抗血友病球蛋白浓缩剂、冷沉淀物或凝血酶原复合物浓缩剂（含因子Ⅸ、Ⅹ、Ⅶ、Ⅱ）等。

2. 1- 去氨基 -8-D 精氨酸加压素（DDAVP）

DDAVP 是一种在结构上与天然垂体后叶激素——精氨酸加压素类似的新型止血药

物，一种人工合成的抗利尿激素的同类物质，有抗利尿及动员体内贮存凝血因子Ⅷ的作用，主要用于轻症血友病患者，临床常用 0．3 ～ 0．5μg/kg 加入生理盐水 20 ～ 30mL 静脉注射，也可用高浓度 1μg/kg 滴鼻用，每 12 小时一次即可。

3. 抗纤溶剂

抗纤溶剂能保护已形成的血凝块不溶解，可用于口腔伤口及拔牙时止血，抗纤溶剂往往与补充疗法并用，常用 6- 氨基己酸 4 ～ 6g 每日 4 次，日总量 20 ～ 25g，至拔牙术后 72 ～ 96 小时。也可用对氨甲苯酸（PAMBA）每次 100 ～ 200mg 加入葡萄糖液内静脉推注或滴注。止血环酸应注意引起血尿，在尿道内形成小血凝块可致尿路阻塞的危险。

4. 局部止血

深部组织血肿和关节出血应避免活动，卧床休息，将患肢置于舒服位置。反复出血者应注意置肢体于功能位置，局部用冰袋或绷带压迫、固定。出血停止，局部血肿消失后可适当活动。

（二）中医治疗

凝血功能障碍往往表现为皮下瘀斑、不同部位的出血等症状，一般归"血瘀证""血证"范畴。血瘀证指体内有血液停滞，包括离经之血积存体内，或血运不畅，阻滞于经脉脏腑。肿瘤患者体内常痰瘀、水湿、浊毒互结，影响气血正常运行，血行不畅则血脉瘀阻，或气虚失摄、血热妄行等原因致血离经脉，滞于体内形成瘀血。血证是由多种原因，致血液不循常道，或上溢于口鼻诸窍，或下泄于前后二阴，或渗出于肌肤所形成的疾患。其病机可以归结为火热熏灼，迫血妄行及气虚不摄，血溢脉外。正如《景岳全书·血证》曰："血本阴精，不宜动也，而动则为病。血主荣气，不宜损也，而损则为病。盖动者多由于火，火盛则逼血妄行；损者多由于气，气伤则血无以存。"

从证候的虚实而言，由火热亢盛所致者，属实证；由阴虚火旺及气虚不摄所致者，则属虚证。实证和虚证虽病因病机不同，但在疾病发展变化的过程中，常发生虚实间的相互转化。如开始为火盛气逆，迫血妄行，但出血之后，则导致阴血亏损，虚火内生；或因出血过多，血去气伤，以致气虚阳衰，不能摄血。因此，阴虚火旺及气虚不摄，既是引起出血的病理因素，又是出血所导致的结果。此外，出血之后已离经脉而未排出体外的血液，留积体内，蓄结而为瘀血，瘀血又会妨碍新血的生长及气血的正常运行。治疗时，血瘀证重在活血化瘀，血证重在治火、治气、治血，并根据证候虚实的不同，实证当清热泻火、清气降气或凉血止血、祛瘀止血；虚证当滋阴降火、补气益气或收敛止血分别治之。

1. 血热妄行

临床表现为出血，血色鲜红，伴发热，烦渴，胃痛，胸痛，口苦咽干，尿黄赤，大便秘结，舌红苔黄，脉数。治当清热凉血止血，方选犀角地黄汤加减。药用水牛角、生地黄、赤芍、牡丹皮、石膏、知母、小蓟、白茅根、地榆等。口渴甚，加天花粉、玄参等，以清热生津止渴；肿瘤伴脓性分泌物，加蒲公英、鱼腥草、薏苡仁等，以解毒排脓；出血明显，加三七、茜草等，以活血化瘀止血。

2. 瘀血阻络

临床表现为血色紫暗，面色晦暗，皮肤瘀斑，伴有胸腹刺痛，痛有定处，拒按，或触及肿块，时有低热，舌紫暗有瘀点，苔薄白，脉细涩或弦紧。治当化瘀通络止血，方选膈下逐瘀汤合失笑散加减。药用乌药、桃仁、赤芍、香附、红花、延胡索、牡丹皮、蒲黄、五灵脂、枳壳、薏苡仁、白花蛇舌草等。血尿加白茅根、三七、茜草等，以凉血化瘀；肿块明显加莪术、三棱等，以消癥散结；胸胁满闷疼痛加夏枯草、白芍等，以柔肝止痛。

3. 毒火伤络

临床表现为咯血，尿血，吐血，齿衄，肌衄，血色紫红，伴高热烦躁，咽干烦渴，舌绛苔黄厚，脉实大。治当解毒降火止血，方选黄连解毒汤加减。药用黄连、黄芩、黄柏、栀子、小蓟、棕榈炭、紫草、仙鹤草等。心烦，夜寐不安者，加郁金；大便秘结，加生大黄通腑泄热；阴伤较甚，口渴者，加天花粉、石斛、玉竹等，以养胃生津；出血明显，加白茅根、仙鹤草、藕节等，以凉血止血。

4. 脾不统血

临床表现为久病尿血，甚或兼见齿衄、肌衄、便血、崩漏等，伴腹痛气短，肢冷喜暖，食少，体倦乏力，气短声低，面色不华，舌质淡，脉细弱。治当补气摄血，方选归脾汤加减。药用党参、茯苓、白术、当归、黄芪、酸枣仁、远志、龙眼肉、木香、灶心土、阿胶、仙鹤草、槐花、甘草等。气虚下陷且少腹坠胀者，加升麻、柴胡等，以益气升阳；兼肾气不足见腰酸膝软，加山茱萸、菟丝子、续断等，以补益肾气。

5. 精髓亏虚

临床表现为鼻衄，齿衄，肌衄，尿血，皮肤瘀斑瘀点，面色无华或苍白，头目眩晕，咽干口燥，五心烦热，失眠多梦，潮热盗汗，腰膝酸软，时有发热不退，神志昏蒙，口舌燥裂，大便秘结，舌质绛红，舌苔少或剥脱，脉细数或细弱。治当补肾填髓，方选大补阴丸加减。药用熟地黄、黄柏、知母、龟板（可用龟板胶替代）、猪脊髓适量（可单独蒸煮，与本方同时食用，也可以食疗方式食用）。毒瘀壅盛者，加虎杖、白花蛇舌草、半枝莲、丹参、桃仁、红花等；胁下癥积坚硬不移，加三棱、莪术、地龙、鳖甲等；颈项痰核、瘰疬，加半夏、胆南星、浙贝母、玄参等；自汗盗汗者，加煅龙骨、煅牡蛎等。

四、康复

（一）西医康复

首先，保持病室环境的安全整洁，落实防止磕碰或摔倒的安全措施，如将桌角用软布进行包裹、地板防滑、指导患者穿防滑鞋、夜间照明灯应清楚、拉起床旁护栏等。患者移动时，动作轻柔，避免牵拉。

其次，尽量避免侵入性操作，如血管穿刺、导尿、灌肠、注射等。如不可避免，应增加按压止血的时间至 10 ～ 15 分钟，注意观察局部渗血情况。穿刺时，尽可能选择小号针头，避免使用止血带。留置各种导管时，应充分润滑导管，尽量选择小号导管，加强观察。导管穿刺部位更换敷料或拔除导管后，应按压穿刺点至少 10 ～ 15 分钟，防止出血，必要时在穿刺点放置明胶海绵加压止血。避免使用可能引起出血的药物，如非甾体类抗炎药、活血化瘀中药等。

对于出血的控制，首先患者应绝对卧床休息，保持镇静，必要时遵医嘱给予镇静剂。给予患者心理支持，缓解其焦虑、恐惧的心理，降低组织耗氧量。再次，协助患者采取舒适的体位，咯血时患者应采取头低足高患侧卧位，保持呼吸道通畅，防止气道阻塞，必要时予吸引器吸出口腔及气道内的血块；呕血患者应采取侧卧位，头偏向一侧防止误吸。然后，立即建立静脉通道，遵医嘱输血、输液，配合医生的止血措施。局部出血可给予压迫止血或局部冰敷，抬高患肢，遵医嘱给予抗凝剂、凝血因子、成分输血或抗纤溶药物等治疗。给予患者氧气吸入，保证重要组织器官的供氧。准备好抢救物品及药品，一旦出现失血性休克等严重并发症时，立即配合医生进行抢救。当患者出现持续、多部位的出血或渗血，特别是手术伤口、穿刺点和注射部位的持续性渗血，是发生DIC 的特征，应警惕 DIC 的发生，注意观察出血的部位、范围及其严重程度等，常见的出血有黏膜出血、消化道出血、泌尿道出血等。最后，密切监测患者生命体征，观察尿液量、颜色及性状等，做好护理记录。

（二）中医康复

1. 中药内服

单味药治疗消化道出血，如大黄粉 3 ～ 15g，每日 4 ～ 6 次，口服；白及粉 5 ～ 10g，每日 2 次，口服。

2. 中药外治

中药外用治疗鼻出血，如局部云南白药止血；棉花蘸青黛粉塞入鼻腔止血；用湿棉条蘸塞鼻散（百草霜 15g，龙骨 15g，枯矾 60g）塞鼻。

3. 针灸疗法

（1）消化道出血 取中脘、建里、梁丘、足三里、地机等，肝火犯肺加行间，胃热炽盛加内庭，脾不统血加灸隐白。予以毫针刺，泻法。

（2）咯血 取中府、肺俞、孔最、尺泽等，瘀毒阻肺加大椎、少商等，肝火犯肺加行间、太溪等，阴虚火旺加鱼际、太溪等，气血亏虚加气海、膈俞等。

（3）尿血 取关元、中极、三阴交、金门等，肾阴亏虚加太溪、然谷等，瘀毒蕴结加血海、蠡沟等，湿热下注加阴陵泉、行间等。予以毫针刺，泻法。针灸治疗每日 1 ～ 2 次，每次留针 30 分钟。

4. 饮食疗法

（1）旱莲草粳米粥 取旱莲草 10g，白茅根 15g，粳米 50g。旱莲草、白茅根加水煎取药汁 400mL 备用。粳米淘洗干净，加药汁和适量清水，置武火上煮开，文火煮至粥成即可。每日分 2 次趁热空腹食用，3 日为 1 疗程，间断服用。有凉血止血，滋阴益肾之功，适用于阴虚血热之各种出血，脾胃虚寒者不宜久服。

（2）蒲黄灵脂鸡 取乌骨鸡1500g，蒲黄、五灵脂各10g，葱、姜、料酒等调料适量。五灵脂研末，与蒲黄一同装入纱布袋中备用。乌骨鸡去毛及内脏，清水洗净，放入沸水锅中焯一下，与药袋一并放入砂锅，加适量清水大火煮沸，加入调料，小火煨煮至乌骨鸡烂熟。本方既补又通，作用平和，无峻攻蛮补之弊，善于理血补虚，有活血止痛之功，凡瘀血、出血、血虚等血分之证均可酌情选用，对于各种疼痛，舌质紫暗，舌边有瘀斑，脉涩的肿瘤患者尤其适用，孕妇忌服。

第四节　积液

一、恶性胸腔积液

（一）概述

恶性胸腔积液，大多数病例可以在胸腔积液中找到恶性肿瘤细胞，如果胸腔积液伴纵隔或胸膜表面转移性结节，无论在胸腔积液中能否找到恶性肿瘤细胞，均可以诊断恶性胸腔积液。临床所见的大量胸腔积液大约40%是由恶性肿瘤引起，最常见的为肺癌、乳腺癌和淋巴瘤等。肿瘤类型在男性和女性之间有一定差异，男性常见为肺癌、淋巴瘤、胃肠道肿瘤等；女性常见为乳腺癌、女性生殖道肿瘤、肺癌、淋巴瘤等。

（二）诊断

1. 胸部 X 线检查

少量积液时肋膈角变钝；中等量积液，肺野中下部呈均匀致密影，呈上缘外高内低的凹陷影；大量积液患侧呈致密影，纵隔向健侧移位。肺下积液出现膈升高假象，侧卧位或水平卧位投照可确定。叶间包裹积液时，在胸膜腔或叶间不同部位，有近似圆形、椭圆形的阴影，侧位片可确定部位。

2. 胸腔积液检查

胸腔积液可根据积液的色泽、性状、比重、黏蛋白定性试验、细胞计数分类、涂片查病原菌，糖、蛋白测定等初步判断是渗出液还是漏出液。比重＞1.018，白细胞计数＞100×10^6、蛋白定量＞30g/L，蛋白定量/血清蛋白定量＞0.5，乳酸脱氢酶/血清乳酸脱氢酶＞0.6，乳酸脱氢酶量＞200u/L为渗出液。在恶性胸腔积液患者中，大约60%的患者第1次送检标本中就能查到癌细胞，如果连续3次分别取样，则阳性率可达90%。应当注意淋巴瘤患者的胸腔积液细胞学检查不可靠。

3. 超声波探查

超声检查能较准确选定穿刺部位，对诊断、鉴别诊断有帮助。

4. 胸膜活检

经上述各种检查难以明确诊断时，可行胸膜活检。肿瘤常累及局部胸膜，其胸膜活检阳性率约为 46%，胸腔积液细胞学联合胸膜活检可使诊断阳性率达到 60% ～ 90%。

5. CT、MRI 检查

CT、MRI 对胸膜间皮瘤引起的胸腔积液有诊断价值。

（三）治疗

1. 西医治疗

（1）病因治疗　积极治疗原发病。

（2）排除积液　少量积液可不处理待其自然吸收，中等量以上积液有压迫症状，应行胸腔穿刺抽出积液，每周 2 ～ 3 次。抽液量不宜过多过快，防止发生胸膜性休克及同侧扩张性肺水肿。

（3）药物注入　癌性胸膜炎可注入抗癌药物，或在彻底引流后注入四环素，产生化学性刺激造成粘连，以减轻恶性胸腔积液的增长过快造成的压迫症状。

（4）胸膜腔插管引流　恶性胸腔积液反复抽吸效果不佳时，可插入细导管行闭式引流，约 72 小时内争取彻底引流后，再注入药物。

（5）手术　保守治疗无效的患者，可考虑外科手术治疗，行胸膜粘连术。

2. 中医治疗

恶性胸腔积液，根据其临床表现属于中医学"悬饮"范畴。《金匮要略·痰饮咳嗽病脉证并治》曰："饮后水流在胁下，咳唾引痛，谓之悬饮。"《素问·至真要大论》曰："诸病水液，澄澈清冷，皆属于寒。"中阳素虚，脏气不足，是其发病的内在病理基础，多因肿瘤内结，癥瘕积聚迁延日久，致肝、脾、肾功能失调，若阳气虚衰，气不化津，则阴邪偏盛，水湿不化，实者愈实，故本虚标实，虚实交错，为本病的主要病机特点。其发病原因，可由于秽毒之气滞于体内，损伤正气，脏腑功能失调，致气血津液运行不利，导致痰浊瘀毒聚结，邪流胸胁，阻滞三焦，水饮积结，发为胸水。

治疗恶性胸腔积液多使用攻邪逐水、温阳利水等法，并据其脏腑功能情况和胸水情势的缓急而予辨证治疗。早期以攻逐水饮、标本兼治为主，晚期以扶益正气为主，或攻补兼施。恶性腹腔积液病机复杂，是一种本虚标实、虚实夹杂的病证，治疗上应谨守病机，辨明虚实，分清气结、血瘀、水停之主次，攻补兼施。实证常散寒、清热、行气、化瘀，虚证常健脾、养肝、滋阴等。

（1）饮停胸胁　临床表现为咳唾引痛，呼吸困难，咳逆气喘，息促不能平卧，或仅能偏卧于停饮的一侧，病侧肋间胀满，甚则可见偏侧胸廓隆起，舌苔薄白腻，脉沉弦或弦滑。治当逐水祛饮，降气化痰。方选椒目瓜蒌汤合十枣汤加减或控涎丹。药用葶苈子、桑白皮、瓜蒌皮、苏子、杏仁、枳壳、川椒目、茯苓、泽泻、车前子、马鞭草、白芥子、法半夏、刺蒺藜、泽兰、甘遂、大戟、芫花等。胸痛甚者，酌加郁金、延胡索、白芍、赤芍、丹参等，以活血行气，缓急止痛；低热起伏者，酌加金银花、连翘、鱼腥草、败酱草、黄芩等，以清热解毒；咳血者，酌加仙鹤草、黛蛤散、白茅根、藕节、生地黄等，以凉血止血；咳痰黏稠者，加淡竹沥、莱菔子等，以化痰止咳。

（2）阴虚内热　临床表现为胸水伴呛咳时作，咯吐少量黏痰，口干咽燥，或午后潮热，颧红，心烦，手足心热，盗汗，或伴胸胁闷痛，形体消瘦，舌质偏红，少苔，脉细数。治当滋阴清热，方选沙参麦冬汤合泻白散加减。药用沙参、麦冬、玉竹、白芍、天花粉、桑白皮、地骨皮、桑叶、枇杷叶、甘草等。潮热加鳖甲、功劳叶等，以清虚热；咳嗽咳痰加百部、川贝母等；胸胁闷痛，加瓜蒌皮、枳壳、广郁金、丝瓜络等，以化痰通络；积液未尽，加牡蛎、泽泻等，以利水化饮；兼气虚、神疲、气短、易汗者，加太子参、黄芪、五味子等，以补气助肺。

（四）康复

1. 西医康复

西医康复，首先是严密观察生命体征的变化，鼓励患者下床活动，增加肺活量。引流管护理方面，一是向患者解释引流的目的和注意事项，消除紧张心理。二是协助患者取半卧位，利于呼吸和积液引流。化疗后指导或协助患者间断变换体位，每小时1次，以利于化疗药物的均匀吸收。给予吸氧，鼓励患者有效咳嗽，积极排痰，维持肺部张力。三是严密观察穿刺点周围有无渗液，贴膜有无松动，引流是否通畅，妥善固定引流装置，水封瓶液面低于引流管胸腔出口平面，避免逆行感染，定时挤压，以免管口堵塞。四是每日更换胸腔闭式引流瓶，严格无菌操作，保持密封。五是观察并记录引流液的量、颜色、性状、水柱波动等。如引流管滑脱，立即捏紧伤口处皮肤，通知医生进一步处理。

2. 中医康复

（1）中药外治　①抗癌消水膏外治恶性胸腹腔积液：取黄芪、桂枝、莪术、牵牛子、老鹳草等各5g，置入药盒中，加水5mL及冰片溶液约2mL（冰片10g，溶入75%医用酒精内），充分搅拌至膏状。取药膏10g，纳入大小约9×12cm的无纺膏药布内，厚度约为5mm。患者局部皮肤清洁消毒，将上述无纺膏药布贴于恶性积液患侧在体表的投射区域，轻压边缘，使其与患者皮肤充分贴紧，促进药物吸收。根据胸腹腔积液的分度标准，少量积液贴1贴即可，中量或大量积液贴2～4贴，每日换药1次，2周为一疗程。②散积贴外治恶性胸腹腔积液：取生川乌、生大黄、甘遂、白芷各30g，加水浓煎至200mL，取药液和面粉适量成湿润饼状，按积液部位大小敷于体表对应皮肤，妥贴固定。每日4小时，7天为一疗程，持续1～3个疗程。

（2）针灸疗法　取膏肓、肺俞、脾俞、肾俞、肝俞、三焦俞等。胸痛加膻中、内关等，痰中带血加鱼际，咯血加阴郄、地机等，浮肿、小便不利加中极，神疲畏寒加关元、命门等，腹水明显加神阙，隔甘遂末灸3壮。常规针刺，平补平泻为主，虚证加灸。局部取穴为主，远部取穴为辅，胸背部穴位不宜深刺。

（3）饮食疗法　指导患者进食软饭或半流食，食物清淡易消化，性宜平和。脾阳虚者，当健脾利湿；饮停胸胁者，当泄水逐饮；络气不和者，当消饮活血祛瘀；阴虚者，当滋阴清热，可选用赤小豆、薏苡仁、冬瓜、芹菜、紫菜、红枣、桂圆、鲤鱼等健脾利湿行水的食物；饮邪盛时应限制饮水量，忌食油腻、煎炸、黏滑等食物，尽量少食或不食酸性食物。

二、恶性心包积液

（一）概述

恶性肿瘤引起的心包腔液体过度积聚，称为恶性心包积液。恶性肿瘤进展时侵犯心脏并非少见，其发生率在恶性肿瘤尸检患者为 10% ～ 15%，最高可达 21%。原发灶以支气管肺癌、纵隔肿瘤多见，结缔组织病、红斑狼疮也可引起。目前，艾滋病成为心包积液的一个重要原因。如出现心包填塞症即属急症，应紧急处理。

（二）诊断

1. 一般检查

（1）胸部 X 线检查　对诊断帮助很大，常可见心影、纵隔或肺门异常，并提示或证实恶性心包积液的存在，但积液 < 250mL 时，胸片常难以发现异常。心血管造影术可明确显示心影外围有无异常增厚及其程度，对可疑癌性缩窄性心包积液具有诊断价值，CT 或 MRI 检查均为最灵敏检查，不仅可发现其他检查难以明确的心包积液，还可发现转移灶部位。

（2）心电图检查　恶性心包积液或癌性心包炎的心电图可显示心动过速、期前收缩以及心电交替。

（3）超声检查　超声心动图为最简便、最有价值的检查方法，二尖瓣前叶活动不正常可为诊断心脏压塞症的依据，罕见假阳性；如不是心包积液，则可能为肿瘤浸润包裹心脏所致，二维超声显示：心包壁层及心外膜层增厚（> 3mm），回声明显增强；两层间有较低或强弱不等的回声，有这两点，即可诊断心包积液。

2. 特殊检查

特殊检查，如诊断性心包穿刺术，恶性心包积液常为渗出性或血性，血性心包积液送检细胞阳性率较高，尤其肺癌患者占绝大多数，但阴性并不能排除恶性心包积液，应注意减少甚至避免穿刺引起的猝死和并发症的发生。

（三）治疗

1. 西医治疗

恶性心包积液的治疗不取决于心包积液量的多少，而取决于其临床表现。

（1）心包穿刺　心包穿刺的适应证为发绀、呼吸困难或休克样综合征，以及意识障碍、周围静脉压升高至 1.27kPa 以上、脉压下降至 2.67kPa 以下、测定脉压改变已超过脉压大部分以上等。心包穿刺和导管引流术的基本操作与诊断性心包穿刺相同，在抽出 50 ～ 100mL 心包积液后，奇脉、心电交替和周围静脉压应有所改善，其临床症状的进一步改善有待心包积液的进一步排除。保守治疗，即反复心包抽液或短期导管引流，对一些患者可获得暂时疗效，但心包填塞症常可在 48 ～ 72 小时内复发，除非延长使用心包导管引流，或可有 3% 的患者能较长期缓解，因此需综合应用其他治疗手段。

（2）化疗　对化疗敏感的肿瘤且心包积液发展缓慢者，全身化疗一定时间后获得肿瘤缩小及减少心包液的产生，即可缓解恶性心包积液的临床症状。对肺小细胞癌、淋巴瘤及乳腺癌等，常可取得部分的完全缓解和部分缓解。

（3）放疗　放射性核素 198 金（Au-198）、32 磷（P-32）和 90 钇（Y-90）进行心包内注射控制恶性心包积液。经用 32P 稀释于生理盐水在心包导管引流后注入心包，大部分的患者经治疗后恶性心包积液未再出现，然因放射性排出物的处理和费用较高是存在的问题，不便广泛开展，也难以总结进一步的结论。外照射治疗可使半数恶性心包积液得到控制，由于心脏的耐受剂量为 35 ～ 40Gy，少部分肺癌和大部分乳腺癌患者的恶性心包积液可获得明显好转。

（4）硬化剂治疗　心包内注入硬化剂，目的在于使心包壁层与脏层粘连，常用的药物有四环素、博莱霉素、氮芥、氟尿嘧啶、丝裂霉素、塞替派、磷酸铬或滑石粉等。有半数患者可明显减少心包积液的产生，其副作用有恶心、轻度胸痛及短暂发热等。

（5）手术　手术治疗为恶性心包积液经常采用的方法，采取何种手术方法应从安全和疗效考虑，依据患者的体力状况、病变范围、预期生存期、所选手术的可能死亡率和并发症等而定。

2. 中医治疗

根据恶性心包积液的临床表现将其归属于中医学"心水""痰饮"范畴。肿瘤日久，病及心包；或肺脾肾三脏功能失常，三焦水道气化功能失调，致饮邪内停，水凌于心，阻遏心阳；或久病气滞血瘀，心脉瘀阻，血瘀水停，水瘀互结，均能导致心包积液，心包压塞。

（1）水饮内停　临床表现为心悸胸闷，眩晕气短，神疲纳呆，面色苍白，甚则不能平卧，大汗淋漓，四肢厥冷，舌淡苔白，脉沉细无力，甚则脉微欲绝。治当温补心阳，化气行水。方选参附汤合苓桂术甘汤加减。药用红参、熟附子、茯苓、桂枝、白术、陈皮、制半夏、生姜、炙甘草等。兼肺气不宣，肺有水湿者，表现为胸闷、咳喘，加杏仁、前胡、桔梗等以宣肺，加葶苈子、五加皮、防己等以泻肺利水；兼见纳呆食少，加山楂、麦芽、神曲、鸡内金等以健脾和胃。

（2）血瘀心包　临床表现为心悸怔忡，心胸憋闷或刺痛，唇甲青紫，唇舌发绀，甚则肢厥神昏，舌暗红或见瘀斑，脉细涩或结代。治当活血祛瘀，通阳利水。方选血府逐瘀汤合黄芪桂枝五物汤。药用当归、桃仁、红花、丹参、川芎、黄芪、桂枝、白芍、枳壳、大枣、生姜等。络脉痹阻，胸部窒闷，加沉香、檀香、降香等以行气通络；胸痛甚，加麝香、乳香、没药、五灵脂、蒲黄、三七粉等以活血化瘀，通络止痛。

（四）康复

1. 西医康复

患者绝对卧床休息，取半卧位或前倾位，使患者感觉舒适。遵医嘱给予氧气吸入，如有疼痛应给予止痛药物。密切监测患者的生命体征变化，如有面色苍白、气促、出汗或紫绀等应立即通知医生处理。指导患者以清淡、营养、易消化饮食为主，保持大便通畅，切勿用力排便，必要时给予缓泻药物。保持引流装置通畅，定时观察并记录引流液的量、色及性状，妥善固定，防止脱落和打折，每日更换引流袋与三通阀，严格无菌操作，置管至拔管48小时内禁淋浴。对于心包腔注入化疗药物的患者，指导其定时变换体位以促进药物吸收，注意观察患者有无恶心、呕吐、发热等不良反应。帮助患者稳定情绪，树立信心。

2. 中医康复

肿瘤性心包积液是一种因患者全身正气虚损，痰浊、水饮和瘀血积于局部的病证。

（1）中药内服　温阳利水，益气活血是其基本治法。临床常用真武汤、五苓散及苓桂术甘汤等以温阳利水，独参汤大补元气。也可在温阳利水的基础上加入黄芪、党参、丹参、红花、川芎、桃仁等益气活血。

（2）隔药灸　将桂枝10g，黄芪10g，细辛3g，川椒10g，龙葵10g，共同研末，每次取3g，敷于虚里穴，上置刺有小孔的生姜片，再将适量艾绒置于生姜片上，点燃灸之，每次灸2小时，每天1次，7天为1个疗程，共治疗4个疗程。

（3）针刺、温砭疗法　以温通阳气、引水逐饮为治疗大法，针刺腹部穴位，如鸠尾、中脘、下脘、水分、气海、关元、中极、天枢、大横、带脉等，以及阴陵泉、三阴交、极泉、公孙等，先泻后补，留针30分钟；砭石加热后置于双下肢内侧30分钟。

（4）中药注射液心包灌注　经B超定位，穿刺点取左肋缘与剑突左缘交角下方，患者取端坐位或半卧位，常规消毒皮肤，铺无菌洞巾，以2%利多卡因行局部浸润麻醉。进针同时回抽，抽出积液证实进入心包腔后，经穿刺针尾端缓慢植入导丝，拔穿刺针，扩张管沿导丝扩张皮肤及皮下组织，中心静脉导管沿导丝进入心包腔内10～15cm，退出导丝，固定中心静脉导管。外接无菌引流袋缓慢引流，胶布固定导管。引流结束后复查心包B超，证实积液引流完全或残存极微量（≤2mm）积液后，向心包腔内注入华蟾素注射液6～10mL，用生理盐水10mL稀释，注药后封闭导管固定。嘱患者多次变换体位，使药物与心包内腔最大程度接触，每周2次，2周为1疗程。

三、恶性腹腔积液

（一）概述

正常状态下，人体腹腔内有少量液体，一般少于200mL，对肠道蠕动起润滑作用。任何病理状态下，导致腹腔内液体量增加超过200mL时称为腹腔积液。腹腔积液仅是一种体征，产生腹腔积液的病因很多，比较常见的有心血管疾病、肝脏疾病、腹膜疾病、肾脏疾病、营养障碍、恶性肿瘤腹腔转移、卵巢肿瘤、结缔组织疾病等。恶性腹腔积液是恶性肿瘤引起的过量腹腔液体聚集，可以是肿瘤侵犯腹膜引起，也可以是肿瘤阻塞淋巴、静脉所致。

（二）诊断

1. 实验室检查

肝功能受损、低蛋白血症提示有肝硬化，大量蛋白尿、血尿素氮及肌酐升高提示肾功能受损，免疫学检查对肝脏和肾脏疾病的诊断也有重要意义。通过腹腔穿刺液的检查可确定腹腔积液的性质，有助于鉴别腹腔积液的原因。

2. 体格检查

体格检查除有移动性浊音外常有原发病的体征。

3. 超声及 CT 检查

超声及 CT 检查，不仅可显示少量的腹腔积液，还可显示肝脏的大小、肝脏包膜的光滑度、肝内占位性病变等情况，以及心脏的大小、心脏流入道及流出道的情况、血流情况，肾脏的大小、形态、结构等。

（三）治疗

1. 西医治疗

恶性腹水是晚期恶性肿瘤患者最常出现的一种严重并发症，大多患者短时期内腹水骤增，严重腹胀，反复穿刺抽液无明显效果，迅速出现恶病质，脏器衰竭，直至死亡。近十年来，一些毒副作用小、疗效好的抗肿瘤药物联合应用于腹腔化疗，能够改善癌性腹水的预后。

（1）腹腔穿刺　嘱患者平卧，取常规腹水穿刺点，或经 B 超定位腹水最明显处穿刺，见腹水后用穿刺针连接静脉导管及一次性引流管引流腹水，用干燥试管抽取 10mL 腹水送检。引流不畅时可更换体位或用 50mL 注射器抽吸，抽出腹水 1000～3000mL，然后将准备好的化疗药物依次注入后，注入生理盐水 1000mL，观察引流液的颜色、量。穿刺点用纱布覆盖，透明贴固定，并用 1kg 沙袋压迫 6 小时。

（2）化疗　化疗前先注入 0.9% 生理盐水 20～30mL，确定导管未滑出，然后注入化疗药物。灌注化疗药物过程中，注意观察患者有无心慌、胸闷及呼吸困难等表现。化疗后嘱患者卧床休息 24 小时，68 小时内不断更换体位以促进吸收，注意观察患者化疗反应。腹腔给药完毕后，常规给予止吐药 2 天，并予以流质或半流质饮食，加强观察，以及时发现有无腹痛、发热、血尿等情况并协助医生处理。

（3）其他治疗　腹腔放液后，适当给予人体白蛋白或新鲜血浆，以补充蛋白的丢失和消耗。

2. 中医治疗

恶性腹腔积液属于中医学"鼓胀"的范畴。《灵枢·水胀》曰："鼓胀身皆大，大与肤胀等也，色苍黄，腹筋起，此名为鼓胀。"水积于内，鼓形于外，外似有余，内实不足，病机乃肝、脾、肾三脏俱损，三焦决渎无权，水液内聚而成鼓胀。由于肝气郁结，气滞血瘀，导致脉络壅塞，为形成鼓胀的基本因素；其次是脾失健运，水湿停聚，肾阳不足，气化失职，不能气化水液而导致水湿停滞，此为形成鼓胀的重要因素。早期大多属实证，晚期则多属虚证，临床上往往虚实夹杂。

（1）瘀结水留 临床表现为脘腹坚满，青筋显露，胁下结痛如针刺，面色晦暗鏊黑，或见赤丝血缕，面颈胸臂出现血痣，口干不欲饮水，或见大便色黑，舌质紫暗，或有紫斑，脉细涩。治当活血化瘀，行气利水。方选调营饮加减，药用当归、赤芍、桃仁、三棱、莪术、鳖甲、大腹皮、马鞭草、益母草、泽兰、泽泻、茯苓、凌霄花、汉防己等。胁下癥积肿大明显，可选加地鳖虫、牡蛎等，或配合鳖甲煎丸内服，以化瘀消癥；如病久体虚，气血不足，或攻逐之后，正气受损，宜用八珍汤或人参养荣丸等补养气血；如大便色黑，可加参三七、茜草、侧柏叶等化瘀止血。

（2）脾肾阳虚 临床表现为腹部胀满，入暮更甚，脘闷纳呆，肢冷浮肿，小便短少，大便稀薄，舌淡胖有齿痕，脉沉细无力。治当健脾温肾，行气利水。方选附子理苓汤或济生肾气丸加减，药用附子、干姜、人参、白术、鹿角片、葫芦巴、茯苓、泽泻、陈葫芦、车前子、牛膝、厚朴、生黄芪、木香、生甘草等。神疲乏力，少气懒言，纳少，便溏者，加黄芪、山药、薏苡仁、扁豆等益气健脾；面色苍白，怯寒肢冷，腰膝冷痛者，加肉桂、仙茅、淫羊藿等温补肾阳。

（3）肝肾阴虚 临床表现为腹大胀满，或见青筋暴露，面色晦滞，唇紫，口干而燥，心烦失眠，时或鼻衄，牙龈出血，小便短少，舌质红绛少津，苔少或光剥，脉弦细数。治当滋肾柔肝，养阴利水。方选六味地黄丸合一贯煎加减，药用沙参、麦冬、生地黄、山茱萸、枸杞子、楮实子、猪苓、茯苓、泽泻、玉米须等。津伤口干明显，加石斛、玄参、芦根等养阴生津；青筋显露，唇舌紫暗，小便短少，加丹参、益母草、泽兰、马鞭草等化瘀利水；腹胀甚，加枳壳、大腹皮等行气消胀；潮热，烦躁，加地骨皮、白薇、栀子等清虚热；齿鼻衄血，加鲜茅根、藕节、仙鹤草等凉血止血；阴虚阳浮，症见耳鸣，面赤，颧红，加龟板、鳖甲、牡蛎等滋阴潜阳。

（四）康复

1. 西医康复

严密监测患者生命体征变化，指导患者高热量、高蛋白、高维生素、易消化饮食。腹腔穿刺引流装置妥善固定，保持引流通畅，注意观察患者有无腹痛及腹壁局部隆起，防止导管滑出，观察并记录引流液的量、颜色及性状。腹腔化疗给药前后监测患者的体重及腹围并记录，给药后嘱患者卧床休息，更换体位促进药物吸收，并观察给药后患者有无不良反应。对患者做好解释安抚，提供心理支持，消除患者的焦虑、担忧。

2. 中医康复

（1）抗癌消水膏外用 取黄芪、桂枝、莪术、牵牛子、老鹳草等各5g，置药盒中，加水5mL及冰片溶液约2mL（冰片10g，溶于75%医用酒精内），充分搅拌至膏状。取药膏10g，纳入大小约9×12cm的无纺膏药布内，厚度约为5mm。予以局部皮肤清洁消毒，将上述无纺膏药布贴于恶性积液患侧在体表的投射区域，轻压边缘，使其与患者皮肤充分紧贴，促进药物吸收。根据胸腹腔积液的分度标准，少量积液贴1贴即可，中量或大量积液贴2～4贴，每日换药1次，2周为1个疗程。

（2）散积贴外用　取生川乌、生大黄、甘遂、白芷等各 30g，加水浓煎至 200mL，取药液和面粉适量制成湿润饼状，按积液部位大小敷于体表对应皮肤。每日 4 小时，7 天为 1 个疗程，持续 1～3 个疗程。

（3）中药灌肠　取大黄 20g，黄柏 15g，山栀 15g，蒲公英 30g，金银花 20g，红花 15g，苦参 20g，予以直肠滴注给药，每日 1 次，既有通利之功，又无伤脾之虞，可有效减轻腹胀。

第五节　神经功能障碍

一、概述

神经功能障碍是因颅内肿瘤侵犯脑实质，压迫邻近的脑组织或脑血管，造成脑实质破坏或颅内压增高，伴发的认知、情感、行为和意志等不同程度的障碍。根据颅内肿瘤的病理类型、发生部位、生长速度等的不同，所表现的局灶症状和神经功能障碍症状也不同。

二、诊断

（一）检查方法

1. 一般检查

本病的临床评估更多依赖于医生对患者临床症状的详细了解和全面查体，主要包括神经系统查体及神经功能异常的临床表现。床旁神经功能障碍的评估，包括瞳孔对光反射、角膜反射、疼痛趋避反应、运动反应、眼球运动、面部运动、吞咽、咳嗽反射、瞳孔变化和病理征等，这些评估有助于患者早期神经功能损伤严重性的判断。Glasgow 昏迷量表在临床简单实用，可根据评分值及评分的变化判断预后。

2. 脑电图（EEG）

EEG 反映的是大脑自发的电活动，EEG 能连续监测脑活动。

3. 体感诱发电位（SSEP）

诱发电位是神经系统检查的一种扩展，可确定特定感觉通路的功能障碍，并提示责任病变的位置。SSEP 可能是神经系统损伤最好和最可靠的预测工具，因为它较少被药物和代谢紊乱所影响。

4. 生化标记物

生化标记物包括脑脊液中肌酸磷酸激酶（CPK）和外周血神经元特异性烯醇酶（NSE）。NSE 是一种存在于神经内分泌源性的神经元、细胞及肿瘤组织胞浆内的糖酵解酶，是反映神经细胞损伤的生化指标。

5. 影像学检查

手术前行头部增强 MRI 或 CT 扫描可评估颅内肿瘤定位和解剖情况，为颅内肿瘤的分级提供诊断依据，对神经功能障碍无法直接评估。

（二）临床表现

1. 颅内压增高的相关症状

肿瘤占位、瘤周脑水肿和脑脊液循环受阻等导致的脑水肿均有可能导致颅内压增高。瘤内出血也可表现为急性颅内压增高，甚至发生脑疝。颅内压增高的典型表现为"颅内压增高三主症"：一是头痛，头痛多位于前额及颞部，为持续性头痛阵发性加剧，晨起较重，间歇期可正常；二是恶心、呕吐，呕吐后可以暂时缓解，儿童更常见，多在清晨，呈喷射状；三是视神经乳头水肿，可导致视力减退，甚至失明。

2. 局灶性神经功能障碍

局灶症状取决于颅内肿瘤的生长部位，可以根据患者特有的症状和体征做出定位诊断。如中央前回受累时出现对侧肢体不同程度的偏瘫、中枢性面瘫及锥体束征；Broca区受累出现运动性失语；额中回后部受累出现书写不能和双眼向对侧同向注视不能，对侧有强握及摸索反射；额叶－桥脑束受累可出现额叶性共济失调，表现为直立和行走障碍；额叶底面压迫嗅神经可致单侧或双侧嗅觉障碍，压迫视神经可造成同侧视神经萎缩、对侧视乳头水肿等；旁中央小叶损害可发生双下肢痉挛性瘫痪、大小便障碍；颞叶后部肿瘤累及视放射产生对侧同向偏盲，颞叶内侧受累可产生颞叶癫痫；顶叶肿瘤特点为感觉障碍，可出现对侧深浅感觉和皮质感觉障碍，或局限性感觉性癫痫；左侧角回和缘上回受累可出现失读、失算、失用、左右不分、手指失认等；顶叶深部肿瘤累及视放射可出现对侧（同向）下 1/4 象限盲；顶叶下部角回和缘上回肿瘤可导致失算、失读或命名性失语等；枕叶肿瘤可引起视野障碍；肿瘤侵及下丘脑时可表现为内分泌障碍；小脑肿瘤可产生强迫头位、眼球震颤、患侧肢体共济失调和肌张力减低等；晚期出现小脑性抽搐（即强直发作），表现为阵发性头后仰，四肢僵直呈角弓反张状，小脑蚓部受累时可能出现肌张力减退及躯干和下肢的共济失调；小脑半球肿瘤会出现同侧肢体共济失调；脑干肿瘤表现为交叉性麻痹，中脑病变多表现为病变侧动眼神经麻痹，桥脑病变可表现为病变侧眼球外展及面肌麻痹，同侧面部感觉障碍以及听觉障碍，延髓病变可出现同侧舌肌麻痹、咽喉麻痹、舌后 1/3 味觉消失等；鞍区肿瘤压迫可引起视力、视野等障碍；海绵窦区肿瘤压迫神经，可出现眼睑下垂、眼球运动障碍、面部感觉减退等海绵窦综合征。第三脑室肿瘤者前部可有视神经、视交叉受压所致的视力、视野和眼底改变，以及下丘脑机能不全的尿崩症、肥胖、性功能减退和嗜睡等；后部者因四叠体受压而出现 Parinaud 综合征，即双眼上视障碍、瞳孔对光反射迟钝或消失、两耳听力下降等；小脑受累可出现共济失调。第四脑室肿瘤，变换体位时因肿瘤在第四脑室内漂移阻塞第四脑室出口而引起剧烈头痛、眩晕和呕吐等。

3. 精神障碍

颅脑肿瘤引起的精神障碍主要为人格改变和记忆力减退，表现为淡漠、反应迟钝、思维迟缓、活动减少、记忆力减退、定向力障碍等，最常见于额叶肿瘤，其次为颞叶肿瘤。少数有强迫症、精神分裂症、精神运动性发作等，晚期有昏睡、昏迷等意识障碍。

4. 癫痫

脑肿瘤患者的癫痫发病率达 30% ～ 50%，缓慢生长的脑肿瘤癫痫发生率高于迅速生长的恶性脑肿瘤。同时，也与肿瘤的类型、部位有关，例如运动功能区的低级别胶质瘤，其癫痫发生率高达 90%。脑肿瘤引起的癫痫是由于肿瘤压迫，导致肿瘤周围的脑组织产生水肿或肿胀，继之缺氧和供血不足，最后脑组织萎缩或硬化，使肿瘤周围的神经细胞处于过敏状态，易受内外因素的影响而致突然的、短暂的放电，引起癫痫。

三、治疗

（一）西医治疗

1. 脑保护药物

脑保护药物能起到减轻脑功能障碍，促进脑功能恢复，减少不良反应，提高颅脑神经功能障碍患者的治疗效果。ATP、CoA、维生素 B_6 和维生素 C 等药物经过长期临床应用实践证明，无明显不良反应，且价格便宜，药理作用明确，推荐使用。自由基清除剂、缓激肽拮抗剂、线粒体功能保护剂及多种肽类脑神经营养药物等，在治疗颅脑神经功能损伤方面，缺乏 I 级临床循证医学证据，建议慎用。临床中，应该结合患者实际情况，合理选择脑保护药物。

2. 高压氧治疗

高压氧通过改善组织血氧分压，促进血管新生，改善局部微循环，促进缺血组织恢复，抑制炎性因子的释放，对神经功能障碍的治疗效果是值得肯定的。高压氧能提高肿瘤对化疗的敏感性，还可使细胞周期同步化，诱导肿瘤细胞凋亡，抑制肿瘤细胞生长。

3. 颅内肿瘤伴发精神障碍的治疗

首先是密切观察患者的病情变化，精神及意识障碍程度，言行及情感变化情况，如有无思维表达能力异常，言语是否清晰，词语是否连贯、有无凌乱；有无举止无礼、粗暴；有无喜怒无常、无故发脾气及情绪低落等。对躁动不安的患者，在适当的范围内给予约束保护，避免因反抗而出现骨折、坠床等意外。抑郁、缄默的患者留专人陪伴，病床附近不能放置刀具、锐器等危险品，防止患者自伤，可酌情使用镇静剂等抗精神类药物，同时注意观察药物疗效，有无不良反应，并与原有疾病出现的病情变化相鉴别，保证患者的安全。各种引流管、线路妥善固定，保证引流通畅。对使用精神类药物的患者要注意用药安全，督促患者定时定量服药，保证服药到口，避免患者积存药物一次性吞服。

医护人员对于患者要有足够的爱心、耐心及同情心，要尽量满足患者相对合理的要求。对小脑肿瘤及胼胝体肿瘤术后常见的缄默症及抑郁型患者更应给予精神上的理解、安慰和鼓励。

（二）中医治疗

神经功能障碍的临床表现复杂而多样，中医学没有相对应的病名，通常根据其症状进行辨证论治。中医学认为，本病多为癌肿不愈，损伤正气，阴阳气血亏虚，脏腑功能下降所致，属于本虚标实的证候。治疗上，以补气养血，温阳益气，活血通络，健脾化痰为主要治则。

本病临床常见的证型有气血两虚、气滞血瘀、脾虚痰湿、寒湿停滞等。

1. 气血两虚

临床表现为肢体麻木，感觉功能下降，形体消瘦，气短乏力，面色苍白，食欲低下，舌质淡，脉沉细无力。治当益气养血，方选八珍汤或十全大补汤加减。药用人参、黄芪、党参、白术、茯苓、山药、当归、熟地黄、白芍、大枣等。

2. 气滞血瘀

临床表现为肢体时有疼痛，痛有定处，夜间加重，舌有瘀斑或舌质紫暗，舌苔薄白，脉弦或涩。治当行气活血，方选柴胡疏肝散合桃红四物汤加减。药用柴胡、当归、赤芍、川芎、枳壳、陈皮、香附、桃仁、红花、白芍、玫瑰花等。

3. 脾虚痰湿

临床表现为局部麻木，肢体重着，食欲不振，恶心呕吐，腹胀腹泻，舌体胖大，舌苔白腻，脉滑。治当健脾化痰，方选香砂六君子汤或参苓白术散合二陈汤加减。药用党参、黄芪、苍术、枳壳、半夏、陈皮、白术、茯苓、炒薏苡仁、山药、大枣、神曲等。

4. 寒湿停滞

临床表现为局部疼痛剧烈，遇寒加重，得温则减，四肢不温，大便溏，舌体胖大，舌苔白厚而腻，脉弦紧。治当蠲痹止痛，方选乌头汤加减。药用川乌、生麻黄、黄芪、生白芍、甘草、苍术、白术、羌活、当归、附子、干姜、川椒等。

四、康复

（一）西医康复

1. 常规围手术期管理

常规围手术期管理是采用有循证医学证据的围手术期处理的一系列优化整合措施，以减少围手术期患者的生理及心理创伤应激，达到改善术后恢复时间，缩短住院时间的目的。医生与护士、麻醉师、营养师共同协作制定方案，提前充分镇疼，指导患者麻醉清醒后开始进行床上主动活动，术后第1天即可下床活动。相关研究表明，疼痛评分控制在3分以内，可有效提高术后患者下床活动的意愿，能促进脑肿瘤术后快速康复。

2. 综合康复治疗

常规围手术期管理仅能满足脑肿瘤患者的基本需求，术后康复治疗对进一步改善预后，提高生活质量尤为重要。综合康复治疗包括常规康复活动、作业疗法等。

（1）常规康复　常规康复活动中的关节控制、跟腱牵拉、站立体位适应、平衡功能、上下肢负重、行走及步态等功能性动作训练结合了日常活动，有多肌群、多关节参与，可以有效提高患者上下肢运动功能、肌力、行走能力等，易被患者及家属接受。

（2）作业疗法　作业疗法以患者自身的主动活动为主，包括独立完成日常活动、家务活动、园艺劳动、文娱活动等，通过这些活动可以充分发挥患者的主动性，增强参与意识，提高患者的学习、适应能力，为回归家庭及社会奠定基础。作业疗法是从事有目的、经过选择的作业活动，以使患者最大限度地提高独立生活和劳动能力，有助于患者肢体功能的恢复。

（3）情景式健康教育　为最受患者欢迎的康复方式，借助录像播放和情景式表演等手段，向患者传授疾病及康复知识。

（4）回授法　即回馈教学法，是患者在接受健康教育后，以自己的理解再表达出来，施教者再对患者理解错误的内容进行再教育，直至患者正确理解所有内容。

3. 运动疗法

对于经过综合治疗后病情得到控制的肿瘤患者，运动疗法对神经功能障碍有良好的康复作用。患者可选择静功调养身心，并选择适当的局部肢体运动以改善肢体功能障碍。

（二）中医康复

1. 中药外治

常用治疗神经功能障碍的中药外用疗法，包括局部贴敷和中药外洗。局部贴敷具有直接作用于病变部位的优点，能够疏通气血，透达机体内外，短时间内有效改善肢体疼痛、麻木等症状。中药外洗为中医特色疗法之一，能够使药物直接作用于患处皮肤，有助于药物直达病所，外洗中药多为辛温之品，能够达到温经散寒除湿，舒筋活血通络的作用，并通过热传导扩张血管，加速末梢血液循环，从而改善局部瘀滞状态。

2. 针灸疗法

针灸既能激发人体脏腑精气抵御邪气，又能疏通局部经络，畅达气机，促进全身气血流通，达到治疗的目的。如针刺肩髃、曲池、合谷等穴，治疗上肢麻木；针刺天井，治疗肘臂痛；针刺承扶，治疗腰骶神经根炎、坐骨神经痛等；针灸曲池，治疗手脚挛急等。

3. 推拿疗法

推拿疗法具有舒筋通络，活血止痛的作用。循经取穴，并施以推拿手法是最常用的方法，多选择神经功能障碍病变部位的穴位，采用推法、按法、揉法、拿法等手法。

第六节　恶病质

一、概述

恶病质（Cachexia）也称为恶液质，是多因素综合作用的结果，包括患者逐渐加剧的厌食、骨骼肌和脂肪组织的损失、代谢失调、能量消耗增加、对常规营养支持出现抵抗等，其突出的临床特征是成人体重减轻和儿童发育障碍，常合并厌食、感染、胰岛素抵抗等。60% ~ 80% 的肿瘤晚期患者可发生恶病质，以胃肠道及肺部肿瘤患者常见。

2011 年的国际德尔菲共识进程提供了肿瘤相关恶病质特有的定义和概念框架，指出它是一种多因素综合征，定义为骨骼肌质量持续减少，伴有或不伴有脂肪的丢失，可通过传统营养支持改善但不能完全逆转。骨骼肌耗竭是肿瘤相关恶病质的一个关键特征，其后果包括增加化疗毒性、手术并发症和死亡率等。

二、诊断

（一）评估

恶病质的诊断主要集中在体重、症状、实验室检查等三方面。体重下降，食欲不振，发育不良和肌肉萎缩是恶病质的主要临床表现，对疑似恶病质的患者，临床可根据以下标准进行判断。

1. 体重减轻

12 个月内体重减轻至少 5%，或者体重指数小于 20kg/m²。当肿瘤患者的体重 6 个月内减轻 5% 以上，尤其合并有骨骼肌的消耗，这时应高度怀疑早期恶病质。

2. 肌力下降

肌力下降有助于区分其他原因引起的厌食和恶病质患者的疲劳。肌力下降有较高的敏感性和特异性，可作为肿瘤相关恶病质的诊断标准之一。

3. 疲劳

疲劳为劳累造成的身体或精神疲倦，无力继续行使正常的劳动与因此产生的劳动能力下降。

4. 厌食症

厌食症为有限的食物摄入量，即总热量的摄入小于 83.68kJ/（kg·d）或食欲不振。

5. 低脂肪质量指数

低脂肪质量指数代表肌肉组织减少，即上臂中部肌肉周长小于 90% 同龄平均值，女性骨骼肌指数小于 5.45kg/m²，男性骨骼肌指数小于 7.25kg/m²。

6. 生化异常

生化异常包括炎症标志物，如 C 反应蛋白、白细胞介素 6 等的增加，血红蛋白小于 120g/L、血清白蛋白小于 32g/L 等。

（二）分类

1. 按病因分类

（1）原发性恶病质　特指恶性肿瘤引起的恶病质，主要发病原因为肿瘤本身导致的代谢紊乱。最容易引起恶病质的肿瘤包括胃癌（85%）、胰腺癌（83%）、非小细胞肺癌（61%）、前列腺癌（57%）和肠癌（54%）等。

（2）继发性恶病质　指良性疾病或一定状态下发生的恶病质，包括以下几个方面。①营养不良：经口进食减少，消化吸收下降。②基础疾病：慢性疾病或继发感染。③长期卧床：肌肉萎缩。

2. 按病性分类

根据原发疾病的良恶性，可以将恶病质分为两类，即良性疾病恶病质与恶性肿瘤恶病质。尽管良性疾病与恶性肿瘤均可以导致恶病质，但这两种恶病质仍然有很大的差别，主要在于原发疾病的性质及其病理生理的差别。

（1）良性疾病恶病质　各种良性疾病的终末期常常出现恶病质，尤其是心、肺、肝、肾等重要器官的疾病更容易导致恶病质。在美国，肺病恶病质、心脏恶病质的发病人数分别居第一、二位就是一个最好的说明。另外，慢性感染如结核病、艾滋病等慢性消耗性疾病也是导致恶病质的另外一个重要原因。

（2）恶性肿瘤恶病质　各种恶性肿瘤都可以导致恶病质，但是临床上以消化系统肿瘤，尤其是上消化道肿瘤、胰腺肿瘤等引起的恶病质最为常见。

3. 按病机分类

（1）激素型恶病质　是由激素缺失引起的，如垂体恶病质、卵巢缺失恶病质等。尽管导致激素缺失的原因也是疾病，但这种原发病不是导致恶病质的直接原因。原发病导致的激素缺失才是导致恶病质发病的始动因素，如垂体恶病质的核心病理生理是腺垂体功能障碍导致的肾上腺皮质功能不全。

（2）疾病型恶病质　各种疾病是导致恶病质的直接原因，如恶性肿瘤、慢性阻塞性肺疾病、艾滋病、结核病、慢性心力衰竭、慢性肾功能不全、营养不良、梅毒、疟疾等。这类恶病质多数是疾病的终末期表现，也是临床关注的重点问题。

三、治疗

（一）西医治疗

恶病质最重要的治疗原则是根据患者所处的分期，制定合适的治疗目标。恶病质的最终治疗目标是逆转体重减轻和肌肉丢失，最低目标是维持体重，防止进一步下降。对于难治性恶病质患者，主要的治疗目标是减轻恶病质相关症状，提高整体生活质量，而不是逆转消瘦状态。

1. 营养治疗

首先进行营养评估，寻找体重减轻的原因是肿瘤恶病质患者治疗的第一步。有学者提出了经口营养支持或鼻饲途径给予肠内营养支持的方法，并指出对于非手术治疗且能经口进食但摄入不足的肿瘤患者应经常进行营养评估，若有营养不良应及早治疗。为确保足够的热量摄入，在治疗过程中可使用临时安置鼻饲管或更长久的经皮内镜下胃造瘘术管。当口服或胃肠道摄入量仍然不足的情况下，鼓励配合肠道营养。

2. 口服药物

（1）食欲刺激药　甲地孕酮、甲羟孕酮等是临床上治疗恶病质的标准用药，通过下调炎性细胞因子 TNF - α、IL - 6 等的合成和释放，增加中枢神经系统中神经肽 Y 的含量，刺激食欲而发挥抗恶病质的作用。目前，多采用低剂量疗法治疗恶病质。

（2）二十碳五烯酸和二十二碳六烯酸　是起辅助作用的长链多不饱和脂肪酸，可以抑制白细胞介素 6 基因启动子，从而减少白细胞介素 6 的产生，减少细胞产生急性反应蛋白，从而影响肿瘤诱导的体重减轻的相关代谢异常，调节机体的免疫功能。

（3）蛋白降解抑制剂　主要通过肌蛋白降解溶酶体、钙依赖蛋白酶和泛素—蛋白酶体等途径，抑制骨骼肌萎缩和肌蛋白降解。

（4）抗炎药　常用的抗炎药环加氧酶 –2 抑制剂通过抑制花生四烯酸代谢过程产生的环加氧酶 –2 而抑制炎性细胞因子生成及前列腺素 E 的合成和释放，降低全身慢性炎性反应程度，减轻肿瘤相关的恶病质。治疗药物包括了塞来昔布、布洛芬、吲哚美辛等。

（5）β 肾上腺素能受体阻滞剂　该类药物可减少肿瘤患者的静息能量消耗，下调儿茶酚胺引起的患者高分解代谢状态。

（6）皮质类固醇　皮质类固醇的应用较为广泛，但该类药物具有显著的不良反应，包括蛋白质的分解、胰岛素抵抗性、保水性、肾上腺抑制性等，故多在临终阶段使用。

（7）免疫抑制剂　该类药物对于治疗免疫缺陷相关的厌食症有确切疗效，已有学者发现沙利度胺能显著抑制肿瘤晚期患者的体重下降和肌肉消耗，并能特异性地调节肿瘤坏死因子。

（8）抗肿瘤药物　非细胞毒类抗癌新药羧胺三唑（Carboxyamidotriazole，CAI）除了能抑制肿瘤血管生成和癌细胞外，还能负性调节肿瘤细胞线粒体功能，对 TNF - α、IL - 1、IL - 6 等多种炎性细胞因子具有抑制作用，CAI 不仅能直接抑制肿瘤细胞，还能通过抑制炎性细胞因子发挥抗恶病质的作用。

（9）药物联合治疗　肿瘤相关恶病质是多信号通路参与导致的一种复杂的代谢综合征，药物联合治疗已经达成共识，即应用多机制、多靶点药物，联合不同机制甚至有协同作用的多种药物，从多途径干预肿瘤恶病质的发生发展。

（二）中医治疗

恶病质不是一个独立的疾病，中医学没有恶病质的病名，因该综合征以正气亏损症状为突出临床表现，故当属中医"虚劳"范畴。中医学认为其病机多为久病不愈，正气大伤，气血阴阳亏虚，脏腑功能衰竭所致，故从虚入手，扶正固本是恶病质的主要治疗原则；另一方面，恶病质由于邪毒蓄积日久，故可酌情配合解毒、活血、化痰、利湿等祛邪之法以利正气恢复。

肿瘤恶病质系久病癌肿耗伤人体气、血、阴、阳所致，多属本虚标实。中药内服应以补益为主，适当兼以祛邪。临床上应根据虚损性质的不同分别采取益气、养血、滋阴、温阳等治法。因其病损部位涉及五脏，选方用药应尽量结合五脏病位，辨证用药为主，结合辨病治疗，以增强治疗的针对性。临床常见证型有气血两虚、阴虚内热、气阴两虚、气滞血瘀、脾虚痰湿、脾肾两亏等。

1. 气血两虚

临床表现为形体消瘦，气短乏力，面色苍白，心悸失眠，食欲低下，舌质淡，脉沉细无力。治当益气养血。方选八珍汤或十全大补汤加减，药用人参、黄芪、党参、白术、茯苓、山药、太子参、当归、熟地黄、白芍、大枣、黄精等。

2. 阴虚内热

临床表现为形体消瘦，潮热盗汗，虚烦不眠，五心烦热，口燥咽干，或见便干溲赤，腰膝酸软，舌红少苔，或舌苔花剥，或光绛无苔，脉细数。治当养阴清热。方选沙参麦冬汤或六味地黄汤加减，药用西洋参、天冬、麦冬、生地黄、玄参、石斛、玉竹、山药、泽泻、茯苓、牡丹皮、熟地黄、山茱萸、神曲、鸡内金等。

3. 气阴两虚

临床表现为形体消瘦，神疲乏力，面色萎黄，口舌干燥，舌质红，脉细无力。治当益气养阴。方选生脉饮加减，药用党参、麦冬、五味子、南沙参、北沙参、陈皮、神曲、鸡内金等。

4. 脾虚痰湿

临床表现为形体消瘦，脘腹痞满，食欲不振，四肢无力，恶心泛吐，腹胀腹泻，舌体胖大，舌苔白腻，脉滑。治当益气健脾化湿。方选参苓白术散合二陈汤或香砂六君子汤加减，药用党参、黄芪、太子参、苍术、厚朴、半夏、白术、茯苓、炒薏苡仁、炒山药、鸡内金、大枣、陈皮、半夏、神曲等。

5. 气滞血瘀

临床表现为形体日渐消瘦，胸背或肩背疼痛，痛有定处，舌有瘀斑或舌质紫暗，舌苔薄白，脉弦或涩。治当疏肝解郁，行气活血。方选丹栀逍遥散加减，药用牡丹皮、栀子、当归、芍药、柴胡、茯苓、白术、甘草、赤药、延胡索、红花、蒲黄、五灵脂等。

6. 脾肾亏损

临床表现为形体日渐消瘦，食欲不振，全身乏力，腰膝酸软，贫血，浮肿，甚至脏腑功能衰竭。治当健脾补肾。方选参苓白术散合二仙汤加减，药用仙茅、淫羊藿、黄精、冬虫夏草、女贞子、枸杞子、鸡血藤、木香、砂仁、知母、黄柏、太子参、黄芪、茯苓、白术、薏苡仁、山药、陈皮、麦芽等。

四、康复

（一）西医康复

1. 心理康复

患者知晓病情后，情志不畅，忧思过虑，致使气滞血瘀，气机阻滞，进而加重病情，有些患者几乎绝望，拒绝进食，抵抗治疗。此时医护人员不仅要理解和同情患者，还要竭力做好患者的思想工作，康复的主要目的在于唤起患者的治疗希望和求生信念。康复过程中要用坚定的表情、不容置疑的语言取得患者的信赖，以微小病情改善的事实，来帮助患者消除负面情绪，鼓励其树立信心，战胜疾病。医护人员要设身处地替患者及家属着想，与他们交谈、沟通，深入了解患者及家属的心理动态，采取相应的心理干预措施安抚患者及家属。与家属密切配合，使患者每天开心、舒适。

2. 饮食康复

对于恶病质患者的最终治疗目标是逆转体重减轻和肌肉丢失，最低目标是维持体重，防止进一步下降。

在恶病质前期和恶病质期，营养支持可增加患者能量及各种营养素的摄入，改善营养状况，调节代谢异常，有益于抗肿瘤治疗。

在恶病质难治期，要考虑营养支持的风险和负担可能超过其潜在的益处，但部分营养的摄入仍可改善患者生活质量，并给患者及家属带来安慰。

当恶病质患者出现以下情况时，营养支持的手段首选肠内营养（EN）：预计患者禁食＞7天；或预计经口摄食无法达到足够摄入量（至少达60%）＞10天；对于无法治愈的患者，只要患者同意，并且未进入濒死阶段，建议给予肠内营养以减轻症状。对于满足营养支持治疗适应证的恶病质患者，应早期积极进行营养支持治疗，对提高患者生存质量、改善营养状况、减轻痛苦等均有积极意义。

3. 疼痛护理

同情、安慰患者，给予患者心理支持，缓解其焦虑、恐惧等情绪。转移患者的注意力，鼓励患者做自己喜爱的事，从而有效减轻疼痛。向患者介绍克制疼痛的经验与治疗成功的病例。按照WHO三阶梯止痛原则应用止痛药物，同时应用副作用较小、无害的镇静药物使其保持安静而减轻痛苦，及时缓解患者疼痛。

4. 皮肤护理

由于肿瘤高代谢和疾病消耗，易造成患者营养不良、低蛋白血症、极度消瘦、水肿、黄疸、腹水、疼痛等，患者常采取被动体位。长期卧床，患者易出现压疮，因此患者入院时常规进行压疮风险评估（Braden评分），对高危患者可采取以下措施。

（1）翻身　建立翻身卡，每2小时翻身并签名，详细评估并动态记录各部位皮肤情况。

（2）气垫床　使用气垫床分散身体与支撑面之间的压力作用，并增加透气性。

（3）皮肤护理　对患者的皮肤情况实行严格交接班，保持床铺、衣服清洁干净，对高危因素做出正确判断，因人而异制定并实施个性化护理。

（4）病情监测　加强巡视，落实措施，保证干预措施24小时动态监测，有效避免压疮发生。

（5）教育　告知患者及家属压疮的发生发展规律，如皮肤有压红等变化，要立即报告，以便得到及时有效的处理。

5. 改善环境

创造良好的治疗环境，保持室内新鲜，阳光充足，按时通风，保持病室内适宜的温度、湿度，做到舒适、整洁、安静。

（二）中医康复

1. 常用中成药

中成药如康莱特注射液200mL，每日1次，静滴，连用21日；或爱迪注射液

80 ～ 100mL，每日 1 次，静滴，连用 21 日；或参麦注射液 30 ～ 60mL，每日 1 次，静滴，连用 14 日。

2. 针灸疗法

针灸疗法，予以辨证选穴，如气血两虚可选用关元、气海、血海、足三里、肝俞、胃俞、三阴交等；阴虚火旺可选用太冲、三阴交、肝俞、太溪、肾俞等。同时，针对此阶段患者的某些症状可选择相关穴位以缓解症状，如呕吐可取中脘、胃俞、内关、足三里等；失眠可取百会、四神聪、神门、三阴交等；疼痛可取阿是穴、合谷、太冲、神门等。

3. 饮食疗法

恶病质阶段的肿瘤患者大多食欲明显下降，应该尽可能少食多餐，偶尔有恶心呕吐症状的患者可咀嚼姜制品，增强食欲和胃蠕动能力，减少相关症状。饮食以健脾助运为主，食物易于消化吸收，补充富含优质蛋白质的食物，同时应摄入新鲜的蔬菜、水果等。可根据患者情况酌情选用药膳，如薏苡仁大枣粥、山药粥、莲藕汁、莲子粥等。

4. 中药外治

遵循中医学理论，针对患者的具体状况，按照经脉穴位进行按摩，主要针对胃经或脾经循行所在部位，防止过度刺激，减轻乏力症状，避免产生压疮。

恶病质患者因胃肠蠕动缓慢，容易出现肠梗阻或便秘。针对排便困难的患者，可以采用清热、润肠通便等药物，进行灌肠处理，使其能够正常排便。可选用五苓散、五皮饮等祛风除湿类的中药，煎成药液泡洗患者四肢末端，减轻恶病质患者的四肢肿胀。

5. 运动疗法

肿瘤患者发展到恶病质阶段大多体质极度虚弱，此时以动为主的方法恐不能坚持，故可选择坐式或卧式的静功，随着病情平稳，再适当增加运动量。

第七章 常见副作用的治疗与康复技术 ▷▷▷▷

第一节 放化疗、靶向、免疫治疗

一、概述

放化疗、靶向、免疫治疗会给患者带来诸如厌食、恶心、呕吐、腹胀、腹泻、便秘、消瘦，及骨髓抑制所致的白细胞减少、贫血，严重时出现肝、肾中毒反应等副作用。

肿瘤治疗带来的副作用不仅会对患者的身体造成严重损害，也会对患者的心理产生影响，出现焦虑、抑郁、病耻感以及恐惧等负面情绪，严重影响患者的生活质量。肿瘤治疗的成功与否，在很大程度上取决于如何解决好疗效与毒性间的关系。

二、诊断

（一）化疗的副作用

化疗使用的细胞毒性抗肿瘤药物对肿瘤细胞和正常细胞缺乏理想的选择作用，即药物在杀伤恶性肿瘤细胞的同时，对正常组织也有一定程度的损害。因此，有效化疗的同时，化疗带来的不良反应几乎是不可避免的，包括药物的副作用、过量或高剂量导致的毒性、过敏和药品导致的其他意外事件等。

（二）放疗的副作用

放射治疗过程中，放射线对临近肿瘤的人体正常组织也会产生一定的影响，导致不同程度的放射性损伤。因此，放疗医生首先考虑的是在尽量避免或减少对正常组织损伤的同时，如何彻底消灭肿瘤，从而达到治愈肿瘤，保护功能，提高生存质量和延长生命的目的。肿瘤放射治疗的常见不良反应可以大体分为两大类，即早期或急性并发症和晚期或慢性并发症。并发症的发生和类型取决于照射面积、日照射剂量、照射总剂量、患者的一般情况以及是否联合其他治疗等。

（三）靶向治疗的副作用

靶向治疗目前主要针对恶性肿瘤的一线、二线治疗方案，因为该治疗能精确作用于肿瘤的靶点，比常规放化疗的副作用小。最常见的副作用有皮疹、过敏反应，有时还会引起比较严重的腹泻，还可能引起肝、肾功能以及造血功能受损等。

（四）免疫治疗的副作用

免疫治疗在肿瘤的临床研究领域取得了突破性进展，但免疫治疗通过抑制免疫调节作用可引发不同程度的免疫相关性不良反应，并且可累及几乎人体的每个器官。

三、治疗

（一）西医治疗

1. 治疗原则

（1）化疗和靶向治疗　对于出现 1～2 级副作用的患者，如能耐受一般可以不停药，同时对症处理；3 级患者停药并对症处理，待恢复至 0～1 级后继续原量用药；4 级停药并对症处理，待恢复至 0～1 级后减半用药，如副作用可以耐受，可逐渐恢复原量，再次出现 4 级副作用，永久停药。

（2）免疫治疗　对于出现 1 级不良事件的患者，采用对症治疗，继续使用免疫治疗；2 级不良事件，给予强的松 0.5～1.0mg/ 日，同时使用免疫治疗，一旦重新出现 1 级，则予以强的松 10mg/ 日；3 级不良事件，予以强的松 1～2mg/ 日及英利昔单抗，4～6 周后，类固醇药物逐渐减量，如需要重新使用 PD-1/PD-L1 请高度谨慎；4 级不良事件，予以强的松 1～2mg/ 日及英利昔单抗、其他免疫抑制剂等，停止免疫治疗（内分泌病除外）。

2. 治疗方法

（1）骨髓抑制　对于化疗引起的粒细胞系统毒性，应行保护性隔离，及时予以预防性抗感染治疗，有条件时可使用粒细胞集落刺激因子或粒 - 巨噬细胞集落刺激因子。对于血小板低下所致的出血，应及时提高血小板的数量，运用止血药物，并配合局部治疗，失血过多发生休克时按失血性休克处理。红细胞系出现损伤时，可予以输血或输红细胞悬液、促红细胞生成素注射等治疗。

（2）肝脏毒性　对于化疗引起的肝功能损伤的防治主要有 4 个方面。①制订化疗方案前必须检查肝功能，如果肝功能已有变化，应当避免使用肝脏毒性大和经肝脏代谢的药物，同时降低药物剂量，治疗过程中密切注意患者情况，定期检测肝功能。②如果肝功能异常是由肝肿瘤引起，所用药物如果对该肿瘤敏感，即使对肝脏有毒性也可以使用，但最好在用药前详细评价毒性作用与可能得到的疗效。③如果出现肝功能损伤，应及时进行保肝护肝治疗。④如疑有肝静脉阻塞出现，应立即行肝脏影像学检查如 ECT、B 超和 CT 等检查进行诊断，必要时肝活检可以确诊，发现肝静脉阻塞时必须立即停用化疗药物并进行相应的支持治疗。

（3）泌尿系毒性　对于顺铂引起的肾损伤，化疗当日至第 3 天应行水化治疗，并用利尿药，使每日尿量在 2000 ～ 2500mL 以上。其他引起肾脏损伤的药物常规剂量一般不会引起严重肾损伤，大剂量时应做水化处理，甲氨蝶呤应加亚叶酸钙，环磷酰胺和异环磷酰胺应加美司纳解毒。大剂量化疗药引起的膀胱炎，可用美司纳保护。

（4）心脏毒性　心脏接受过放射治疗的患者对多柔比星的心脏毒性损伤会更加敏感，应酌情减少多柔比星的用量，或改用心脏毒性较小的表柔比星或吡柔比星。发现心脏毒性损伤后应立即停止化疗，并使用心脏保护药物。有心律失常或心包炎的患者应进行相应的对症处理。

（5）肺毒性　对于放化疗引起的肺毒性，急性期以大剂量糖皮质激素、广谱抗生素等治疗为主，同时予以对症处理；对于晚期发生的肺纤维化尚无有效的治疗方法。

（6）胃肠毒性　H 受体阻滞剂类及非 H 受体阻滞剂类药物，单用或联合用药，可止吐。甲氧氯普胺通过调节呕吐中枢和促进肠蠕动，可减轻恶心、呕吐等症状，同时给予地塞米松 5mg 静推或肌注，异丙嗪 25mg 或地西泮 10mg 肌注，或氯丙嗪 12.5 ～ 25mg 肌注，可以加强疗效。有精神紧张者，给予心理治疗，以解除恐惧、紧张状态。

（7）皮肤毒性　化疗引起的皮肤毒性目前尚无有效的防治手段，放疗引起皮肤毒性时，可予以温水及温和无香料的肥皂水清洗皮肤，避免涂抹乳霜和覆盖敷料，避免使用滑石粉，避免日晒、过度冲洗和抓挠等。如皮肤出现破溃等严重反应，应中断治疗，待皮肤修复后再行治疗。放射治疗期间如有局部皮肤用药，应征得放射专业医师的许可。

（二）中医治疗

中医学认为，这些副作用的本质是正气亏虚，可通过扶正培本调节免疫状态而发挥作用。基于正虚为本的发病机理，以中医中药为主体的抗肿瘤治疗方案能在提高治疗效果的基础上，很好地减轻以上不良反应，延长肿瘤患者的生存期，调整阴阳平衡，有利于缓解症状，提高机体抗病能力，促进康复，改善患者的生活质量。

1. 气阴两虚

临床表现为头晕目眩，少气懒言，倦怠乏力，自汗，活动时诸症加剧，舌质淡，脉虚无力；或咽干，唇焦舌燥，口渴少津，皮肤干燥或枯瘪，小便短少，大便干结，舌淡红少苔，脉细数。治当健脾益气，养阴生津。方选生脉汤合四君子汤加减。药用太子参、麦冬、玄参、五味子、茯苓、白术、白芍、生地黄、甘草等。治疗期患者也可服用本方，以扶助正气。

2. 脾虚湿盛

临床表现为面黄体瘦，或不思饮食，或呕吐泄泻，恶心呕吐，胸脘痞闷，大便不实，或咳嗽痰多稀白，舌淡苔白腻，脉虚。治当健脾益气，和胃化痰。方选六君子汤加减。药用人参、黄芪、白术、茯苓、陈皮、半夏、甘草等。此类患者多有气血亏虚，可酌加当归、生地黄、西洋参等。

3. 热毒炽盛

临床表现为发热，全身关节肌肉酸痛，皮肤有红斑，烦躁或昏迷，大便干结，尿少，咽痛，口干，口腔溃疡，舌红苔黄，脉虚。治当清热解毒养阴。方选黄连解毒汤加减。药用黄连、黄芩、栀子、玄参、野菊花、蒲公英、半枝莲、白花舌蛇草、芦根、牡丹皮等，可酌加当归、生地黄、西洋参等。对于防止照射野纤维化有积极的作用

四、康复

（一）西医康复

肿瘤的治疗是一整套完整规范化的方案，多在手术治疗的基础上进行化疗、放疗、分子靶向、免疫治疗等。这些治疗带来的副作用不仅会对患者的身体造成严重损害，也会对患者的心理产生一定的影响，出现焦虑、抑郁、病耻感以及恐惧等负面情绪，严重影响患者的生活质量，因而康复治疗显得尤为重要。

医护人员应当重视语言和非语言艺术，关心并耐心倾听患者，使用触摸、拥抱、拍背、微笑等非语言沟通满足患者自尊、安全、环境等方面的心理需求。

治疗前，患者对治疗往往缺乏认识，内心容易产生恐惧、焦虑等情绪，此时应该主动与患者交流，及时回答患者的疑问，邀请有经验的患者现身说法，使患者树立战胜疾病的信心。治疗期间，应当告知患者治疗可能带来的不良反应，积极控制患者的症状是缓解患者心理痛苦的关键；定期召开座谈会，加强患者之间的沟通，引导其表达情感，互相支持，树立战胜疾病的信心。帮助患者建立良好的社会支持系统，加强同伴支持和家庭支持，鼓励患者建立新的社会关系，争取家人及社会的支持和帮助，鼓励患者尽早融入社会。

（二）中医康复

1. 情志康复

患者入院后收集并了解患者的病情、不良反应、治疗方案等临床资料，确认患者不良情绪的类型，比如惊恐、思虑、易怒、忧悲等。针对不同的类型给予相应治疗，比如"思虑"情绪，中医学认为"思为脾志，思则气结，过思伤脾"，对该类患者采取移情法，即转移患者的注意力，就患者感兴趣的事物进行交谈，多食开胃健脾之品等；"愁忧者，气闭塞而不行"，对这类患者采用以情胜情法，营造轻松愉快的治疗环境，多与患者聊开心的事，播放喜剧电影、节奏轻快的音乐等，达到"以喜胜忧"。

2. 饮食康复

《黄帝内经》有云"五谷为养，五果为助，五畜为益，五菜为充，气味合而服之，以补精益气"，强调了应该合理膳食，均衡营养才能有效提高免疫力。可以选用养阴、清热、生津之品，如冬瓜、白萝卜、梨、猕猴桃等。如有脾胃虚寒症状，可选健脾温阳食物，如桂圆、干姜、羊肉等。应用阿胶、人参、当归等滋阴养血之品补阴，多滋腻碍胃，影响吸收，有碍食欲，故补阴食品一次量不宜过多，以小量多次为宜，并酌加理气

健脾之品。现介绍两种食疗方法如下。

（1）参苓健脾补益汤　取党参 9g，茯苓 15g，炒薏米 3g，甘草 2g，芸豆 20g，枸杞 9g。配搭瘦肉、鸡肉、猪肚、蜜枣等。肉类洗干净焯水后与其他材料及清水加入汤锅中大火煮开后转小火煲约 2 小时，食用前加盐调味。本品具有补气健脾，补肾护肝的功效。

（2）二冬茶　取麦冬、天冬各 5g。上药洗净切碎，用开水浸泡 10 分钟，加入蜂蜜适量。本品能滋阴降火，润肺止咳，适用于肺热燥咳痰黏，阴虚劳嗽证。

第二节　截肢术

一、概述

截肢是截除没有生机和（或）功能的肢体，或截除因局部疾病严重威胁生命的肢体。确切地讲，截肢是经过一个或多个骨将肢体的一部分切除，而将通过关节部位的肢体切除称为关节离断。截肢手术在外科领域中涉及范围很广，如战伤外科、普通外科、血管外科、肿瘤外科、烧伤外科、整形外科和矫形骨科等都进行截肢手术。近 20 年来，造成截肢的原因逐渐发生变化，因为周围血管疾病或合并糖尿病而截肢的患者已越来越多见。截肢使患者失去肢体的一部分，造成残疾；但截肢更是一种重建与修复性手术，手术的目的是尽可能保留残肢和残肢功能。截肢康复是以假肢装配和使用为中心，重建丧失的肢体功能，防止或减轻截肢对患者身心造成的不良影响，使其早日回归社会。

近年来，随着生物力学、生物工程学的发展，新材料、新工艺的应用，假肢制作技术水平的提高，尤其是假肢新型接受腔的应用，将传统的末端开放型插入式接受腔改变为闭合的、全面接触、全面承重式接受腔，具有了残肢承重合理、穿戴舒适、假肢悬吊能力强且不影响残肢血液循环等优点。为了适合现代假肢的良好佩戴和发挥最佳代偿功能，一个好的残肢应呈圆柱状、长度适当、皮肤和软组织条件良好、皮肤感觉正常、关节无畸形、活动不受限、肌肉力量正常、无残肢痛或患肢痛等。下肢截肢要求残肢必须达到能承重和行走功能，因而对截肢部位的选择、截肢手术方法、截肢后处理、截肢后康复等提出了更高要求。

因疾病或外伤导致肢体血运丧失，且不可能重建和恢复是截肢手术的唯一适应证。术前需要评估患者的全身状况，如血清蛋白 > 35g/L，淋巴细胞总数 > 1.5×10^9/L，以及可能的截肢残端、截肢后容易发生的并发症、截肢后康复训练的关键等，围手术期调整患者身体的整体及局部状况，以达到最佳的手术条件，同时针对评估结果设计截肢方案、术后并发症预防方案及术后康复训练方案等。

二、诊断

导致截肢常见的原因可分为以下几类。

（一）外伤性截肢

不可修复的严重创伤，如机械性损伤、冻伤、烧伤、电击伤等，外伤是导致青壮年截肢的主要原因。

（二）肿瘤性截肢

肢体原发恶性肿瘤未发现有远位转移者，截肢常作为有效的外科治疗手段；有些恶性肿瘤虽已发生转移，但若因破溃感染和病理骨折而产生剧痛，截肢术亦可应用以减轻患者痛苦；某些肢体的良性肿瘤对组织的破坏范围很大，虽行局部切除亦只能残留一个无功能的肢体，亦可考虑截肢术。

（三）血管病性截肢

阻塞性动脉硬化症、血栓闭塞性脉管炎等，导致肢体远端血供不佳，营养不良，血管性疾病是老年人截肢的主要原因。

（四）糖尿病性截肢

糖尿病性血运障碍、周围神经病变所致的糖尿病足。

（五）先天性畸形截肢

先天性畸形为儿童截肢的主要原因，为先天性肢体无功能。

（六）感染性截肢

严重感染威胁患者生命，如气性坏疽等。

三、治疗

（一）西医治疗

1. 手术

截肢手术遵守矫形外科手术的基本原则，如对于皮肤的处理，要求无论在什么水平截肢，残端都要有良好的皮肤覆盖；肌肉的处理，包括肌肉固定术和肌肉成形术；神经的处理，注意预防被切断神经伴行的血管出血和神经瘤的形成；对于骨骼的处理，禁止骨膜剥离过多，最好使其骨膜瓣带有薄层骨皮质，避免骨端环形坏死。

此外，截肢手术前的物理治疗可以改善患者的全身功能低下，提高应用假肢和日常生活活动能力。因此，术前物理治疗是必不可少的，是手术准备的一部分，主要以截肢术后假肢控制功能训练为主，主要包括关节活动度、肌力训练等。

术后并发症的预防和处理，主要包括如下几个方面。

（1）残肢肿胀 导致残肢肿胀的原因很多，如损伤、血管病变、手术处理不当、术后处理不当、假肢接受腔不良等均可引起。预防及处理方面，一是手术要确定正确的截肢平面，不要盲目追求保持残肢长度而忽视截肢软组织的条件，要充分考虑术后装配假肢的最好代偿功能，争取术后伤口一期愈合，皮肤软组织松紧度合适，血运良好，为日后假肢装配打下良好基础。二是术中对血管的处理要完全彻底，大血管要缝扎，小血管也要彻底结扎，防止术后出血、渗血，同时术中要彻底引流，防止皮下血肿形成，术后引流多放置 48～72 小时，采取硬性包扎，若血肿形成影响切口愈合，应清除血肿。三是术后应用硬绷带，加压止血，防止水肿，同时防止术后由于不正确体位造成关节挛缩畸形。四是术后 3～5 天即可开始在床上进行肌肉收缩训练，通过训练增强肌力，同时促进血液循环，促使残肢尽快形成淋巴及静脉回流侧支循环，减轻水肿。五是物理治疗可以改善血液循环，控制感染，达到减轻和消除肿胀的目的，常用的方法有石蜡疗法、音频电疗、超声波疗法、红外线疗法等。

（2）瘢痕 瘢痕是人体修复创伤的自然产物。瘢痕组织是一种血液循环不良、细胞结构组织异常、神经分布错乱的不健全组织，瘢痕组织的另一个特征就是挛缩。预防方面，一是严格无菌技术和无创伤操作，争取创口一期愈合；二是切口方向与皮肤的自然皱纹一致或与关节平面平行；三是在缝合创口时，对合要整齐，并避免张力过大；四是创口愈合后，早期拆线、术后局部加压包扎，以及适当的物理治疗，均能防止瘢痕过度增生。瘢痕是组织创伤后修复的必然产物，其治疗的目的在于预防瘢痕过度增生，应该根据不同阶段采取不同的治疗措施。创伤期的主要目标是消炎、消肿、止血、止痛等，根据瘢痕预防的原则，采取相应的处理手段。创伤后期的目的是加速组织愈合，减少瘢痕增生，尤其要避免瘢痕增生可能对关节功能产生的影响。恢复期治疗的重点是减轻瘢痕的过度增生，减轻因瘢痕增生造成的关节挛缩，同时进行肌力、耐力、关节活动范围、柔韧性和协调能力等基本训练，治疗上可以采用以下几种方式。①压力治疗：是通过持续加压使局部的毛细血管受压萎缩，瘢痕组织缺血、缺氧来抑制瘢痕增生，常用弹力绷带、硅材料等，应当早期应用，要有足够的、适当的压力，要持续加压，定期清洗。②物理治疗：音频电疗、蜡疗及超声波疗法，可促进残肢消肿、软化瘢痕、松解粘连等；放射治疗可通过破坏增殖的成纤维细胞和新生血管来抑制瘢痕增生；冷冻治疗可破坏局部细胞和血液循环，使组织坏死脱落，达到去除瘢痕的目的。③药物治疗：曲安奈德局部注射，由尼司特外用等。④手术治疗：瘢痕、粘连严重，影响到假肢佩戴时，需要进行手术治疗。

（3）残端骨刺 截肢后残端发生骨刺的概率较高，占截肢患者的 60%～70%，其病因主要有以下几个方面：一是术中残留的骨膜较多，髓腔未用骨膜封闭；二是截骨后残留骨组织未彻底清洗去除；三是肌肉未行固定成形术，止血不彻底，出血引起血肿，血肿机化后引起异位骨化；四是儿童截骨后，由于生长特点骨端过度生长。预防和处理方面，注意如下几点：一是截骨后，创面用盐水彻底冲洗，将残留骨组织彻底冲洗干净，骨端以骨锉修整圆钝，残端以骨膜缝合封闭；二是残端行肌肉固定及肌肉成形术，使肌肉有新的止点，避免回缩失用，同时封闭髓腔以减少出血；三是术中彻底止血，术后彻底引流，术后残肢用石膏加压固定以减少出血；四是如出现骨刺，同时影响到假肢的使用，可考虑手术治疗去除骨刺。

（4）残肢皮肤感染、坏死、溃疡　由于皮肤的血液循环和神经营养发生障碍，残端皮肤张力过大，骨端及假肢的机械摩擦、压迫造成皮肤损伤，皮肤损伤继发感染和溃疡，甚至造成骨髓炎，形成窦道而经久不愈。预防和处理方面，注意如下几点：一是准确地选择截肢平面是预防皮肤坏死、感染的先决条件，一定要选择在血液循环良好、神经营养正常的部位；二是对原发疾病的治疗，对于血管疾病、糖尿病等造成肢体坏死需要行截肢时，术前及术后均应对原发疾病进行积极的治疗，使原发病控制在最佳水平，为术后创口的愈合创造有利的条件；三是小面积的皮肤坏死，如无骨外露可通过换药、梭形切除缝合、楔形切除缝合等而治愈，面积较大的创面有时需要通过植皮或皮瓣移植的方法来解决；四是窦道形成多属深部炎症、异物或残端骨髓炎，经久不愈者应采用病灶清除术和彻底的冲洗引流；五是检查假肢的接受腔是否合适，力线是否正确，假肢的悬吊是否满意，排除假肢接受腔机械性压迫因素。

（5）皮肤病　常见的皮肤病有皮肤过敏、皮炎、毛囊炎及溃疡等，其病因主要有以下几点：一是假肢的接受腔是由一些化工材料制成的，某些过敏体质的人或身体处于高敏状态的人，残肢密切接触这些材料时，容易导致皮肤过敏，出现皮肤瘙痒、皮疹等；二是残肢不卫生或接受腔潮湿，导致细菌和真菌繁殖生长；三是残端皮肤松弛形成皱褶，长时间穿用假肢后皱褶处由于潮湿、血运障碍，出现类湿疹样改变，甚至破溃形成溃疡。预防和处理方面，注意如下几点：一是注意残肢皮肤卫生，保持残端干燥；二是残肢应穿吸水力较强的棉制袜套，每天清洗残肢袜套以保持清洁；三是假肢接受腔与内套应每天用温水或酒精擦洗 1 次；四是一旦发生皮肤病，应及时就诊并在医师的指导下用药，防止因延误病情而造成的不良后果；五是皮肤软组织松弛，残端皮肤溃疡反复发作或经久不愈者，应当考虑手术治疗。

（6）残肢痛　造成残肢痛的原因很多，大体有两个方面：一个是残肢本身的原因，一个是假肢的原因。就肢体本身而言，常见有以下几个方面：最常见的是残肢软组织蜂窝织炎，以及残肢皮肤软组织瘢痕粘连、神经粘连等，或骨端过长及骨刺压迫残端皮肤，造成血运不良，引起疼痛；或因血管疾病、糖尿病肢体坏死等造成血液循环障碍，肢体供血差引起疼痛。预防和处理方面，注意如下几点：一是假肢接受腔不合适是造成残端软组织炎症的常见原因之一，当出现残肢疼痛时，要及时检查假肢，是否穿用到位，及时找有关技术人员协助排查；二是现代截肢技术中对皮肤切口、血管、神经、骨骼及肌肉的处理，提高了手术质量，减少了残肢痛等并发症；三是术后硬绷带技术的应用，减少了残肢血肿与水肿的发生，于是粘连与瘢痕减少，避免了因粘连、瘢痕造成的神经粘连而产生的残肢痛；四是术后早期康复治疗，如术后 2 周伤口拆线后，及早进行残肢的物理治疗，可达到消炎镇痛、软化瘢痕、消除粘连等作用；五是对于因血液循环障碍或糖尿病足截肢者，应对原发病进行积极治疗。

（7）神经瘤　由于手术中神经干被截断后，神经纤维继续向前生长，在生长过程中遇到软组织阻挡，其残端逐渐膨大形成神经瘤。神经瘤较大，在穿用假肢时受到挤压就会出现疼痛。预防和处理方面，手术时主张采用将较大的神经干在切断前用丝线结扎后再切断的方法；或将神经外膜纵行切开，把神经束剥离，切断神经束，再将神经外膜结扎闭锁，使神经纤维被包埋在闭锁的神经外膜管内，以免切断的神经残端向外生长而形成神经瘤。对神经瘤较大、瘢痕粘连明显、残端骨突压迫皮肤影响假肢穿用者，保守治疗无效，可考虑手术治疗。

（8）幻肢痛　截肢患者在术后几乎都有失肢依然存在的幻觉，以远端肢体部分更为清晰，这种现象称为幻肢觉。通常在截肢1年后，幻肢觉消失。部分患者发生非常剧烈的幻肢痛，多数为闪电样痛，少数为烧灼样痛。膝以上截肢后发生幻肢痛较膝以下截肢后发生幻肢痛更为常见，而上肢截肢后发生幻肢痛的概率较下肢截肢更为显著。6岁以前儿童截肢后不出现幻肢痛。造成幻肢痛的病因和病理机制目前仍不清楚，可能与疼痛传导通路有关，包括周围神经、脊髓和脑等，其疼痛是典型的神经源性疼痛。临床表现为痛觉过敏、痛觉超敏以及自发痛等。由于构成幻肢痛的病因和病理机制仍不十分清楚，给治疗带来了很大困难。尽管现在疼痛的治疗方法很多，但对于病程长、疼痛顽固的患者仍然不能从根本上解决问题，很多问题还需要进一步研究。预防与处理方面，注意如下几点：一是早期临时假肢佩戴；二是采用残肢弹力绷带包扎；三是采用物理治疗，如石蜡疗法、电频疗法及红外线疗法等；四是采用针灸治疗；五是重视心理治疗；六是采用药物治疗，如抗癫痫病药、抗抑郁药、麻醉剂等。

2. 残肢的护理

残肢一旦出现问题，如出现残肢肿胀、肌肉萎缩、水疱、汗疹等，都会影响假肢的使用，因此残肢的护理很重要。

首先是注意保持残肢皮肤干燥、清洁；其次是注意残肢的观察，观察有无红肿、蹭伤等情况，若有暂停假肢的使用，查找原因，积极治疗；再次是注意残肢皮肤颜色有无变化、接受腔的端部有无空隙等；最后是选择合适的残肢袜并保持残肢体积的稳定。

3. 假肢的安装评定

（1）临时假肢　①接受腔评定：包括接受腔的松紧是否合适、是否全面接触和全面承重、有无压迫和疼痛等。②对线的评定：包括生理力线是否正常、站立时有无身体向前或向后倾倒的感觉。③悬吊能力的评定：如假肢是否有上下窜动，可通过拍摄站立位残肢负重与不负重X线片，测量残肢皮肤与接受腔底部的距离变化来判断。④穿戴假肢后残肢情况：包括观察皮肤有无红肿、硬结、破溃、皮炎，残端有无因接受腔接触不良、腔内负压造成的局部肿胀等。⑤步态观察：注意观察行走时的各种异常步态，分析其产生的原因，予以纠正。⑥上肢假肢评定：上肢假肢要检查悬吊带与控制系统是否合适，评定假手的开合功能、协调性、灵活性，尤其是日常生活活动能力的情况。

（2）正式假肢　除了对临时假肢的评定内容外，应重点评定如下内容。①上肢假肢：包括假肢长度、肘关节屈伸活动范围、前臂旋转活动范围、肘关节完全屈曲所需要的肩关节屈曲角度、肘关节屈曲所需要的力、肘关节屈曲90°时假手的动作、假手在身体各部位的动作、对旋转力和拉伸力的稳定性，以及上肢假肢日常生活活动能力的评定；对于一侧假手，主要观察其辅助正常手动作的功能。②下肢假肢：检查站立时残肢是否完全纳入接受腔内，即坐骨结节是否在规定的位置上，残端是否与接受腔底部接触，坐位时接受腔是否有脱出现象、接受腔前上缘有无压迫、接受腔坐骨承重部位对大腿后肌群有无压迫等；对于小腿假肢双侧下肢应等长，对于大腿假肢侧常较健侧短 1cm 左右；肉眼观察步态情况，有条件时可应用步态分析仪进行更客观的分析检查；一般以行走的距离、上下台阶、过障碍物等为指标，对行走能力进行评定，截肢部位和水平不同，行走能力也各异；对假肢部件及整体质量进行评定，使患者能获得满意的、质量可靠的、代偿能力良好的假肢。

4. 假肢使用训练

（1）临时假肢的安装　临时假肢是一种在残端切口愈合后安装的假肢，一般在截肢术后 2～3 周，切口愈合良好，折线后即可安装。尽早使用临时假肢，能够减少残肢肿胀，加速残肢定型，缩短卧床时间，减少并发症，有助于早期下床活动，早日回归社会。另外，从临时假肢的使用中还可了解个人假肢装配的特点，为安装正式假肢提供参考。临时假肢穿戴时间为 2～3 个月，待残肢定型，患者能够熟练地独自步行后，可更换为正式假肢。

（2）临时假肢的训练　①小腿假肢穿脱训练：穿假肢时患者先在残肢上套一层薄的尼龙袜保护残肢，再套上软的内接受腔，在软接受腔的外面再套一层尼龙袜，然后将残肢穿入接受腔，站起让残肢到位即可；脱假肢时，患者取坐位，双手握住假肢，将假肢向下拉，将残肢拉出即可。②大腿假肢穿脱训练：穿假肢时患者取坐位，将滑石粉涂在残肢上，再将丝绸布缠在残肢上，将接受腔阀门打开，患者站起将假肢垂直插入接受腔，将丝绸布从孔内拉出，引导残肢伸入接受腔，直到残肢完全纳入接受腔，再将丝绸布全部拉出，然后盖上阀门，拧紧，穿插好后患者平行站立，调整身体，检查假肢是否穿着合适，如不合适，需要重穿 1 次；脱假肢时，患者取坐位，将接受腔的阀门打开，取下假肢即可。③站立平衡训练：患者立于平行杠内，手扶双杠反复练习侧方重心转移，体会假肢承重的感觉和利用假肢支撑体重的控制方法，进而练习双手脱离平行杠的患肢负重、单腿平衡等。④步行训练：迈步和步行训练要在平行杠内进行，一般要求平行杠的长度在 6 米以上，在平行杠一侧放置落地镜子，用于观察训练的姿势，可用木条等作为障碍物，另外需要助行器，如手杖、肘杖、助行支架等。⑤假肢迈步训练：将假肢退后半步，使假肢负重，在假肢足尖触及地面的状态下，将体重移向健肢，迈出假肢，使其足跟部落在健肢足尖前面，为使膝关节保持伸直位，臀大肌要用力收缩，防止膝打软腿，要让患者特别注意体会用力屈曲残肢使小腿摆出和伸展膝关节时的感觉。⑥健肢迈步训练：将健肢退后半步，使用健肢完全承重，将体重移向假肢侧，腰部挺直迈出健肢，提起假肢跟部，使脚尖部位负重，弯曲假肢膝关节，此项训练的重点是通过大幅度地迈出健肢来伸展截肢侧的髋关节，掌握假肢后蹬时的感觉。⑦交替迈步训练：在平行杠内或借助手杖行交替迈步训练，训练中患者最易出现假肢侧的步幅和支撑时间缩短，训练时注意步幅不要短，腰身要挺直，残肢要向正前方摆出，在假肢支撑期中，要使骨盆在假肢上方水平移动，如果能保持骨盆水平，上体就不会向假肢侧倾斜，为此应当尽量减小双脚之间的步宽，练习转换方向时，可指导患者将体重放在处于身后的假肢足趾部，在这一位置上做旋转，还可以双脚跟部为轴旋转。⑧上下台阶步行训练：上台阶时健侧先上一层，假肢轻度外展迈上一台阶，假肢瞬间负重时，健肢迈上一台阶；下台阶时假肢先下一层台阶，躯干稍向前弯曲，重心前移，接着健肢下台阶。⑨上下坡道步行习训练：上下坡道分直行和侧行，基本方法相似，侧行比较安全，上坡道时健肢迈出一大步，假肢向前跟一小步，身体稍向前倾，为了防止足尖触地，假肢膝关节屈曲角度稍大，残端应压向接受腔后壁；下坡道时假肢先迈一步，防止假肢膝部突然折屈，注意残端后伸，假肢迈步时步幅要小，迈出健肢时，假肢残端压向接受腔后方，健肢在前沿未触地时，不能将上体的重心从假肢移向前方。⑩跨越障碍物训练：跨越障碍物时，健肢靠近障碍物站立，假肢承重，健肢先跨越，然后健肢承重，身体前屈，假肢髋关节屈曲，带动假肢跨越。

（3）正式假肢 临时假肢经过穿戴和训练后，残肢已无明显变化，基本定型，假肢代偿功能已达到预期目标时，便可更换正式假肢。正式假肢的训练基本同前，主要训练对正式假肢的适应，巩固和加强以前的训练效果，达到熟练使用假肢，提高独立生活活动能力的目的。

（二）中医治疗

局部而言，有伤必有瘀，截肢术会引起局部气血凝滞，邪毒与瘀血相搏，或形成瘀肿，或化热腐肉成脓，或复感外邪，发生疖、痈、疔等阳证疮疡，还可继发瘀血流注或脱疽等。病情轻者症状局限，重者可出现脏腑、气血、阴阳等方面的改变，出现发热、口渴、体倦、乏力、食少等，甚至可出现厥、脱、闭证等严重状况。痰浊、瘀血是损伤的病理产物，聚于皮里膜外、肌肉、经络、骨膜之间，导致局部阻滞气血，也可进一步成为致病因素，引发全身症状。若症状局限于局部，可行中药熏洗、外敷等治疗，以活血化瘀，消除痰瘀；若引起全身症状，则根据舌苔、脉象等，予以辨证施治。

四、康复

（一）西医康复

1. 康复程序及评定

（1）截肢康复程序 康复工作的开展以工作组进行，截肢康复组由外科医师、康复医师、物理治疗师、作业治疗师、假肢制作技师、心理医师、护师和截肢者本人等组成。康复医师负责残肢的评定、康复治疗方案、假肢处方和假肢适配性检查等。物理治疗师和作业治疗师负责残肢的康复治疗和训练、假肢装配前后的功能训练和步行训练等。假肢制作技师负责假肢装配和维修工作。截肢者主动参与是康复成功与否的关键因素。理想的康复流程是截肢前心理治疗和假肢咨询、截肢手术或非理想残肢矫治手术、残肢康复训练和并发症处理、假肢处方、安装临时假肢、临时假肢功能训练及评估、安装正式假肢、假肢适配检查、假肢装配后功能训练、终期适配检查和功能评定等。

（2）截肢康复评定 ①全身状况评定：包括截肢原因、是否患有其他系统的疾病、对其他肢体状况的评定、对脏器功能的评定等，以判断患者能否安装假肢、能否承受装配假肢后的功能训练、有无假肢使用能力等。②残肢评定：包括残肢外形、残肢畸形、皮肤情况、残肢长度、关节活动度、肌力评定、平衡功能、残肢痛和幻肢痛等内容。③心理功能评定：心理功能评定量表很多，较常用的有汉密尔顿焦虑及抑郁量表。④日常生活活动能力（ADL）评定：如 Rarthel 指数评定，是国际康复医学界常用的方法，具有简单、可信度高、灵敏度好等特点。⑤社会参与能力评估：主要包括职业能力、休闲娱乐等方面，急性外伤截肢者多数较年轻，职业能力的评估与训练更为重要。

2. 康复方法

截肢术后，需要多学科协同努力，除了外科医生，还需要理疗专家、理疗技师、职业治疗师、心理医师和社会工作者，以及内科医师帮助处理手术后的康复问题。康复注意事项，包括围手术期抗生素的应用、深静脉血栓的预防和肺部保健等。疼痛的处理包括短时间使用静脉麻醉药、口服止痛药，随着疼痛耐受程度增加，尽快减量。相关研究提出，术后继续使用几天神经周围阻滞麻醉以加强疼痛的控制，可以减少麻醉药的使用。通过多学科的协同努力，使患者尽早接受康复治疗，康复治疗在截肢术后至安装永久性假肢阶段是至关重要的。

（1）心理康复　截肢对截肢者精神上的打击胜过躯体的打击，尤其是急性外伤引起的截肢。所以患者的心理康复尤为重要，否则会严重影响功能的恢复。截肢康复组的所有成员及患者的家属、朋友都应通过各种方式帮助截肢者面对这一现实，鼓励患者自强不息，积极配合各项康复训练，重返社会。

（2）肢体运动　大腿截肢术后为预防屈曲外展畸形，术后残侧髋关节应置于伸直、中立位，不允许残肢垫高。每日俯卧 2 次，每次 30 分钟；术后 3 天开始髋关节被动后伸，拆线后行髋后伸、外展抗阻训练。小腿截肢患者以膝关节屈伸训练为主，同时注意同侧髋关节伸展训练。对双大腿、双小腿截肢者还应加强双上肢肌力训练，为使用拐杖准备。

（3）日常生活训练　术后应尽早在作业治疗师指导下进行翻身、坐起、上下床、拐杖使用、轮椅使用、如厕、洗漱等日常生活活动，转移动作完成后，开始进行起床、穿衣等练习。

（4）心肺功能训练　截肢手术对患者的心肺功能影响很大，根据截肢者的心肺功能状况，物理治疗师应为其进行心肺功能训练，主要包括呼吸肌肌力增强训练、有氧训练、全身放松训练等。

3. 残肢康复

（1）肢体位置　截肢者由于残肢肌肉力量不平衡，很容易发生关节畸形，因此术后应保持残肢正确的肢体位置，理想的大腿截肢后功能位是仰卧时髋关节保持伸展、中立位，侧卧时采取以患侧在上的卧位，使髋关节内收为宜，还可俯卧位，小腿的正确肢体位置是保持膝关节伸直位。

（2）硬包扎　截肢术后开始使用硬包扎，予以管型石膏固定，存在骨性突出部位应适当衬垫，合格的硬包扎可减少水肿，预防屈曲挛缩，更好地保护手术切口，后期可以更好地适应假肢。石膏松动、局部发热、引流量过多或感染的全身症状是早期去除石膏的指征，切口愈合后，持续使用硬性包扎，每周更换直到残端与上周体积几乎没有变化。

（3）皮肤护理　截肢术后残肢的皮肤应保持清洁和干燥，注意防止皮肤擦伤、水疱、汗疹以及真菌或细菌的感染，要保持残肢皮肤清洁、干燥。

（4）残肢训练　为了加强术后残肢末端的承重能力，可用手掌进行拍打残肢和残肢末端；部分感觉过敏的残肢，可进行脱敏治疗，用细粗布摩擦残端，待皮肤适应时，进一步采用沙袋与残肢皮肤触撞、承重，逐步增加承重重量。

（5）关节活动训练　①髋关节活动训练：大腿截肢术后，部分截肢者安于舒适的姿势，易造成髋关节屈曲外展畸形，应早期进行髋关节运动训练，重点是髋关节的伸展训练、内收训练等，同时进行髋屈曲、外展训练等。②膝关节活动训练：重点是膝关节伸直训练，同时进行屈膝训练，应在手术第2天开始屈伸膝关节，尤其要注重伸直膝关节，在坐位时伸直膝关节，在卧位时主动伸直膝关节，如膝关节有屈曲挛缩，应由治疗师行膝关节的牵张训练，以改善膝关节活动度。③上肢关节活动训练：上肢截肢术后，特别是上臂截肢由于肌力不平衡，肩胛胸壁关节活动受限，影响假肢的使用，需进行肩关节各方向的活动训练及肩胛胸壁关节的内收、外展活动训练。

（6）肌力训练　截肢后残肢的肌肉在短时间内会出现萎缩，为避免肌肉萎缩，应尽快安装假肢，尽早进行肌力训练。对于截断的肌肉，术后2周可以开始主动收缩训练，6周开始强化训练，包括残肢肌力的训练、躯干肌训练以及健侧下肢训练等。

4. 健康指导

医护人员应当帮助患者保持稳定的情绪，消除消极的心理反应，积极、乐观地面对生活，树立战胜疾病的信心。向患者宣教保证营养物质摄入和增强抵抗力的重要性，消除患者对疼痛的恐惧，引导患者摆脱精神和身体的紧张感，合理使用药物镇痛或其他综合镇痛法，减轻或消除疼痛，提高患者的生存质量。截肢术后，不但要进行残肢的训练，如残肢关节、肌力及残端皮肤等的训练，而且要进行健肢和全身肌肉、关节的训练。如进行单腿站立、单腿跳跃，保持身体平衡，使用助行器等。若为上肢缺失，应训练健肢进行自理活动，如进食、洗脸等，按摩残肢皮肤、肌肉等。根据患者的情况制订康复锻炼计划，恢复和调节肢体的适应功能，最大限度地让患者提高生活自理能力。指导患者正确使用各种助行器，如拐杖、轮椅等，锻炼使用助行器的协调性、灵活性，帮助患者尽快适应新的运动方式。医护人员应当指导患者按照出院医嘱，按时进行复查和化疗，发现特殊情况和病情变化，应随时到医院就诊。

（二）中医康复

截肢术后副反应表现与中医多种病症相关，中医康复需针对不同的病症表现辨证论治，采用相应的康复治疗。

第三节　造口术

一、概述

　　造口术是结直肠手术的一种重要术式，可分为永久性造口和预防性造口。随着低位吻合技术的进步，低位直肠癌的保肛率明显提高，但仍有 20% ～ 30% 的低位直肠癌需要行腹会阴联合切除、永久性乙状结肠造口，即人工肛门，部分行直肠癌低位前切术加预防性回肠造口术。其他一些疾病如溃疡性结肠炎、家族性息肉病等术后也常需要行肠造口。全球每年由于结直肠癌、外伤、炎症、先天性畸形而需行肠造口的患者达数十万人之多。对于结直肠外科医师来说，选择合适的时机和术式行肠造口术，会给医患双方带来益处。

　　肠造口手术前，外科医师应当与患者就疾病本身、潜在并发症等进行充分沟通，让其了解结肠造口或小肠造口的必要性，帮助患者建立造口生活的观念，让其熟悉造口，减少住院时间以及出院后的社区治疗，对患者康复有利。术前准备还包括选择合适的造口位置，造口位置直接影响进一步造口的管理，术前定位结肠造口或回肠造口能够避免并发症的发生，如脱垂、疝和皮肤等问题。建议造口周围留 5cm 的平整皮肤，造口要在脐下腹部膨起的最高点及腹直肌上，并要考虑到患者的穿衣习惯，特别是腰带的位置，肠造口最好在腰部以下的位置。

二、诊断

（一）乙状结肠造口

　　乙状结肠造口的适应证为直肠癌、结肠憩室、克罗恩病、先天畸形、大便失禁、结直肠外伤等。这些适应证中，直肠癌行乙状结肠造口是最常见的，是永久性的；其他的良性疾病和外伤行肠造口大多数是临时造口。

1. 常见手术技术

　　一个满意的乙状结肠单腔造口的要点是造口结肠应从腹直肌内穿出，皮肤做无张力缝合，切除多余的结肠，方便灌洗，减少并发症。如果选择在腹直肌旁造口，容易造成造口旁疝。要适当游离脾曲，以留下足够的肠管，保留血供，避免张力，腹腔镜结合开腹手术的主要优点之一就是可以游离脾曲，减少造口张力。随着患者体重的增加，造口会逐渐回缩，造口变得难以护理，因此造口应高出皮肤 3 ～ 4cm。乙状结肠造口完成后，在患者离开手术室前，造口部位应当使用透明引流袋，便于术后动态观察肠管活力。造口恢复功能后，应当定时拆除引流袋观察造口以及周围皮肤情况。

2. 其他技术

　　（1）吻合器造口　除传统的乙状结肠造口外，圆形吻合器也被用来做结肠造口，理论上对特定直径的肠管可以做到具有完美几何图形的造口开口。

（2）节制性结肠造口　可控性结肠造口的需求激发了多种节制性结肠造口装置的研发以控制排便。起初文献报道很多，但逐渐因为各种原因相关文献和产品逐渐消失。

（3）Kock法控制结肠造口　Kock等人提出类似可控性结肠造口的方法，使用降结肠建立乳头状活瓣。

（4）其他　包括可膨胀的套箍、结肠造口栓、人工括约肌、肌肉移植、可植入环和气囊栓等，这些方法目前少用，也缺乏大综文献的支持。

（二）横结肠造口

横结肠造口术的适应证包括左半结肠癌或急性肠梗阻、创伤、吻合口漏、先天性异常、肛门失禁、预防性造口等，横结肠造口往往只是一种临时性造口。

1. 襻式结肠造口术

无论横结肠造口是否在紧急情况下进行，都应进行完整的开腹探查，以辨别病变性质。横结肠造口也通过切开腹直肌进行，游离网膜以保证外置肠襻无张力，取出拟外置的横结肠，在肠系膜无血管区开一口，将支撑管通过此口纵行切开外置肠壁，将肠管边缘和皮肤缝合固定，结肠造口便宣告完成，最后安置造口袋。大部分横结肠造口患者时间不长，但当造口术被用于绝症治疗时，许多患者术后生存时间却很长，以至于在造口护理上出现了新的严重问题。尤其是因肝脏肿大或腹水产生的梗阻所导致的造口旁疝或完全性脱垂，在终末期患者与造口相关并发症可能使患者的治疗更加困难，因此应尽量避免永久性襻式横结肠造口。

2. 结肠造口还纳

患者需要和肠切除术一样进行充分的肠道准备，手术当天早晨对结肠造口涉及的肠道以及直肠要充分灌洗，抗生素在手术前半小时使用，使用电刀对造口进行环形切开，切开皮肤和皮下组织，用消毒纱布填充肠腔或缝合造口，用四把Kocher血管钳夹住在造口周围皮肤，同时用拉钩拉开周围皮肤。进入腹腔后，夹钳夹住筋膜，肠管从腹腔内完全分离造口，与腹壁完全游离后，切除黏膜边缘和其上附着的皮肤和瘢痕组织，用3-0ETHICO VIRCYL做横行全层连续内翻缝合，闭合肠管前壁，以同样的方式完成结肠后壁的吻合。如果水肿和纤维化影响安全闭合，该肠管就需要被切除，此时吻合术就将和切除术一并进行，然后用可吸收缝合线将筋膜间断缝合。手术最佳闭合期是在造口建立后的2～3个月，对于那些没有充分肠道准备或者未曾使用抗生素的患者，也存在较高的并发症发生率。伤口感染是最常见的并发症，二期伤口缝合可以避免感染发生。在吻合口漏这个问题上，手工缝合与吻合器缝合所造成的结果并无显著差异。相关研究认为，结肠造口早期并发症发生率较高，绝大多数外科医师的经验是肠管切除闭合比肠管单纯闭合的危险性高。

（三）盲肠造口

盲肠造口术的适应证仅限于盲肠扭转、结肠梗阻。即便在这些情况下，也要严格限制盲肠造口术的实施。盲肠造口会延长患者的住院时间，而且并发症发生率很高，如管道梗阻、盲肠与腹壁分离、腹腔内脓肿甚至弥漫性腹膜炎等，最后瘘管形成还需要外科手段闭合。如果手术适应证选择错误，手术不仅不能改善病情，反而会产生相反的后果。因此，盲肠造口效果欠佳，一般不选择，对于以排泄肠道内容物为目的，首先考虑襻式回肠造口或者横结肠造口。

如果必须实施盲肠造口，最好采用外置技术行盲肠造口。腹腔探查发现盲肠急性扩张要行盲肠造口手术，造口的位置要远离探查切口，一般选择在麦式点附近，逐层垂直向下切除皮肤和皮下组织，腹内斜肌、腹外斜肌和腹横肌要被切断而不是撕开，打开腹膜，充分游离盲肠的外侧壁，使盲肠能从造口内无张力拉出，如果盲肠扩张严重不能拉出切口，可以先减压排气，然后将盲肠的浆肌层和腹壁用较持久的可吸收缝线间断缝合，关闭腹腔后，再切开盲肠，将切开的肠壁边缘与皮肤间断缝合。

即使这一技术使用恰当，造口用品的使用也面临极大的麻烦。造口近端肠管溢出的是腐蚀性液体。但因为盲肠造口不能真正转流，引流的效果很有限。由于盲肠内含气量高，因此盲肠造口最主要的优点在于使急性扩张的盲肠减压。至少使用上述的技术，盲肠不会缩回腹腔而出现危及生命的情况。

（四）回肠造口

回肠造口术通常适用于IBD（包括溃疡性结肠炎及克罗恩病）、家族性息肉病、肿瘤、创伤及先天性畸形等。理想的情况下，手术之前较长一段时间就应告诉患者回肠造口的必要性，使患者能充分了解和熟悉回肠造口，并能欣然接受它。但是，往往大部分医生在治疗期间没有谈到行回肠造口术的可能，或者因为出血、中毒性巨结肠、穿孔、败血症等紧急情况需要急诊手术，一些患者没有进行恰当的术前咨询。在这种情况下，患者会认为手术进行得太仓促，也许使用更有效的内科治疗可以避免手术，至少可以将手术推迟一段时间。

回肠造口有四个常见并发症，分别是皮肤问题、肠梗阻、回缩和造口旁疝等。近年来，很少有回肠造口并发症发生率的相关文献，这是因为随着手术技术的提高，术者会刻意要求自己做得更好使风险最小化。

（五）襻式回肠造口术

襻式回肠造口最早用于治疗中毒性巨结肠，目前随着腹腔镜技术的提高，低位和超低位直肠癌切除吻合变成了常规手术，但是吻合口漏的发生率较高，因此襻式回肠造口术现在大部分用来保护结直肠吻合口漏。对于一些晚期盆腔肿瘤合并冰冻盆腔，导致肠梗阻的患者，也可通过此手术来改善症状，延缓生命。

三、治疗

（一）西医治疗

1. 乙状结肠造口

（1）造口缺血和坏死 造口缺血和坏死主要由于造口血供不足，因高位结扎肠系膜下动脉后未能保留左结肠动脉的升支，或迂曲的边缘动脉血管弓被断开，抑或结肠中动脉的侧支循环不足。造口处黏膜一旦出现颜色改变，判断局部缺血并不困难。如果发现造口出现问题，最好尽早再次开腹手术，游离一段较长的肠管，确保满意的造口，这比几天或者几周后再行手术要好。如果造口无活力，肠管缩回腹腔可能会引起腹膜炎，需要急诊手术。

（2）造口旁脓肿穿孔 结肠造口回缩，粪便进入皮下组织会导致局部的感染，形成脓肿。腹壁的蜂窝组织炎后会出现脓毒症，如果感染进入腹腔会导致弥漫性腹膜炎。治疗这一并发症通常需要开腹，并行造口重建，但是也有专家认为，经过外科引流、静脉营养或要素饮食也能获得满意结果，不需近端引流。对于严重的感染，需要紧急手术，广泛清创引流，重建造口或行近端结肠、回肠造口。

（3）造口出血 结肠造口出血在术后短期内非常少见，这一并发症更多见于酒精性肝硬化、硬化性胆管炎、肝硬化伴门静脉高压、炎性肠病等患者，有这些基础疾病的患者，外翻造口的黏膜容易出血。由于肠系膜上、下静脉之间的静脉交通支压力增高，造口黏膜连接处的静脉常常出现曲张，容易引起出血，尤其曲张静脉出现糜烂或损伤时出血会加重。治疗上，通常首先采用直接压迫止血，效果不好时，可结扎出血区域，以达到止血目的。

（4）造口脱垂 结肠造口脱垂是不太常见的并发症，结肠襻式造口相比单腔造口更容易发生脱垂，可能与切口过大、造口下方乙状结肠过长、腹压突然增加、腰带太紧等有关，常合并造口旁疝。治疗上，对于不伴有造口旁疝的脱垂患者通常不需要开腹手术，对于术后早期出现的造口脱垂可以在皮肤黏膜连接处切开，游离肠管，切除多余肠管，重建造口；如果脱垂发生在术后几个月，再次手术应当在黏膜上切开，而不是皮肤上，造口周围皮肤的血供足够维持新建造口的活力，最后将结肠末端与残留黏膜进行吻合。这一技术细节非常重要，如果在皮肤上做切口，重建造口后开口会过大，导致复发。另外，造口重建时充分游离和切除腹腔内多余结肠十分重要，可以避免复发的机会。如果脱垂合并造口旁疝，必须进行造口重建。

（5）造口狭窄 许多患者即使是伴有严重的造口狭窄，成形大便也可以顺利排出，使用造口用品也没有问题。如果患者不能耐受造口狭窄，就需要进行处理。皮肤水平的狭窄不建议用扩张器，因为会再次狭窄，治疗产生的创伤会导致出血或者炎症加重病情。对于重度狭窄的患者可以尝试环形造口切除，游离肠管重新缝合造口，如果局部手术不能获得足够的肠管长度，则需要再次开腹切除造口部分结肠，重建造口。狭窄通常发生在筋膜水平，这是因为筋膜切口本身太小或者血供受损引起，治疗需要游离肠管，扩大筋膜切口，重新缝合结肠。

（6）造口旁疝　造口旁疝是腹会阴联合切除术后比较常见的晚期并发症。造口经腹直肌不能减少疝的发生率，然而腹膜外造口比经腹膜造口发生造口旁疝的危险降低。造口旁疝通过熟练的技术可以避免，其他引起造口旁疝的原因有造口位于切口以及腹部切口过大，当然体重增加、年龄增大、系统性疾病、营养较差等许多其他因素也会导致这个并发症的发生。常见的主诉是发现造口周围腹部膨胀，其他主诉包括使用造口用品出现问题（漏、粪便污染、容易分离），疼痛以及较少出现的造口梗阻（造口附近肠管嵌顿）。通常单纯的临床表现即可明确诊断，但是 CT 能够帮助更加准确地判断造口旁疝发生，并帮助诊断潜在的造口旁疝。治疗上，修复造口旁疝的手术方法通常取决于旁疝的大小，相对较小的缺损可以通过直接沿着造口周围切开，关闭腹壁缺损重建造口。这种手术需要有两个条件：结肠造口经过腹直肌间、小的缺损。此外，可以采用腹膜外隧道的方式重新造口，关闭原来造口腹壁的缺损。如果经腹直肌造口的位置仍然能用最好，如果不能用，还有三处位置可以选择，即对侧腹部、脐部造口、通过网状补片替代等。但是对于大的造口疝，重建需要填充人工材料，并通过开腹或者腹腔镜的手术。

（7）原发疾病复发　原发疾病可能在造口复发，尤其多见于经腹会阴联合切除或 IBD（溃疡性结肠炎或者克罗恩病）行转流性结肠造口的患者。造口处黏膜水肿，质脆易出血，也可出现颗粒或者溃疡。药物治疗可能使 IBD 患者解除炎症，减轻患者不适，然而因为腹泻和不能满意使用造口用品，可能需要进一步切除肠管或行回肠造口。恶性病变的复发也可能发生在结肠造口，比较少见，有潜在致命危险。

2. 回肠造口

回肠造口术后并发症主要与外科医师技术操作失误有关，如位置选择不当或造口成形方法不正确。其次，疾病也是术后造口发生问题的一大缘由。再者，患者本身知识的缺乏，疏于护理或误用造口，皆会导致造口系列问题，甚至可能需要手术干预。回肠造口的常见并发症如下。

（1）狭窄与回缩　30% 的造口并发症是狭窄与回缩，主要原因是初始造口长度欠缺、血运受损害、皮肤切开方法不正确等。除了这些因素，体重增加也与之有关。狭窄及回缩的治疗最好不必再次手术，但是严重的造口回缩有时需行剖腹手术以获得所需长度的回肠使造口令人满意，所以一定要谨慎地告知患者有可能发生这种不利的情况。如果手术后患者变得肥胖，造口消失在脂肪中，就会带来特别的麻烦，一般通过皮下脂肪切除及腹部整形找到原造口，在新的位置重新造口，并整平腹壁。预防造口狭窄以及塌陷，要求手术需要做到以下几点：切除足够的皮肤，建立适当大小的出口；根据需要游离肠管，以便使造口达到足够的长度，尽可能使回肠在腹膜内自由排列，用通常的方法进行造口成形。

（2）脱垂　脱垂有 2 种类型，即固定型（难回复型）以及滑动型。固定型造口脱垂常常发生在没有接受过造口翻修的患者；滑动型脱垂常发生在二期返修造口后，提示不充分的腹壁固定及造口翻修时的游离肠管使患者以后容易出现滑动型肠脱垂的问题。如果是固定型肠脱垂，一般皮肤的问题不大，但是造口回缩、造口平坦有可能会使肠液漏出。如果造口太长，与造口袋接触容易引起创伤，同时也会引起患者心理上的问题。治疗方面，如果脱出物不是真正的肠脱垂而只是初置造口肠管长度太长，那么治疗起来相对简单。切开回肠黏膜，保留回肠与皮肤结合处，使造口内翻。切除多余的回肠，使造口像平常一样成形。这个操作和前面提到的结肠造口术肠脱垂的处理相同，但必须在肠管上切开，而不是切开皮肤，使腹壁上出口保持适当大小。单纯回肠复位通常技术困难，而且可能再次脱垂，但是切除过长肠管也不可取，必须开腹或腹腔镜下进行腹膜内固定，或者选用前面讲过的直肠吻合器固定法。

（3）瘘管　瘘不是回肠造口再次手术的常见原因，15%的再手术是因为此并发症，瘘最常见的原因是克罗恩病复发，其他可能原因有造口袋接触面或深部缝线所致的造口糜烂，该并发症比脱垂更难处理。如果没有感染发生，可以试着闭合瘘管，但有再发生瘘的可能。如果切除瘘口，那么就需要施行剖腹术以便获得足够长的回肠来使其充分成形。如果造口原来部位的皮肤已经被回肠流出液损伤或多余小肠必须被切除，通常需要在左下腹重新造口。

（4）种植　如果成形时不采用表皮下缝合，存活的回肠黏膜会沿着缝线方向种植，这种种植会导致持续性的分泌，并会使造口袋的安装成为问题。这种情况唯一有效的处理就是切除，翻转皮瓣覆盖缺损也许有望成功，但这往往需要重新在其他位置造口。如果使用皮内缝合技术，这个并发症是可以完全避免的。

（5）造口位置不当　造口并发症的另一个原因是不恰当的造口位置。如前所述，选择位置时要避开瘢痕，特别是瘢痕不平整时。造口不应靠近任何骨岬或肋缘，而应位于可以使肠管穿过腹直肌的地方。如果做不到这一点，往往造成造口旁痛。通过切口造口，是回肠造口的禁忌，不仅因为有发生疝的危险，也因为很难支撑肛袋，并且溢于皮肤上的肠容物可引起伤口延迟愈合。造口必须安置在一个患者易于护理、佩戴肛袋自信、不用担心泄露的部位。如果造口位置不当并且造口器具的安装不满意，那么就有必要重新造口。造口位置的选择在术前应认真讨论决定，紧贴造口游离并直达腹腔使造口完全游离。如果可能，游离并切除造口远端，闭合远端并放回腹腔。留一根缝线在腹腔外，以便将小肠重新拉出。钝性分离腹腔内组织与腹壁之间粘连，为新的回肠造口创造空间，在新的位置环形切开皮肤，分离腹直肌，进入腹腔，通过提拉腹壁外的缝线将肠管拉出体外，新的造口重建完成。虽然该技术可以避免较大的切口，但作者并不认为是造口并发症治疗方面的进步。通过与腹腔镜手术的结合，可以不用完全开腹进行造口移位。

（6）回肠造口旁疝　就像结肠造口旁疝一样，该并发症通常是造口位置选择错误的后果。类似前面所述的使用或不使用网片的修补方法对于回肠造口疝也有效。但不幸的是，大多数这样的并发症通常需要重新定位行回肠造口术。即使没有造口周围疝，也应该使用腹带以获得对造口周围的支持，特别是锻炼时，如果对造口旁疝行非手术治疗，则腹带需要有 22.86cm 宽。

（7）克罗恩病复发和回肠造口术中炎性肠病　克罗恩病在造口周围或回肠造口附近的小肠处常会复发，另外回肠造口周围皮肤的溃疡可能是 IBD 的结果，坏疽性脓皮病亦与 IBD 相关。造口周围坏疽性脓皮病的各种临床表现可能与 IBD 的潜在活动性有关，事实上在残余的疾病被根治前，对其治疗都是不成功的。这时候往往需要肠造口治疗方面的专家来制订一个积极的治疗方案。接近造口的皮肤病变蔓延时，会给治疗带来很大的麻烦。有文献提出克罗恩病并发造口周围溃疡的保守治疗包括，清创术、刮除术、敞开术等，大多数患者治疗 3 个月后愈合。如果保守治疗失败，就要重新定位，进行重建，采用开腹或腹腔镜，也有一些利用旋转或预置皮瓣治疗成功的报道。

（8）感染性肠炎　有研究指出，空肠弯曲杆菌与造口深部溃疡及急性回肠炎有关，该报道强调了在怀疑 IBD 复发时粪便培养的重要性。

（9）回肠造口处癌　有 IBD 行结直肠切除术后回肠造口处发生癌的病理报道，可能是由于最初手术时有活力的肿瘤细胞发生种植所致，但更可能是后来细胞异型增生的结果。此并发症多是在造口后很多年发生的，常见的症状和体征包括出血、溃疡和造口处出现质脆肿块等。

（10）家族性腺瘤性息肉病　可能与整个胃肠道肿瘤或肿瘤样病变有关。虽然小肠的病变多为淋巴样增生区，Nakahara 等人发现有 20% 的回肠有腺瘤样变，这种肿瘤样变在造口处更为明显，也有发生腺癌的报道，建议术后使用肠镜和活检进行严密随访。

（11）出血　慢性溃疡性结肠炎或克罗恩病行回肠造口的患者可能会伴有肝硬化、门静脉高压、硬化性胆管炎等，这些患者都有回肠静脉（门脉系统）和腹壁前静脉（腔静脉系统）之间发生粘连形成短路的可能，会导致造口周围静脉曲张出血。有趣的是，结肠切除术有限制脑病发展的趋势，硬化剂治疗有望获得暂时性的缓解，成功的分流可以缓解门静脉压，也可防止出血，但手术可能会加速肝衰竭。对回肠造口重建以控制出血，但当造口静脉曲张出血与食管静脉曲张出血同时存在时，门腔分流术显然是非常合适的治疗手段。还有其他一些学者认为，分流手术是控制出血的最佳方法，对特殊情况的患者肝移植可能是更好的选择。

（12）创伤　回肠造口处的创伤可以是无意或是有意的。这种损伤难以完全避免，虽然造口需要有足够的凸起去支撑造口袋，但过长不仅影响美观，还增加损伤的机会。

（二）中医治疗

造口术是肠道肿瘤常用的治疗方式，造口术后最常见胃肠道并发症是腹泻、腹胀、腹痛、便秘，甚至恶心、呕吐等。其中，腹泻是造口术后最常见的并发症，中医药在改善肿瘤患者术后腹泻方面存在一定的优势，可显著减轻患者痛苦，延长患者生存期，改善患者生存质量。中医治疗的原则包括以下几个方面。

1. 升阳止泻

临床观察发现，结直肠癌术后腹泻患者多表现为精神不振，倦怠乏力，食欲欠佳，下腹部坠胀，肛门肿胀下坠感，舌质淡，苔薄白，脉虚。证属中气下陷，治宜益气固脱，涩肠止泻。采用自拟益气固涩汤加减，药物包括黄芪、党参、炒白术、黄芩、当归、郁金、制柴胡、炙升麻、赤石脂等，其疗效优于对照组蒙脱石散。

2. 健脾祛湿

研究者认为，对于结直肠癌术后腹泻治宜益气健脾，渗湿止泻，推荐采用参苓白术散治疗。临床观察发现，使用参苓白术散治疗结直肠癌术后腹泻，疗效明显优于单纯西药治疗组。

3. 温肾健脾，涩肠固脱

研究者通过真人养脏汤加减治疗结直肠癌术后腹泻的临床疗效观察显示，使用真人养脏汤加减治疗结直肠癌术后腹泻，疗效优于单纯西药盐酸洛哌丁胺，有利于术后患者排便功能的恢复，能够提高结直肠癌患者的生活质量。

4. 清热利湿

研究认为，结直肠癌术后腹泻的原因在于胃肠湿热导致大肠传导功能失司，该病以正虚为本，以湿热为标。治当以清除肠内湿热，恢复大肠的正常传导功能为主，选用葛根芩连汤加减。

四、康复

（一）西医康复

1. 心理康复

大多数患者术前会产生焦虑、恐惧、不安、抑郁、悲观等不良心理，尤其在接近手术日期时，患者的忧虑会达到高峰，对施行手术会造成非常不利的影响。因此，需要术前评估其紧张焦虑的程度和原因，并有针对性地进行心理疏导，以消除其紧张焦虑的心理，使其达到最佳状态来接受手术。另外，术前应进行详细全面的健康教育，向患者说明手术治疗的必要性和重要性，麻醉、手术过程以及术后注意事项等，让患者完全了解手术的过程，了解造口护理的一般方法，接触造口用品，消除对造口的恐惧心理。有条件的情况下鼓励其接触接受相同手术成功的患者，使其树立战胜疾病的信心。

虽然术前已经有了一定的前期准备，但术后患者在最初面对造口时，仍会产生一种厌恶、抵触的情绪，试图躲避现实，自暴自弃。不少患者会认为要检查及注视自己的造口是一件吓人和惊恐的事，常常表现出对治疗及护理不理不睬，对造口极度排斥。大部分患者在承担处理造口的责任时会产生依赖心理，如果鼓励患者自己护理，患者则认为是被嫌弃，感情上表现出极度脆弱和敏感，同时也会有哭泣、言辞激烈等反应。这个时期是患者术后最艰难，也是最需要帮助的时期，对于患者以后的康复和自我护理非常关键。我们应采取积极的态度，帮助患者克服消极的不良情绪，如鼓励患者多看造口，告诉其困难只是暂时的，所有人都会给他提供帮助，重新唤起患者的自信和自尊。另外，要及时评估患者的心理状态，采取鼓励的方法，鼓励患者把内心的痛苦疑虑讲出来。通过对有关知识的宣教进行积极干预，让患者正视现实，当患者逐渐熟悉自我护理方法时，防御性迟缩会被积极应对的态度所代替。

当患者逐步接受现实，开始有参与造口护理的意愿并主动寻求医务人员帮助时，则进入认知阶段。此阶段患者心理状况趋于稳定、理智，能主动谈论自己的造口，并主动配合护理。此阶段是患者接受最快的时期，也是护理人员进行干预的最佳时机。首先，护理人员可向患者详细讲解造口护理知识并给予示范和协助。其次，根据患者自理程度最大限度发挥其主动性，使患者在自我护理中恢复自信。在其遇到困难，如造口泄漏、个人护理方法不正确时，给予鼓励支持，积极协助解决。另外，鼓励家属逐步介入，护理人员与家属共同给予患者必要的宽容、忍耐和关心，使其不背负内疚感，在亲情和关爱中重拾自信。

当患者能成功护理造口时，便已进入适应阶段。此阶段患者能熟练护理造口并在不断摸索中形成适合自己的规律和护理方法，能主动帮助其他造口患者。此时，造口对患者生活质量的影响已达到最小程度，可以鼓励患者参加社会组织的各项活动，互相交流经验，寻求更高的生活质量。

造口的存在，给患者的心理和生理都带来巨大的压力。在患者自护过程中，不仅需要医务人员的关心和指导，家庭以及社会的支持、鼓励和关心也至关重要。因此，医护人员不应忽视患者家庭及社会支持系统的作用，应让患者积极了解支持系统成员，适时做好知识宣教及共同协作。家庭方面，患者一部分压力来自担心被亲友冷落，这就需要家属主动关心患者，关注患者的内心感受。但有的家人为了表示对患者无微不至地照顾，不让患者做任何事情，实际上反而会增加患者的依赖性和无用感。因此，也需培养患者的自理能力，让患者在自我护理中体会到个人价值从而在心理上达到相应的平衡状态。社会方面，造口患者往往在心理和日常生活等方面存在问题与困惑，这就需要一些与患者有相似经历且在各方面调整均较好的造口访问者的适时介入。由于造口访问者能以自己亲身经历在很多方面与接受访问的患者沟通、交流，因此他们的帮助对造口患者重建自信，努力克服康复中的一些困难，无疑是十分有益的。

2. 术后并发症护理

（1）出血　临床表现为黏膜表面渗血或黏膜与皮肤缝合处出血，或血及血块从肠腔内涌出，造口袋内收集到鲜红色排泄物。原因为手术止血不足、患者凝血功能障碍、造口用品使用不当等。防治方法包括：查找原因，如检查血液凝血功能；密切观察出血的量及颜色；选择适当的造口用品；大量出血，立即告知医生处理；肿瘤或其他疾病引起的出血，应对症治疗原发病。

（2）水肿　临床表现为造口隆起，肿胀和绷紧，黏膜发亮，通常发生于术后早期，持续 6～8 周。原因为腹壁及皮肤开口过小、低蛋白血症等。轻微者不用处理；严重者用 3% 高渗盐水湿敷或硫酸镁湿敷；评估造口用品的使用技巧；使用大容量，一件式造口袋，底板柔软。

（3）肠造口缺血（坏死）　为最严重的早期并发症，往往发生在术后 24～48 小时，如造口黏膜暗红色或紫色，甚至黑色，失去光泽时必须警惕造口缺血坏死。产生的原因包括：早期手术时误伤或结扎供应该部分肠管的动脉；提出肠管时肠系膜牵拉张力过大、扭曲；造口腹壁开口太小或缝合过紧；造口被过小或过硬底板压迫；造口脱垂，经常摩擦或碰撞。预防及处理方法：密切观察及报告，评估造口的活力；去除一切可能加重造口缺血坏死的因素；选用一件式柔软底板透明的造口袋；频谱仪照射；局部缺血仅限于黏膜时，待黏膜缺血部分自动脱离后，逐步清除坏死组织；全层肠壁缺血需手术切除；缺血后期会导致造口回缩及狭窄，应指导预防性扩肛。

（4）皮肤黏膜分离　肠造口处肠黏膜与腹壁皮肤的缝合处分离。原因包括：组织愈合不良，如营养不良、糖尿病、血液循环差等；造口张力过大，造口形成时皮下组织切除过多，残留空腔；患者对缝线敏感或吸收不好，继发皮下感染。预防及处理方法包括：手术前改善患者的营养状况；用棉签探查分离的深度，清创；分离表浅者，用0.9%氯化钠溶液冲洗＋造口粉＋防漏膏／防漏条隔离；分离范围大且深者，用0.9%氯化钠溶液冲洗＋藻酸盐／亲水纤维银＋防漏膏／防漏条隔离；预防造口回缩和狭窄。

（5）狭窄　临床发生率为18.5%，造口皮肤开口细小，难于看见黏膜；或者造口皮肤开口正常，但指诊时手指难于进入。原因包括：造口周边愈合不良；筋膜或皮肤疤痕组织收缩；手术时皮肤开口太小；手术时腹壁内肌肉层开口太小；克隆氏病复发。预防及处理方法包括：指导扩肛，3～5分钟，每天一次，至造口狭窄处能通过食指或中指第二指节为止，不建议长时间进行，防止反复损伤后造成狭窄加重；泌尿造口，需要留置导尿；肠造口，做好饮食指导，保持大便通畅，防止便秘阻塞造口；外科手术治疗。

（6）回缩　造口内陷低于皮肤表面，引致经常渗漏，皮肤损伤。原因包括：外科手术肠游离不充分，产生牵拉力；肠系膜过短；造口支架过早除去；术后体重急剧增加；造口周边缝线固定不足或缝线过早脱落；造口周边愈合不良，致疤痕组织形成。预防及处理方法，包括：使用凸面底盘；乙状结肠造口而皮肤有持续性损伤，考虑用结肠灌洗法；减轻体重；严重的病例可能需要手术治疗。

（7）脱垂　发生率为8.5%，肠管由造口内向外翻出来，可能引起水肿、出血、溃疡、缺血而坏死等。原因包括：肠管固定于腹壁不足；腹壁肌层开口过大；腹压增加；腹部肌肉软弱。预防及处理方法：选用一件式透明造口袋；选用较软的护肤胶；指导患者平卧，将脱垂部分从造口推回腹内；严重病例需要手术治疗。

（8）肉芽肿　通常发生于黏膜与皮肤接触处，或多或少围绕造口边缘生长，为良性组织。原因包括：缝线排异反应；坚硬造口物品，如护肤胶刺激造口边缘。预防及处理方法包括：检查造口周围是否有缝线仍未脱落；指导患者正确测量造口尺寸，避免底板经常摩擦造口边缘引起肉芽增生；小的肉芽肿可用硝酸银点灼，大的用线结扎脱落或用激光。

（9）造口周围粪水性皮炎　由于排泄物持续刺激皮肤引起表皮脱落所致。原因包括：护理技术不当、造口位置差、回肠造口没有一个适当的突起乳头、造口袋选择不恰当、造口回缩或周围凹陷、造口旁疝、体形改变等。预防及处理方法包括：分析导致的原因并去除原因；指导患者正确换袋技巧；选择合适的造口用品；处理皮肤问题。

（10）过敏性皮炎　表现为皮肤红斑及水疱、皮疹，患者自觉受累，皮肤瘙痒，烧灼感，仅限于接触部位。造成过敏的原因包括：底板的防敏感胶纸；底板的护肤胶；造口袋的材料；含酒精的造口用品，如防漏膏、保护膜、剥离剂等；造口用品与皮肤保护膜发生反应。预防及处理方法：询问过敏史；更换另一系列造口袋；涂类固醇药物，10分钟后，用清水洗干净周围皮肤，再贴袋；使用皮肤保护膜一定要过30秒，再粘贴造口袋；严重者要由皮肤科医生诊治；对所有产品过敏，如果适合结肠造口灌洗则可采用灌洗。

（11）念珠菌感染　皮肤瘙痒或奇痒，大量渗液。原因包括：产品不合适、底盘渗漏、皮肤潮湿、患者免疫力较差等。预防及处理方法：温水清洗擦干，涂抹抗真菌软膏，使用藻酸银、爱康肤银等含银敷料。

（12）造口旁疝　可发生于术后数月或数年后，轻者引起造口基部或周围组织鼓起，躺下时鼓起部分会消失，排便习惯改变，有些患者在灌肠后会没有粪便和灌洗液排出；严重者躺下时鼓起部分不会消失，易引起肠梗阻。发生率为 30%～50%。原因包括：造口位于腹直肌外；筋膜切口过大；腹壁薄弱；持续性腹压增加，如慢性咳嗽、便秘等；营养过剩。预防及处理方法：术后应避免提举重物的工作，可佩戴造口腹带进行预防；重新选择合适的造口袋，如用较软护肤胶的造口袋；重新指导患者换袋技巧；观察是否有肠梗阻症状；停止结肠灌洗；减轻腹压；减轻体重；情况较轻，可佩戴特制的造口腹带扶托。

（13）增生　不规则突出皮肤表面数毫米，表现为色素沉着，呈深棕色、灰黑色或灰白色，有时会很痛，损伤后会渗血。原因包括：排泄物渗漏；皮肤长期接触排泄物；造口袋尺寸不合。预防及处理方法：指导病者换袋技巧；裁剪尺寸正确；评估其他导致渗漏的原因；增生部位可尝试用凸面底盘将之压平；损伤部位可用造口粉；若增生严重，则需要手术治疗。

（14）尿酸结晶　白色粉末状晶体黏附在造口或造口周围皮肤上，受碱性尿液的影响细菌将尿素转化为晶体。原因主要为造口用品选择不当。预防及处理方法：使用稀释的醋酸液局部湿敷结晶部分 20 分钟，每日 2～3 次；温水清洗＋护肤粉 +3M 保护膜 +凸面底板和腰带；造口袋要有防倒流瓣设计，晚间要接床边袋；酸化尿液，口服大剂量维生素 C，使小便呈酸性；补充足够的水。

（二）中医康复

造口术后副作用表现错综复杂，涉及中医多种病症，中医康复不能一概而论，需针对不同的病症表现辨证论治，采用相应的康复方法。

第四节　压疮

一、概述

压疮，又称压力性溃疡、褥疮，是身体局部组织长期受压，血液循环障碍，组织营养缺失，致使皮肤失去正常功能而引起的组织破溃和坏死，是长期卧床，特别是截瘫、肿瘤晚期全身衰竭患者最常见的并发症。压疮多发生于肌肉层较薄，缺乏脂肪组织保护又经常受压的骨隆突处。一旦发生压疮，会给患者带来痛苦，加重病情，降低生活质量，严重的还可因继发感染引起败血症而危及生命。压疮的病理机制为皮肤软组织的缺血、缺氧及坏死。压力引起的组织学改变，导致氧气运输不畅，使组织发生低氧或缺氧，其光镜下的典型表现为胶原纤维断裂或坏死、脂肪细胞坏死、血管内充血或破裂出血、表皮与真皮出现脱离，表皮－真皮交界处有明显裂隙等不可逆性损伤。中医学称压疮为"席疮"，清代邹岳所著《外科真诠》载"席疮乃久病着床之人，挨擦磨破而成，上而背脊，下而尾闾"，对压疮有了较为明确的认识。

晚期肿瘤患者由于长时间卧床，很容易出现褥疮，不仅加重了机体的营养消耗，而且容易诱发全身感染。临床护理褥疮的关键在于预防，若预防措施不得当，则容易出现褥疮反复发作，且一次比一次严重。随着社会老龄化及疾病谱的改变，各种急、危、重、难患者明显增多，压疮的发生率日渐上升。

二、诊断

（一）评估

压疮不仅可由压力引起，也可由摩擦力和剪切力引起，通常是由 2～3 种力联合所致。下面对导致压疮形成的 3 种因素及皮肤质量进行评估。

1. 局部受压评估

目前认为，导致压疮发生的首要因素是作用于骨突部位的压力，并与其持续时间的长短有关。国外有学者提出，在 9.3kPA 压力下，组织持续受压 2 小时以上就可能引起组织不可逆损伤。在脊髓损伤患者的坐骨粗隆处的压力可达 13.3～16.0kPA，极容易产生压疮。在评估局部受压情况时，需询问患者的卧位方式及持续时间、翻身间隔时间及翻身所使用的工具和手法等，并查看翻身记录、患者的活动能力和移动能力，检查肢体活动度、皮肤痛温觉及其骨突部位皮肤的颜色、温度、弹性、完整性等，再结合患者的年龄、原发病、体型、瘫痪类型、意识状态、卧床时间等，做出综合性评估分析。

2. 剪切力评估

剪切力是引起压疮的第二位原因，指的是施加于相邻物表面引起相反方向的进行性平行滑动的力量。对老年人、体质虚弱者、瘫痪者等高危人群，需详细询问其半卧位或坐位的时间及其频次，并检查其身体下滑或前移的程度，以评估剪切力对组织的损害。

3. 摩擦力评估

当患者在床上或轮椅上活动时，皮肤随时都可受到床单、椅面的逆行阻力摩擦，而皮肤受摩擦或损伤后仍可能受汗、尿、血、粪便等的浸渍，同时摩擦可使局部皮肤温度增加。温度上升能加快组织代谢，增加氧的需要。在持续压力引起组织缺氧的情况下，有引起褥疮发生的可能。评估时，主要询问翻身的次数、动作，检查患者的瘫痪类型和瘫痪程度，床铺是否平整、清洁，患者皮肤的清洁度及表面的潮湿程度等。

4. 皮肤质量评估

皮肤质量包括皮肤的弹性、色泽、温度、感觉等，皮肤温度降低、色泽苍白或发绀表示血液循环不良、血供差，皮肤粗糙或呈花斑状表示皮肤有长期营养不良，皮肤感觉下降或丧失表示神经功能有障碍，凡有上诉指标均可评估为皮肤质量不良。

（二）分类

根据美国全国压疮顾问小组 2007 年的最新分类方法，分为如下几类。

1. 早期

可疑的深部组织损伤，皮下软组织受到压力或剪切力的损害，局部皮肤完整但可出现颜色改变如紫色或褐红色，或导致充血的水疱。与周围组织比较，这些受损区域的软组织可能有疼痛、硬块、黏糊状的渗出、潮湿、发热或冰冷等。

2. 第一期

压疮淤血红润期，皮肤红、肿、热、痛或麻木，持续 30 分钟不褪，在骨隆突处的皮肤完整伴有压之不褪色的局限性红斑。深色皮肤可能无明显的苍白改变，但其颜色可能与周围组织不同。

3. 第二期

压疮炎性浸润期，皮肤紫红、硬结、疼痛、水疱，真皮部分缺失，表现为一个浅的开放性溃疡，伴有粉红色的创面，无腐肉，也可表现为一个完整的，或破裂的血清性水疱。

4. 第三期

压疮浅度溃疡期，皮肤表皮破损、溃疡形成。典型特征：全层皮肤组织缺失，可见皮下脂肪暴露，但骨头、肌腱、肌肉未外露，有腐肉存在，但组织缺失的深度不明确，可能包含有潜行和隧道。

5. 第四期

压疮坏死溃疡期，侵入真皮下层、肌肉层、骨面，感染扩展。典型特征：全层组织缺失，伴有骨、肌腱或肌肉外露，创面的某些部位有腐肉或焦痂，常常有潜行或隧道。

6. 无法分期的压疮典型特征

全层组织缺失，溃疡底部有腐肉覆盖（黄色、黄褐色、灰色、绿色或褐色），或者伤口床有焦痂附着（碳色、褐色或黑色）。

（三）临床分型

1. 窦道型

窦道型多见于股骨大转子和坐骨结节。特点是口小腔大，局部有一直径 1 ～ 3cm 外口，有少量分泌物，创缘鲜红，外口表面多为上皮组织覆盖，部分为肉芽组织。窦口周围 3 ～ 5cm 皮肤有明显色素沉着，触诊创面局部有明显悬空感，经外口用探针可及范围不等的皮下腔隙。病理检查提示，囊壁由陈旧纤维结缔组织构成，无内衬上皮，腔面表层可见纤维囊性渗出物，表层纤维组织胶原化透明变性，部分区域有黏液变性，其下为大量增生的毛细血管及纤维结缔组织，散在少量淋巴细胞、单核细胞及中性粒细胞等。

2. 溃疡型

溃疡型见于体表任何部位，创面特点为创面与创基基本等大。典型的溃疡病灶表现为创面凹陷，表面凹凸不平，有少量恶臭分泌物，为苍白老化的肉芽组织或干性坏死组织。如创面深及肌层或骨面，创缘呈"火山口"样，表面多为上皮组织覆盖。腔壁组织病理学检查结果与窦道型相似。

3. 混合型

混合型多见于骶尾部、股骨大转子及坐骨结节部，也可见于身体其他部位。兼有窦道型与溃疡型压疮的特点，口大腔大，皮肤表面呈溃疡病灶，创面凹陷，有较多脓性分泌物及液化坏死的恶臭组织，创面自创缘皮下组织向创周扩展，形成范围不等的不规则潜在腔隙，或沿肌肉间隙扩展形成多个潜在腔隙，腔壁厚 1 ～ 2cm，类似窦道型的囊壁，部分腔隙内有呈灰白色、表面光滑的膜状结构，将腔隙分隔成多囊状。腔壁组织病理学检查结果与前两种类型相似。

三、治疗

（一）西医治疗

1. 物理疗法

物理疗法是指运用各种物理因子进行干预，以纠正临床症状及体征。通过物理疗法，刺激创面和周围组织以改善微循环，促进肉芽组织生长，或是通过部分温热效应，起到类似于抗生素的抑菌抗炎作用。近年来，大量临床研究证实，物理疗法在压疮的治疗中有着较好的疗效。在我国，高压氧治疗压疮的经济性、安全性和有效性被广泛认可，其机制包括提高组织内氧分压，增加氧在组织内的弥散距离，减少渗出，减轻组织水肿，抗感染，促进毛细血管生成和肉芽组织生长。沈晨等运用 VSD 技术结合高压氧治疗的方法，通过持续负压吸引，清除创面坏死组织及腔隙内渗液，同时予以多次高压氧治疗，不断改善压疮创面中心区供氧，抑制细菌生长，观察毛细血管生成、肉芽组织生长和创面愈合等情况，发现 VSD 结合高压氧治疗后压疮创面的血管生成和肉芽组织生长较单纯 VSD 治疗快，创面愈合程度更好，治疗时间更短。

2. 药物治疗

褥疮疮面的感染多由大肠杆菌或绿脓杆菌所致。诺氟沙星对造成组织感染的大肠杆菌或绿脓杆菌均有较强的杀灭作用，糜蛋白酶可清洁褥疮疮面，将创面内的脓性液溶解，对患处行红外线照射，可消炎止痛，减少组织渗出，促进微循环，利于创面修复。文献报道口服大剂量的维生素 C 可促进褥疮的伤口愈合。使用胰岛素外敷并口服大剂量的维生素 C，再使用碘伏纱条覆盖褥疮伤口可有效减轻或阻止局部组织水肿，并有消炎止血之功效。重度褥疮可结合全身抗菌疗法，可明显减少伤口发生感染、渗出和水肿。此外，1% 碘甘油溶液 + 庆大霉素、碘酊、氟哌酸、土霉素等均对脊髓损伤后褥疮具有较好的疗效。

3. 手术治疗

褥疮的手术治疗仅涉及褥疮三期和四期，其原因在于褥疮一期和二期，皮肤浅层未受到破坏。对于褥疮三期，皮肤浅层坏死，必须进行规范化治疗，当皮肤坏死直径

＞ 3cm，则组织愈合时间至少为 3 周，建议采取手术治疗，并对局部植皮，以期快速修复。对于四期褥疮，则必须及时前往相应专科进行清创处理，以免延误病情，且药物治疗难以使局部治愈。针对不同类型的窦道，手术方式也有差异。应当针对褥疮患者特殊的全身情况与创面特点，在全身支持治疗的基础上，实施手术治疗。

（1）窦道型　术前用探针探查囊腔范围及其长轴，标记于皮肤表面。根据囊腔部位和分布，设计以外口为中心，囊腔长轴为轴线的梭形切口，宽 3 ～ 4cm。切开皮肤、皮下组织，腔隙呈囊状，位于皮下组织与肌肉浅面间，部分深及肌肉深面甚至骨面，囊壁厚 1 ～ 3cm，腔面光滑，呈粉红色或灰白色，触之较韧。分别沿囊腔浅面及基底深面正常组织进行锐性分离，完整切除病灶。对波及骨面且囊壁组织与骨膜粘连者，应将骨膜深面连同骨膜一并切除囊壁；对骨面突出者，用咬骨钳咬除突出的骨质，彻底止血，使用 1.5% 的双氧水、外用盐水交替冲洗。若囊壁与坏死组织切除彻底，则自切口两侧皮下组织层潜行分离，相向推进切口两侧皮瓣，分层缝合，皮瓣下置负压引流管，使创腔密切贴敷；若囊壁与坏死组织彻底切除困难，为防止出血过多，手术时间过长，则在创腔中填塞碘仿纱条，包扎创面，术后 5 ～ 7 天再次手术，进一步清除残余囊壁与坏死组织后修复创面。

（2）溃疡型　于创缘外侧 1cm 正常皮肤处设计切口，切开皮肤及皮下组织，自病灶外周正常组织进行锐性分离，彻底切除病灶及周围瘢痕组织，若创基深达骨面，应凿除突出的骨质，彻底止血，用 1.5% 的双氧水、外用盐水交替冲洗。根据创面的深度与部位，分别选择皮片移植或（肌）皮瓣移位修复创面。创面较浅时，创基有较多软组织，采用大张中厚皮片移植修复；创面较深时，以就近取材原则，选择适宜的（肌）皮瓣修复。褥疮位于骶尾部分别采用单侧 / 双侧臀大肌上部岛状肌皮瓣、局部皮瓣、阔筋膜张肌肌皮瓣、腰横筋膜皮瓣等修复；股骨大转子部分，采用阔筋膜张肌肌皮瓣、股外侧岛状肌皮瓣修复；坐骨结节部分采用臀大肌下部岛状肌皮瓣、股薄肌肌皮瓣修复；足跟和尺骨鹰嘴部分采用腓肠神经营养血管逆行岛状皮瓣和前臂桡侧岛状皮瓣修复。溃疡型褥疮可采用局部皮瓣或带血管蒂（肌）皮瓣修复，供区采用自体中厚皮片修复。

（3）混合型　切口设计与病灶切除术同溃疡型，术中以探针为指引，向腔隙中注射1% 的亚甲蓝注射液，沿腔隙全长于皮肤表面做切口，彻底清除深处坏死组织，切除自皮下组织向创周扩展所形成的潜在腔隙，或沿肌肉间隙扩展所形成的腔隙腔壁。若彻底切除囊壁与坏死组织困难，向腔隙内填塞碘仿纱条，加压包扎，术后 5 ～ 7 天再次手术清创，至彻底切除不健康组织。根据创面的大小与部位，遵循就近取材原则，选择适宜的（肌）皮瓣修复。褥疮位于骶尾部，分别采用单侧 / 双侧臀大肌上部岛状肌皮瓣与局部皮瓣修复；股骨大转子部，分别采用局部皮瓣、阔筋膜张肌肌皮瓣和股外侧岛状肌皮瓣修复等；坐骨结节部，分别采用局部皮瓣、臀大肌下部岛状肌皮瓣和股薄肌肌皮瓣修复等；足跟部，分别采用腓肠神经营养血管逆行岛状皮瓣、隐神经营养血管逆行岛状皮瓣及臁内侧岛状皮瓣修复等；尺骨鹰嘴、肩胛部和腓骨小头部，均采用局部皮瓣修复；外踝部，采用腓肠神经营养血管逆行岛状皮瓣修复；小腿中段胫骨前部，分别采用隐神经营养血管逆行岛状皮瓣与隐神经营养血管交腿皮瓣修复。混合型褥疮可采用局部皮瓣和带管蒂（肌）皮瓣修复，供区采用中厚皮片修复。

（二）中医治疗

1. 常用中成药

（1）湿润烧伤膏　是一种外用软膏剂型，内含多种有效成分，如谷甾醇、黄柏内酯、蜂蜡及植物油等。这些成分相互作用，可以抑制炎性反应，促进创面血液循环，进而加快褥疮的愈合。湿润烧伤膏为创面提供了一个湿润的外部环境，在保护创面的同时，为细胞的再生、增殖创造了适宜的生理条件。

（2）京万红软膏　主要成分为地榆、当归、红花、川芎、穿山甲、冰片等。上述中药相互配伍，发挥了清热凉血，收敛生肌的作用。特别是对感染创面常见的绿脓杆菌、各类球菌等有明显的抑制作用。

（3）生肌白玉膏　主要由当归、黄蜡、轻粉、甘草、白芷、血余炭、乳香、没药、麻油等煎滚慢熬而成，具有清热解毒，祛腐生肌之效。相关研究证明，生肌白玉膏具有抗凝血、扩血管、改善创面微循环等作用，从而促进新鲜肉芽组织的生长。开始使用生肌白玉膏外敷，每日换药 1 次；当分泌物减少，炎症控制时，每 2 日换药 1 次；当有新鲜肉芽生长时，每 3～4 日换药 1 次，或酌情减少换药次数。

（4）马应龙麝香痔疮膏　主要成分为人工牛黄、人工麝香、珍珠、硼砂、炉甘石、冰片、琥珀等。此软膏主要具有燥湿收敛的功效。干燥环境下细菌不易生存繁殖，可以控制创面的炎性渗出，抗炎抑菌，收湿敛疮。使用时，用棉签将马应龙麝香痔疮膏涂抹于创面上，每日早晚换药各 1 次；若创面较大，外涂之后予于无菌纱布覆盖创面。

（5）云南白药　是一种传统的中药散剂，主要由三七等中药组成。三七有化瘀止痛，活血止血的功效，能阻止损伤部位毛细血管内微小血栓的形成，增加毛细血管的通透性，促进局部血液循环，减少创面渗出的分泌物，使坏死组织脱落，促进新生肉芽生长。大量临床研究证明，云南白药能促进创面上皮组织细胞再生，加快创面愈合。

（6）康复新液　主要成分为美洲大蠊干燥虫体的乙醇提取物。液体内含有肽类活性物质及大量多元醇类。相关研究表明，上述物质可以促进血管增生，消除炎性水肿，改善局部微循环，加强肌体病损组织修复，临床可用于各种创面。临床使用时，采用康复新液浸湿无菌纱布外敷褥疮创面，每日换药 2 次，同时配合红外线灯局部照射 30 分钟，连续治疗 10 日为 1 个疗程，治疗 3 个疗程。

（7）龙血竭　中成药龙血竭为百合科剑叶龙血树的树脂和挥发油，还含有植物性渣滓、厚朴酚等成分。其药理作用主要是抗炎、抗栓、增加血管容量等。它含有龙血竭皂甙，相关研究证明此物质具有强大的抗炎与镇痛的作用，同时可以改善机体免疫功能，活血化瘀，增加体内凝血因子，从而抑制创面周围毛细血管内微小血栓的形成，改善肌体微循环。同时含有抗菌防腐物质，具有祛腐生肌的作用。临床使用时，可常规外科局部消毒后，将龙血竭胶囊内的药粉倒出，用棉签蘸取均匀地掺落在褥疮创面上，最后用红外线理疗灯距离创面 30cm 照射 30 分钟，每日 1 次。

（8）消炎生肌散　主要由寒水石、煅龙骨、赤石脂、珍珠、冰片等中药研成细末混合而成。其中，寒水石含有碳酸盐类，研末可治疮疡肿毒、烧烫伤；煅龙骨含碳酸钙，局部外用具有收敛生肌，减少创面炎性渗出，促进组织修复的作用；赤石脂含硅酸铝，外用有促进上皮细胞增生的作用；珍珠富含蛋白质，水解后可以得到多种人体必需氨基酸，同时含有 B 族维生素，为创面愈合提供必要的物质基础；冰片含右旋龙脑，这类物质黏膜和皮下组织均易吸收，对局部感觉神经的刺激很轻，有一定的止痛和防腐作用。该药具有抑菌和抗炎的作用，能够有效抑制金黄色葡萄球菌等多种病菌的生长。临床使用时，对褥疮创面清创消毒后，将生肌散均匀撒在创面上，以无菌纱布覆盖。连续换药 7 天为 1 个疗程，共 4 个疗程。

（9）双料喉风散　主要由珍珠、人工牛黄、冰片、黄连、山豆根、甘草、青黛、白（煅）寒水石等组成。此药物原用于口腔及咽喉部黏膜的急性炎症，对炎症的抑制作用比较突出，外用于褥疮创面可以明显减少局部渗出，祛腐生肌，对控制创面感染，促进皮肤生长有很好的效果。临床使用时，将双料喉风散均匀喷于褥疮创面，每日 3 次，7 日为 1 个疗程，共 2 个疗程。

（10）褥疮 I 号　褥疮 I 号为中药油剂，亲脂性强，与褥疮伤口组织表面结合后形成了一层保护膜，为褥疮组织提供了一个适宜其新生肉芽组织生长和创面愈合的环境。具有活血化瘀，清热解毒，祛腐排脓，生肌止痛的作用，常用于治疗皮肤破损性褥疮，对重度褥疮的治疗也有着肯定的疗效。

（11）紫草油　由紫草、当归、地榆、黄芩、黄柏、甘草、白芷、冰片等多味中药组成，以麻油加热提取而成，具有凉血解毒，化腐生肌的作用，主治水火烫伤、冻疮溃烂、久不收口等症，临床应用能取得较好疗效。

2. 经验单味药

（1）鲜芦荟　相关研究证明，新鲜的芦荟含有大量的氨基酸、维生素、多糖类化合物和各种酶等，这些物质均有较高的生物活性，具有杀菌消炎、清热消肿、软化皮肤、滋养细胞等作用，有利于人体表皮细胞再生，提高创面愈合能力。此外，含有的芦荟素 A、创伤激素和矛糖肽甘露等能够抗病毒，消炎镇痛，减少感染对创面的刺激。临床使用时，取成熟的芦荟鲜叶，洗净消毒，剥掉叶皮，留下透明的叶肉，捣碎外敷于褥疮创面，换药每日 1～2 次。

（2）蜂蜜　褥疮患者在使用蜂蜜敷料换药后，创面会渗出较多分泌物，从而形成一种湿性的环境，这种环境下有利于释放多种酶和酶的活化因子，这些酶能够分解纤维蛋白和坏死组织，促进创面坏死组织的脱落；湿润和低氧环境可促进成纤维细胞和内皮细胞的生长，改善毛细血管供血。蜂蜜纱布保留在创面中的渗液，还能有效地维持细胞的存活，促进上皮细胞的生长，使创面无痂皮形成就可以达到愈合的目的。临床使用时，以生理盐水冲洗创面，用纱布清理干净后，用蜂蜜纱布对创面进行覆盖，换药根据创面敷料或渗出情况，每日 1 次或隔日 1 次。

（3）葛根粉　含有大量黄酮类化合物和大量氨基酸等成分，这些物质可以修复肌肤，增加皮肤弹性。临床使用时，将葛根粉直接均匀涂抹于创面或是以香油调和外敷治疗Ⅲ度褥疮，每日换药 2～3 次，连续换药 14 日。

四、康复

（一）西医康复

1.心理康复

住院患者发生褥疮，一直被认为是护士的责任，甚至将超过体表面积 0.3% 的褥疮定为三等医疗事故。因此要求护理人员具有良好的职业道德，发扬崇高的人道主义精神，同情体贴患者，为患者的康复创造良好的氛围，增强患者战胜疾病的信心。与患者和家属之间建立友善的关系，取得患者及家属的充分信任，对其进行卫生宣教，介绍压疮发生、发展及治疗护理的一般知识，如经常改变体位的重要性等。鼓励患者在不影响疾病的情况下，有计划、适量地活动全身，保持患者皮肤及床褥的清洁卫生，使患者及家属能积极参与自我护理。

2.预防方法

（1）定时变换体位　间歇性解除局部压迫是预防褥疮的首要措施，定时变换体位被认为是最经济有效的措施之一。建立床头翻身卡，翻身后应记录时间、体位及皮肤情况。2～3 小时翻身 1 次，最长不超过 4 小时，必要时每小时翻身 1 次。翻身时避免拖、拉、推等动作，以防擦破皮肤。如皮肤干燥且有脱屑者，可涂少量凡士林油以免干裂出血。在身体空隙处和骨隆突处垫软枕或海绵垫。最近，欧美国家推荐 ICU 患者采用俯卧位，既可预防压疮，又能改善氧合作用。研究表明，俯卧位可减少 90% 骨突部位所承受的压力，而且可改善肺部功能，最长俯卧位时间可连续 12 小时，患者除了有面部浮肿外，无其他不适反应。

（2）皮肤护理　主要是保持皮肤清洁干燥，避免潮湿、摩擦及排泄物的刺激，床铺应保持平整清洁、干燥，且厚薄适度，对大小便失禁、呕吐及出汗者，应及时擦洗干净，不可使用破损的便盆，使用时不可硬拉硬塞。有关研究表明，按摩无助于防止压疮，因软组织受压变红是正常皮肤的保护性反应，不会形成压疮；如持续发红，则表明软组织损伤，按摩会加重损伤程度。尸检证明，凡经按摩的局部组织常显示浸渍和变性，未经按摩的组织却无撕裂现象，但按摩法可应用于皮肤无发红的部位。每日用温水擦洗皮肤，局部用凡士林涂抹在经常受压的骨突部位。

（3）免除不良刺激　患者如有大小便失禁、呕吐及出汗等情况，应及时擦洗干净，保持干燥，及时更换衣服，床单、被褥应柔软、干燥、平整。对于不断流汗者，除了勤洗勤换外，应在患者身下或靠近皮肤处使用吸水材料，如尿不湿、一次性中单，但不主张使用吸水粉末。因为粉末易堵塞毛孔而增加对皮肤的损害。将透明敷贴预先贴于患者受压处，使受压皮肤形成一层柔软的保护膜，保持皮肤不直接受压，又可阻碍外界水分和渗透液接触皮肤，保持皮肤的干燥，敷贴应有较好的透气性。

（4）工具护理　包括运用减压装置，如气垫床、电动床、充气床或水垫床以及协助患者翻身。侧卧时，可在病人的背、臀部垫软枕、海绵垫等，利用物体对臀部产生的弹力来缓冲重力对骶骨的压迫。对于极度消瘦的患者可以使用相关泡沫敷料，以达到减压效果。目前，不主张使用气圈，因传统气圈护理褥疮有许多弊病，如充气少起不到作用，而充气过足，气圈边缘，特别是充气口处易压坏皮肤；使用范围有限，仅用于骶尾及髋部；气圈为橡胶制成，不透气，不吸水，虽有布套，也常被汗水浸湿，翻身时往往遇到布套粘在皮肤上的现象。

（5）营养支持　营养不良是导致压疮的内因，又可影响压疮的愈合。蛋白质是机体组织修补所必需的物质，维生素可促进伤口的愈合。应根据患者的营养状况针对性进行营养供给。予高蛋白、足热量、高维生素膳食，以增加机体抵抗力和组织修复能力。此外，给患者适当补充硫酸锌等矿物质，可促进压疮的愈合。对 IV 度压疮一直不愈的，可静脉滴注复方氨基酸及抗感染治疗。低蛋白血症患者可静脉输入血浆和人血白蛋白，增加血浆胶体渗透压，改善皮肤的血液循环。不能进食者采用完全胃肠外营养（TPN）治疗。保证每日各种营养物质的供给能满足机体代谢需要。

（二）中医康复

1. 艾灸疗法结合赛霉胺

相关文献报道用艾灸结合赛霉胺对褥疮的治疗效果较好，该法是先使用艾灸熏灸后于患处敷赛霉胺细粉适量，再盖上涂有凡士林的纱布和消毒纱布。艾灸的热力温和，能舒经活络，温通气血，可扩张患处的毛细血管，促进新陈代谢，保持创面干燥，抑制渗出。赛霉胺具有消炎止痛，祛腐生肌的作用，能促进肉芽组织生长，有利于组织修复。

2. 无菌浓茶溶液

取绿茶 100g，水 1 L，煮沸 10 分钟后冷却备用，清洗褥疮伤口。无菌浓茶溶液中含有大量的鞣酸，可使蛋白变性，减少渗出物，又能和细菌体内的活性酶相结合并使之失活，促进组织康复。

第五节　静脉炎

一、概述

静脉炎是由于物理、化学及感染等因素，如长期输入高浓度、刺激性较强的药液，或静脉内长时间放置刺激性较强的塑料导管，对血管壁的刺激损伤而激活凝血系统、纤溶系统、补体以及激肽，导致局部无菌性炎症，血流减缓，从而发生血管损伤，出现周围皮肤红肿、疼痛等，病变的血管呈暗红色或暗黄色，局部疼痛，触之条索状，严重者可导致栓塞性静脉炎，发生血流受阻。临床可根据患者发生静脉炎的实际病变部位，将静脉炎分为浅静脉炎和深静脉炎两种。静脉炎的出现极易导致患者出现穿刺部位红肿、疼痛及静脉条索状改变，严重时甚至会出现静脉硬结，明显疼痛，严重影响治疗的顺利进行，甚至会导致患者出现感染等诸多并发症。

本病最常发生的部位是下肢的隐静脉，但位于身体其他各处的浅静脉，如位于腹壁、胸壁、乳房及上肢等的浅静脉也可能发生。在静脉炎患者中，60% ～ 80% 发生在大隐静脉，10% ～ 20% 发生在小隐静脉，10% ～ 20% 发生在其他静脉，双侧肢体同时发病者占 5% ～ 10%。上肢静脉炎多发生于行静脉输液、静脉穿刺及静脉置管的患者，且因血管脆弱、送管速度过快、送管过程中损伤静脉壁等原因，部分患者一般在穿刺置管后 48 ～ 72 小时内发生栓塞性静脉炎，若未能及时干预，可进一步发展为静脉血栓或肺动脉栓塞，严重危害患者生命安全。因此，提高对静脉炎的识别、诊疗和护理水平具有十分重要的临床意义。

二、诊断

本病分为如下几种类型。

（一）机械性静脉炎

机械性静脉炎是由于穿刺部位未固定牢靠造成针管滑动，或选用的导管管径太粗刺激血管壁，或穿刺部位太靠近关节处因关节活动造成针管与血管壁不断地摩擦，引起的静脉炎。

（二）化学性静脉炎

化学性静脉炎是由于输液的酸碱度过高、溶质的浓度过高、留置针材质的差异性所致的静脉炎。

（三）细菌性静脉炎

细菌性静脉炎是由消毒方法不正确、穿刺技术不良、输液套管无菌状态被破坏、导管留置时间过长等所引起的静脉炎。

静脉炎的分级：0 级为无疼痛；Ⅰ 级为局部皮肤发红，轻微疼痛；Ⅱ 级为轻度肿胀，灼热，中度疼痛；Ⅲ 级为局部中度肿胀，重度疼痛，水疱形成，直径 < 1cm；Ⅳ 级为中度或重度肿胀，顽固性疼痛，水疱直径 > 1cm，影响肢体功能。国外文献将静脉炎按症状的严重程度分为 6 度：0 度仅穿刺局部不适感，无其他异常；Ⅰ 度静脉周围有硬结，可有压痛，但无血管痛；Ⅱ 度局部轻度不适，插管尖端压痛、发红，滴速加快时局部不适感加重；Ⅲ 度局部中等度不适，滴速加快时出现血管痛，插管尖端皮肤发红并外延 5cm 左右；Ⅳ 度局部明显不适，输液速度有时突然减慢，插管尖端皮肤发红外延 > 5cm；Ⅴ 度除具有Ⅳ度症状外，拔管时针尖可见脓液。

三、治疗

（一）西医治疗

1. 机械性静脉炎

置管早期出现的静脉炎通常为机械性静脉炎，多发生在置管后 5 日内。一旦发生，应及时处理，若处理后 2 ～ 3 日症状不缓解或加重，应立即拔管。因此，机械性静脉炎重在及早预防，从而减少患者的痛苦，对发生机械性静脉炎的患者用金黄散、利百素（复方七叶皂苷凝胶）、喜疗妥等外涂加微波治疗可有效预防；发生静脉炎后可给予新鲜芦荟凝胶直接外敷，栀黄止痛散贴敷，龙血竭胶囊湿敷于患处；疼痛剧烈时局部用50% 硫酸镁溶液湿敷，一日 3 次，每次 30 分钟；肢体肿胀明显、动脉搏动减弱或消失时必须抬高肢体，必要时行筋膜广泛切开减压，局部和全身使用抗生素；皮肤坏死区出现分界后，应及早切痂植皮。

2. 化学性静脉炎

发现药物外渗时，患者感受注射部位疼痛且注药后加强或局部有肿胀时，应立即停药，禁止因有回血而继续注药；注药中发现药物渗漏时，不要将针头立即拔出，应当将针头内药物抽吸出来，然后用生理盐水 5 ～ 15mL 推入，局部肿胀虽比原先加重，但可冲淡局部组织及血管的药物浓度，减轻对局部的刺激；渗漏部位用冰袋冷敷 24 小时，然后按血管走行的方向予以 1% 氢化考的松霜、正红花油擦剂、活脉酊、红景天加鲜芦荟、黄金膏、清凉膏、松软膏、紫草膏等外敷，用无菌纱布包扎，每日涂药 2 次，直至红斑消退。禁止热敷，防止引起水疱及破溃而导致坏死发生。同时，针对不同的化疗药物采用不同的药物予以治疗，如更生霉素溢出可采用等渗硫酸钠；氮芥类药物不慎渗出时，可用生理盐水注入局部皮下，以稀释药物，降低毒性；丝裂霉素外渗时，可用维生素 C50mg/mL 湿敷，起解毒作用；长春新碱或阿霉素外渗时，可用 2% ～ 4% 碳酸氢钠湿敷，可起到局部化学沉淀的作用。此外，其他药物均可采用等渗盐水封闭的方法，即用 20mL 注射器抽取解毒剂在漏液部位周围采取菱形注射，为防止疼痛还需局部注射普鲁卡因 2mL，必要时 4 小时后可重复注射喜疗妥，其活性成分是多磺酸基黏多糖，能抑制组织中的蛋白质分解及透明质酸酶的活性。喜疗妥即多磺酸黏多糖，能迅速透过皮肤，具有抗感染、消肿作用，抑制血栓形成，改善血液循环，增强受损组织再生功能，可迅速减轻疼痛，对皮肤无刺激，耐受性良好。

发生化学性静脉炎局部肿胀明显者，则用 50% 硫酸镁湿敷，严重者可皮下注射地塞米松或氢化考的松，可迅速缓解疼痛和压迫感，减轻水肿和血肿。硫酸镁可直接被皮肤吸收，镁离子能激活细胞的蛋白激酶及 ATP 酶，使细胞膜的通透性发生变化，从而稳定膜电位，增加内皮细胞前列环素的合成及释放，增强抗凝活性，抑制血小板聚集，改善血管内皮细胞的功能，保护血管的完整性。同时，镁离子又能抑制交感神经递质的释放，使平滑肌的收缩受阻而改善微循环，从而起到解痉止痛的作用。24 小时后可行局部热敷，采用微波治疗，每次 15 ～ 30 分钟，1 次 / 日，10 日为一疗程。对于漏药的部位，微波治疗能够改善血液循环，增强新陈代谢和白细胞的吞噬功能，有助于血管壁创伤的修复，从而增强局部的抗炎能力。此外，应用含有胆碱烷衍生物茄碱的新鲜土豆片贴敷，能够促进血液循环，且具有高渗作用的大量淀粉能起到快速消肿止痛的作用。

(二) 中医治疗

静脉炎当属中医学"青蛇毒""恶脉""赤脉""黄鳅痈"等范畴。中医学认为，本病为湿热蕴结，瘀血留滞脉络所致，属血瘀证范畴，治疗总以"活血化瘀"为原则。

静脉炎临床常见湿热蕴结、瘀血阻滞、肝郁气滞等三种证型，具体辨证论治如下。

1. 湿热蕴结

临床表现为患肢肿胀、发热，皮肤发红、胀痛，喜冷恶热，或有条索状物，或微恶寒发热，苔黄腻或厚腻，脉滑数。治当清热利湿，解毒通络。方选清利通络汤加减。发于上肢加桑枝；发于下肢加牛膝；红肿消退，疼痛未减者，加赤芍、泽兰、地龙、忍冬藤等。

2. 瘀血阻滞

临床表现为患肢疼痛、肿胀，皮色红紫，活动后尤甚，小腿部挤压刺痛，或见条索状物，按之柔韧或似弓弦，舌有瘀点、瘀斑，脉沉细或沉涩。治当活血化瘀，行气散结。方选活血通脉汤加鸡血藤、桃仁、忍冬藤等。发于上肢加桂枝；发于下肢用牛膝，兼服四虫丸。

3. 肝郁气滞

临床表现为胸腹壁有条索状物，固定不移，刺痛，胀痛，或牵掣痛；伴胸闷、嗳气等；舌质淡红或有瘀点、瘀斑，苔薄，脉弦或弦涩。治当疏肝解郁，活血解毒。方选柴胡清肝汤或复元活血汤。疼痛重者，加三棱、鸡血藤、忍冬藤等。

四、康复

（一）西医康复

1. 指导及沟通

肿瘤患者治疗期间并发血栓性静脉炎，由于病程长、症状重且反复发作，患者往往心理压力重，担心病程迁延、医疗费用昂贵、预后差等，大多会有沮丧、焦虑等负面情绪，可能丧失治疗信心。因此，护士要主动与患者进行沟通，介绍静脉炎的各种治疗措施及其优点，并鼓励家属与患者多沟通，减轻患者心理压力，消除患者紧张、焦虑情绪，使其树立战胜疾病的信心，积极配合诊疗。

对于置管患者，置管前应告知患者及家属使其充分了解置管的目的、操作方法、优点及可能发生的并发症等，以取得患者及家属的配合。指导患者改变不良习惯，如戒烟，以吸烟对血管的危害为主题内容进行讲解，使患者明确吸烟对病情的危害，从而积极配合治疗。

指导患者采取高蛋白、高维生素、低脂、低盐、低糖等健康饮食方案。指导患者及其家属对静脉炎的进展情况和症状体征进行观察。对于置管患者，应当告知患者及其家属预防栓塞性静脉炎的方法：留置静脉导管期间，不影响穿刺侧手臂的日常生活；避免置管的手臂过度用力，不做过多屈肘动作，不过度频繁外展，不提重物，也不要在穿刺侧手臂测血压；适当进行穿刺手臂活动，增加血液循环，预防并发症的发生；睡眠时勿长时间压迫置管侧手臂；衣服袖口不宜过紧。

2. 专科护理

对于静脉炎的护理应当注意评估以下内容：评估静脉炎发生的部位和原因；使用标准化静脉炎量表评估患者的症状和体征，如 INS 静脉炎量表、INS 视觉输液静脉炎量表等；评估患者的病情进展情况、治疗情况、心理状况等；评估患者的营养状况、肢体活动能力等。护理措施包括：静脉输液时避免选择患侧或下肢血管；严格控制微粒的输入，加药时避免反复穿刺以减少橡胶微粒；使用精密过滤输液器降低静脉炎的发生率；发生静脉炎侧肢体保持制动；可沿发生静脉炎血管外涂地塞米松软膏及喜疗妥软膏；可用 25% ～ 50% 的硫酸镁对局部进行湿敷，2 ～ 3 次 / 天；可局部热敷、湿热敷或理疗；可选用湿性敷料如水胶体敷料、软聚硅酮保湿敷料、水凝胶敷料等外敷患处静脉；必要时遵医嘱使用抗生素治疗；配合中医内外疗法，如内服中药制剂，或外敷中药，如金黄散、红灵丹油膏等，或采用针刺、拔罐、艾灸等疗法。

（二）中医康复

1. 中药外用

（1）初期　用消炎软膏或金黄膏外敷，每日换药 1 次。局部红肿渐消，可选用拔毒膏贴敷。

（2）后期　用熏洗疗法，取当归尾 12g，白芷 9g，羌活 9g，独活 9g，桃仁 9g，红花 12g，海桐皮 9g，威灵仙 12g，生艾叶 15g，生姜 60g，水煎后熏洗。有活血通络、疏风散结之功。

2. 饮食疗法

饮食宜清淡，忌辛辣、生冷之品，以绝生痰之源。在缓解期，通常以补益肺、脾、肾等为主，不宜进食鲤鱼、虾、蟹、公鸡等。急性感染期，饮食宜清淡富含营养，应戒辛辣、燥热之品。食疗方如鸡（鸭）血丹参粥，取鸡（鸭）血豆腐 200g，丹参 15g，粳米 200g，血豆腐切小块，丹参水煎取汁，入大米同煮为粥，日 1 剂，分 3 次口服。具有活血祛痰、通脉止痛之功效。

主要参考文献 ▷▷▷▷

［1］庞淯阳，王婷，陈芳源.代谢组学技术在肿瘤标志物筛选中的应用［J］.上海交通大学学报（医学版），2012，32（6）：805-808.

［2］王笑民.实用中西医结合肿瘤内科学［M］.北京：中国中医药出版社，2014.

［3］王洪武，杨仁杰.肿瘤微创治疗技术［M］.北京：科学技术出版社，2010.

［4］冯晓灵，程永德.合理应用肿瘤介入化疗与栓塞［J］.介入放射学杂志，2004，13：289-290.

［5］刘嵘，王建华，颜志平，等.原发性肝癌综合征介入治疗后5年以上56例患者临床分析［J］.介入放射学杂志，2007，16（3）：155-158.

［6］沈海洋，杨光，刘瑞宝，等.原发性肝癌患者肝动脉化疗栓塞术后肝区疼痛的临床意义［J］.介入放射学杂志，2010（19）：297-300.

［7］许剑民，秦新裕，钟芸诗，等.不同治疗方法对363例结肠癌肝转移患者生存的影响［J］.中华肿瘤杂志，2007，29（1）：54-57.

［8］康海燕，常中飞，刘凤水，等.经导管动脉内化疗治疗高龄原发性肝癌患者生存分析［J］.中国医学影像杂志，2015，23：808-811.

［9］何川东，周莹，黄丹，等.宝石CT能谱成像在肝癌经皮肝动脉化疗栓塞后疗效评估及随访中的应用价值［J］.介入放射学杂志，2016，25：34-39.

［10］田野，郭志荣，祝梅芳.中国大陆地区鼻咽癌放疗后放射性脑病的系统分析［J］.中华肿瘤杂志，2002，24（5）：471-473.

［11］Al-Sarraf M, LeBlanc M, Giri PG, et al.Cheomoradiotheraphy versus tadiotherapy in patients with advanced nasopharyngeal cancer：phase Ⅲ randomized Intergroup study 0099［J］.J Clin Oncol, 1998，16（4）：1310-1317.

［12］Kim GE, Lim J, park HC, et al.A feasibility study using three-dimensional conformal boost technique in locally advanced carcinoma of the nasopharynx［J］.Acta Oncol, 2001，40（5）：582-587.

［13］Hunt MA, Zelefsky MJ, Wolden S, et al.Treatment planning and delivery of intensity-modulated radiation therapy for primary nasopharynx canceer［J］.Int J Radiat Oncol Biol Phys, 2001，49：623-632.

［14］Xia P, Fu KK, Wong GW, et al.Comparison of treatment plans involving intensity-modulated radiotherapy for NPC［J］.Int J Radiat Oncol Biol Phys, 2000，48：329-337.

［15］Sultanem K, Shu HK, Xia p, et al.Three-dimensional intensity-modulated radiotherapy in the treatment of nasopharyngeal carcinoma：the University of California-San Francisco experience［J］.Int J Radiat Oncol Biol Phys, 2000, 48（3）: 711-722.

［16］Lee N, Xia P, Quivey JM, et al.Intensity-modulated radiotherapy in the treatment of nasopharyngeal carcinoma：an update of the UCSF experience［J］.Int J Radiat Oncol Biol Phys, 2002, 53: 12-22.

［17］Cooper JS, Lee H, Torrey M, Hochster H, et al.Improved outcome secondary to concurrent chemoradiotheraphy for advanced carcinoma of the naspharynx：preliminary corroboration of the intergroup experience［J］.Int J Radiat Oncol Biol Phys, 2000, 47（4）: 861-866.

［18］Lee AW, Poon YF, FOOW, et al.Retrospective analysis of 5037 patients with nasopharynegeal carcinoma treated during 1976-1985：overall surival and patterns of failure ［J］.Int J Radiat Oncol Biol Phys, 1992, 23: 261-270.

［19］Lee AW, Foo W, Law SC, et al.Reirradiation for recurrent nasopharyngeal carcinoma：Factors affecting theraputic ratio and ways for improvement［J］.Int J Radiat Oncol Biol Phys, 1997, 38: 43-52.

［20］Hwang JM, Fu KK, Phillips TL.Results and prognostic factors in the retreatment of locally recurrent nasopharyngeal carcinoma［J］.Int J Radiat Oncol Biol Phys, 1998, 41: 1099-1111.

［21］谷铣之，殷蔚伯，刘泰福，等．肿瘤放射治疗学（第二版）［M］．北京：北京医科大学中国协和医科大学联合业出版社，1993.

［22］殷蔚伯，谷铣之．肿瘤放射治疗学［M］.3版．北京：中国协和医科大学出版社，2002.

［23］刘泰福．现代放射肿瘤学［M］．上海：复旦大学出版社，2001.

［24］许昌韶．肿瘤放射治疗学［M］．北京：原子能出版社，1995.

［25］夏云飞，钱剑扬，张恩罴．实用鼻咽癌放射治疗学［M］．北京：北京大学医学出版社，2003.

［26］魏宝清．对比88例鼻咽癌的MRI与CT及研究茎突后间隙受累的组成［J］．中华放射肿瘤学杂志，1996, 5（2）: 77-80.